健康照护领域中的知识转化

从证据到实践

Knowledge Translation in Health Care

Moving from Evidence to Practice

第2版

主　　编　Sharon E. Straus　Jacqueline Tetroe　Ian D. Graham

主　　译　丁炎明　Frances Lin（林凤芝）　尚少梅

副 主 译　路　潜　王志稳　庞　冬　李　晶

译　　者（以姓氏笔画为序）

于书慧　田君叶　刘　卓　刘　娜　刘　瑾

许　莹　苏　莉　李　伟　李　变　李　野

李　晶　张建霞　陈　梅　袁　翠　高尚谦

郭　杰　郭红艳　陶珍晖　韩　柳

译者单位　北京大学第一医院

人民卫生出版社

Knowledge translation in health care：moving from evidence to practice，2nd edition，by Sharon E. Straus，Jacqueline Tetroe，Ian D. Graham
Copyright © 2013 by John Wiley & Sons

图字号：01-2017-0397

图书在版编目（CIP）数据

健康照护领域中的知识转化：从证据到实践 /（加）莎伦·E.·施特劳斯（Sharon E. Straus）主编；丁炎明，林凤芝，尚少梅主译. —北京：人民卫生出版社，2018
ISBN 978-7-117-26698-7

Ⅰ.①健⋯　Ⅱ.①莎⋯　②丁⋯　③林⋯　④尚⋯　Ⅲ.①护理学-研究　Ⅳ.①R47

中国版本图书馆 CIP 数据核字（2018）第 075866 号

人卫智网	www.ipmph.com	医学教育、学术、考试、健康，
		购书智慧智能综合服务平台
人卫官网	www.pmph.com	人卫官方资讯发布平台

版权所有，侵权必究！

健康照护领域中的知识转化
从证据到实践

主　　译：丁炎明　林凤芝　尚少梅
出版发行：人民卫生出版社（中继线 010-59780011）
地　　址：北京市朝阳区潘家园南里 19 号
邮　　编：100021
E - mail：pmph @ pmph.com
购书热线：010-59787592　010-59787584　010-65264830
印　　刷：北京盛通商印快线网络科技有限公司
经　　销：新华书店
开　　本：710×1000　1/16　印张：23
字　　数：412 千字
版　　次：2018 年 5 月第 1 版　　2020 年 8 月第 1 版第 2 次印刷
标准书号：ISBN 978-7-117-26698-7/R·26699
定　　价：89.00 元

打击盗版举报电话：010-59787491　E-mail：WQ @ pmph.com
（凡属印装质量问题请与本社市场营销中心联系退换）

原著作者

Kristiann Allen, MA
University of Auckland
Auckland
New Zealand

Onil Bhattacharryya, MD
Li Ka Shing Knowledge Institute
St. Michael's Hospital
Department of Family and Community Medicine
University of Toronto
Toronto, ON
Canada

Marije Bosch, MSc
Scientific Institute for Quality of Healthcare
Radboud University Nijmegen Medical Center
Nijmegen
The Netherlands

Sarah Bowen, PhD
School of Public Health
University of Alberta
Edmonton
Alberta

Melissa Brouwers, PhD
Department of Oncology
McMaster University
Hamilton, ON
Canada

Heather Colquhoun
Ottawa Hospital Research Institute
Centre for Practice Changing Research
Ottawa, ON
Canada

Barbara Davies, RN, PhD
University of Ottawa School of Nursing
Ottawa, ON
Canada

Dave Davis, MD
Association of American Medical Colleges
Washington, DC
USA

Nancy Davis, PhD
Association of American Medical Colleges
Washington, DC
USA

Jean-Louis Denis, PhD
École nationale d'administration publique
Montreal, Québec, QC
Canada

Martin P. Eccles, MD
Institute of Health & Society
Newcastle University
Newcastle upon Tyne
UK

Nancy Edwards, MSc, PhD
University of Ottawa School of Nursing
Ottawa, ON
Canada

Carole A. Estabrooks, PhD
Faculty of Nursing, University of Alberta
Edmonton, ALB
Canada

Ewan B. Ferlie, MA, MSc, PhD
King's College London
London
UK

Beatrice Fervers, PhD
Université Lyon 1
Lyon
France

Jaime Flamenbaum, MD, MSc
University of Ottawa
Research Ethics Board

Gerd Flodgren, PhD
Department of Public Health
University of Oxford;
Managing Editor
Cochrane EPOC Group UK Satellite
Oxford
UK

Robbie Foy, MBChB, PhD
University of Leeds
Leeds
UK

Michelle Gagnon, MBA, PhD
Norlien Foundation
Alberta
Canada

Ian D. Graham, PhD, FCAHS
School of Nursing
University of Ottawa;
Ottawa Hospital Research Institute
Clinical Epidemiology Program
Ottawa, ON
Canada

Jeremy Grimshaw
Ottawa Hospital Research Institute
Centre for Practice Changing Research
Ottawa, ON
Canada

Richard Grol, PhD
Scientific Institute for Quality of Healthcare
Radboud University Nijmegen Medical Centre
Nijmegen
The Netherlands

Samir Gupta, MSc, MD
University of Toronto
Toronto, ON
Canada

Margaret B. Harrison, RN, PhD
School of Nursing, Community Health and Epidemiology
Senior Scientist Practice and Research in Nursing (PRN) Group
Queen's University

Kingston, ON
Canada

Leigh Hayden, PhD
Li Ka Shing Knowledge Institute
St. Michael's Hospital
University of Toronto
Toronto, ON
Canada

Sophie Hill, BA (Hons), MA, PhD
Centre for Health Communication and Participation
Australian Institute for Primary Care and Ageing
La Trobe University
Melbourne
Australia

Alison M. Hutchinson, RN, BASci (Adv Nsg), MBioeth, PhD
School of Nursing and Midwifery
Deakin University
Melbourne, VIC
Australia

Nathan Johnson, BSc
Association of American Medical Colleges
Washington, DC
USA

Alison L. Kitson
Faculty of Nursing
University of Adelaide
Adelaide
Australia

France Légaré, BSc Arch, MD, MSc, PhD, CCMF, FCMF
Faculty of Medicine
Department of Family Medicine and Emergency Medicine;
Tier 2, Canada Research Chair in Implementation of Shared Decision
Making in Primary Care
Université Laval
Quebec, QC
Canada

Pascale Lehoux
Department of Health Administration
University of Montreal
Montreal, QC
Canada

Cynthia Lokker, PhD
Department of Clinical Epidemiology and Biostatistics
McMaster University
Hamilton, ON
Canada

Ann C. Macaulay, CM, MD, FCFP
Department of Family Medicine
McGill University
Montréal, Quebec
Canada

K. Ann McKibbon, MLS, PhD
McMaster University
Hamilton, ON
Canada

Craig Mitton, PhD
School of Population and Public Health, University of British Columba
Centre for Clinical Epidemiology and Evaluation
Vancouver, BC
Canada

David Moher, PhD
Department of Epidemiology & Community Medicine
Faculty of Medicine
University of Ottawa
Ottawa, ON
Canada

Annette O'Connor, RN, PhD, FCAHS
Department of Epidemiology
University of Ottawa School of Nursing;
Ottawa Health Research Institute
Ottawa, ON
Canada

Emma Quinn, MPH
Centre for Epidemiology and Evidence
Population Health Division
NSW Ministry of Health
North Sydney, NSW
Australia

Judith A. Ritchie, RN, BN, MN, PhD
McGill University Health Centre and Ingram
School of Nursing
McGill University

Anne Sales, PhD, RN
Center for Clinical Management Research
VA Ann Arbor Healthcare System;
School of Nursing
University of Michigan
Ann Arbor, MI
USA

Jon Salsberg, MA, PhD (c.)
Department of Family Medicine
McGill University
Montréal, Quebec
Canada

Anthony Scott
Melbourne Institute of Applied Economic and Social Research
Faculty of Business and Economics
University of Melbourne
Melbourne
Australia

Sasha Shepperd, MSc, DPhil
Department of Public Health
University of Oxford
Oxford
UK

Dawn Stacey, RN, PhD
Faculty of Health Sciences
University of Ottawa and Patient Decision Aids Research Group
Ottawa Hospital Research Institute
Ottawa, ON
Canada

Sharon E. Straus, MD, FRCPC, MSc
Li Ka Shing Knowledge Institute
St. Michael's Hospital;
Department of Medicine
University of Toronto
Toronto, ON
Canada

Monica Taljaard
Ottawa Hospital Research Institute, Clinical Epidemiology Program
Ottawa, ON;
Department of Epidemiology and Community Medicine, University of
Ottawa, ON;

Rotman Institute of Philosophy, Department of Philosophy, Western
University, London, ON
Canada

Jacqueline Tetroe, MA
Knowledge Translation Portfolio
Canadian Institutes of Health Research
Ottawa, ON

Jennifer Tetzlaff, BSc
Ottawa Methods Centre
Ottawa Hospital Research Institute
Ottawa, ON
Canada

Andrea C. Tricco, PhD, MSc
Li Ka Shing Knowledge Institute of St. Michael's Hospital
Toronto, ON
Canada

Joan van den Hoek, BNSc
Practice and Research in Nursing (PRN) Group
Queen's University
Kingston, ON
Canada

Jeanette Ward, PhD
Health Perspectives Sydney
NSW, Australia;
Department of Epidemiology and Community Medicine
University of Ottawa
Ottawa
Canada

Charles Weijer
Rotman Institute of Philosophy, Department of Philosophy;
Department of Medicine;
Department of Epidemiology and Biostatistics
Western University, London, ON
Canada

Michel Wensing, PhD
Scientific Institute for Quality of Healthcare
Radboud University Nijmegen Medical Centre
Nijmegen
The Netherlands

Peng Zhang, MD, PhD
Knowledge Transfer and Health Technology Assessment Research Group
of the CHUQ Research Centre (CRCHUQ)
Quebec, QC
Canada

Merrick Zwarenstein, MB, BCh(Med), MSc(CHDC)
Centre for Studies in Family Medicine
Department of Family Medicine
Schulich School of Medicine and Dentistry
Western University
London, ON
Canada;
Institute for Clinical Evaluative Sciences
Toronto, ON
Canada

Forword

Few would argue that we continue to face the challenge of research waste in health care worldwide. Indeed, suboptimal use of evidence including overuse, underuse and misuse of evidence exists within all levels of our health care systems. As such, health systems efficiency, quality of health care, patient outcomes and population health are not optimal. Solutions to this critical challenge have been sought through the science and practice of knowledge translation (KT). The first edition of our KT book, which was published in 2009, attempted to outline some of the KT challenges and solutions. Since that time, we've seen an explosion in the interest in KT; searching on the terms 'knowledge translation or implementation science' in PubMed retrieved more than 76092 citations with > 63000 of these published since 2009!

With the second edition of the book, published in 2013, we highlighted developments in the field yet gaps remain. Specifically, despite the growth in relevant publications, critical challenges remain including the need to test the various KT theories, models and frameworks; consider scalability and sustainability of KT interventions; and, include sex and gender considerations in all aspects of KT. The solutions to these challenges cannot be met by a single research discipline, stakeholder group or country. The complexity of enhancing research use within health care requires us to develop collaborations across these strata.

We are delighted to see the translation of our book into Chinese. We believe it will facilitate the advances in KT science and in effective collaborations that are needed to make these advances.

Sharon Straus and Ian Graham

序

毋庸置疑，在健康照护领域一直面临着一项挑战——研究的浪费。实际上，研究实证的不合理应用，包括过度应用、不充分应用及滥用，存在于健康照护系统的各个层面。因此，提升卫生系统效率、医疗保健质量、患者预后和人口健康都不是克服这项挑战的最佳选择，通过寻求科学理论和临床实践来实现知识转化（knowledge translation，KT）才是战胜这项重大挑战的最佳方案。于2009年出版的本书第1版就试图概述一些知识转化中的挑战和解决方案。从那时起，"知识转化"即成为研究热点词，并呈爆炸式增长；在PubMed网站上检索"知识转化或实施科学"，会检索到超过76 092篇文献，其中有超过63 000篇是在2009年以后发表的。

2013年出版的第2版强调了该领域的发展，以及仍然存在的差距。具体来说，尽管相关的出版物增多了，但一些重大的挑战仍然存在，包括：需要对各种KT理论、模型和框架进行验证；需要考虑KT干预措施的可扩展性和可持续性；此外还需要考虑性别因素在KT各个方面的差异。而克服这些挑战并不能由单一的研究项目、利益相关方或国家来实现。在健康照护领域中加强研究的应用所具有的复杂性要求我们在这些层面开展多方合作。

我们很高兴看到本书被翻译成中文，相信它将促进知识转化科学的进步和有效合作的进展，有效的合作才能带来发展。

Sharon Straus and Ian Graham

Preface

Governments and healthcare professional organisations around the world have been allocating significant proportion of their resources on finding research evidence (such as funding randomised controlled trials and systematic reviews, and developing clinical practice guidelines). However, current literature reports that there is a significant gap between research evidence and clinical practice. A lot of effort spent on evidence discovery were wasted because of the lack of timely and effective implementation of the research evidence and evidence based clinical practice guidelines into clinical practice.

It has been pleasing to see that there has been improvements in government funding and initiatives in recent years that promote translating research evidence into practice worldwide. There are many publications available in the English language. However, there is a common understanding that there is a lack of resources in the Chinese language on knowledge translation (KT).

The idea of translating this book originated from my interactions with two visiting scholars (Jing LI and Shuhui Yu, both contributors of this book) from Peking University First Hospital who spent 6 months at Griffith University, Australia to learn how to conduct KT research. In the last two years, there were many discussions among the editors and key contributors about the translation of the book.

All contributors and editors worked on this translated book tirelessly for many months. Although we made the best effort possible to ensure that the translation is correct and makes sense (especially some of the key KT terms that we could not find available translation in the Chinese language), there may be things that can be improved in future publications. Thus, we welcome Chinese colleagues to contact us if you like to discuss anything that you find in this book that can be improved in the future.

We hope the publication of this translated KT book provide a much needed resource for Chinese researchers and clinicians to conduct research in order to bridge the evidence and practice gap.

Frances Lin(林凤芝)

前　言

世界各国政府和健康照护专业机构在寻找研究证据方面投入了大量资源(如资助随机对照试验和系统综述,制定临床实践指南)。然而,目前的文献报道显示,研究证据和临床实践之间仍然存在着巨大的差距。由于不能及时有效地在实践中实施研究证据以及临床指南,近年来大量花在发现研究证据上的努力被白白浪费了。

令人高兴的是,近年来世界各国政府在将研究证据转化为临床实践方面的支助和倡议得到了改善。当前有很多知识转化的书籍可供参考,但是多以英文版本出版,缺乏中文的知识转化资源。

翻译本书的想法源于我与北京大学第一医院的两位访问学者(李晶和于书慧,本书的译者)的交流,他们在澳大利亚格里菲斯大学学习了6个月,研究如何进行知识转化(KT)。在过去的两年里,主译与原著主编就本书的翻译进行了多次讨论。

所有译者都为此不知疲倦地工作了数个月。虽然我们尽力保证翻译的准确和内涵的到位(特别是一些在中文中找不到的关键的KT术语),但是仍有需要改进之处。因此,如果您在阅读过程中发现任何可以改进的地方,并且愿意和我们讨论,欢迎您与我们联系。

衷心希望本书中文版的出版,能够弥合从证据到实践的差距,为中国的研究人员和临床工作者提供研究急需的资源。

Frances Lin(林凤芝)

目 录

第一篇 概　　述

第二篇　知　识　创　造

第三篇　应　用　循　环

第四篇 知识应用的理论与模型

第五篇 知识转化的评价

第六篇　伦　　理

第一篇　概　述

第 1.1 章　概述
什么是知识转化

Sharon E. Straus, Jacqueline Tetroe, and Ian D. Graham

学习要点

- 所有的决策者,包括患者、健康照护专业人员、管理者和政策制定者, 其所做的决策和证据之间存在差距。
- 知识转化是综合、传播、转换并在符合伦理的基础上应用知识,以促 进健康,提供更有效的健康服务和产品,加强健康照护体系。

全球健康照护体系都在面临提高医疗质量和降低不良事件风险的挑 战[1]。健康照护体系未能以最佳方式应用证据(如未充分应用、过度应用、 错误应用治疗方案、体系失效),导致低效率,生存年限和质量下降[2, 3]。 McGlynn 及其同事发现,美国成人接受的基于证据推荐的护理方案的比例 不足 55%[4]。简单地提供来自临床研究的证据(如通过期刊出版或在学术 会议上发言)是必需的,但这不足以提供最佳护理方案或决策。在健康照 护实践和健康照护系统管理中的"知-行"之间的差距导致了进行知识转化 实践与研究的紧迫性,以应对这些挑战,并提高研究的投资回报。对知识 转化的日益关注(以及意识到自身实施知识转化的知识不足)已经引发了 人们对缩小"知识-应用"之间差距的方法——知识转化的兴趣。

什么是知识转化?

有许多术语用来描述将知识应用于实践的过程[5]。McKibbon 及其 同事使用知识转化相关的检索词,到目前为止已检索出 100 多个术语, 这可能对理解什么是知识转化造成困扰,从而阻碍其发展[6]。在英国和 欧洲,常用的术语是应用科学(implementation science)或研究成果应用 (research utilization)。在美国常用的词为传播和实施(dissemination and implementation）、研究成果应用（research use）、知识转换与采纳（knowledge transfer and uptake）。在加拿大，常用的词为知识转换（knowledge transfer）、知识转化（knowledge translation, KT）。知识转化一词已经在加拿大被广泛采用，因为加拿大健康研究所（Canadian Institutes of Health Research, CIHR）（联邦健康研究基金会）已经把转化研究纳入其工作范畴。本书将采用知识转化和知识 - 应用（knowledge to action）这两个词汇。

加拿大健康研究所将知识转化定义为综合、传播、转换并在符合伦理的基础上应用知识，以提高公众健康，提供更有效的健康服务和产品，加强健康照护体系的动态循环的过程[7]。这一定义已被美国失能研究传播中心（US National Center for Dissemination of Disability Research）和世界卫生组织采纳。有关知识转化不同术语的共同要素是将知识的简单传播发展为知识的实际应用。显然，知识创造（一次研究）、提炼（进行系统综述或二次研究）和传播（在期刊发表）本身通常不能充分保证正确应用知识进行决策。

另外，还应注意到知识转化和研究转化（research translation）这两个概念的区别。后者是专指交流和应用研究结果，而前者包括所有方面。使用"knowledge"一词时，我们要意识到证据包括多种形式，包括研究数据、本地数据（如管理数据）、评价结果、组织优选、组织文化及情境、患者的经验和偏好，以及资源可及性。

此外，还应明白什么内容不属于知识转化的范畴。某些组织可能将知识转化看作商业化（commercialization）或技术转化（technology transfer）的同义词，但这是非常狭义的理解，而且没有考虑各利益相关者或在决策时应用知识的实际过程。继续教育（continuing education）与知识转化也可能混淆。教育干预措施（如杂志俱乐部和延伸教育）是知识转化的一种策略，但必须牢记知识转化的对象是大于继续医学教育或专业持续发展的对象——健康照护专业人员的。知识转化策略可能因使用者（如研究人员、临床医生、政策制定者、公众）和转化的知识的类型（临床、生物医药、政策）的不同而不同[2]。

什么是项目成果知识转化？

将知识转化分为项目成果知识转化和整合型知识转化非常有益。（http://www.cihr-irsc.gc.ca/e/45321.html, accessed September 2012）。项目成果知识转化指的是研发和实施一项计划，让知识使用者知道研究项目的结果。项目成果知识转化活动形式多种多样，例如在期刊发表论文就是大多数研究者采用的典型的传播和交流活动，在相关会议上进行大会交流是更进一步的传播和转化活动。传播活动还可以包括为特定的知识使用者定制资料和媒介。更具有互动性的知识转化的方法还包括针对患者或决策者的小组教育活动。

提到项目成果知识转化时，关键要考虑证据的论证强度和意义，恰当定制策略。例如，不应该制定详细的、多组成部分的策略来传播和实施只纳入 20 人的研究的结果。在制定策略时最根本的问题是实施策略的目的是传播还是实施。如果目的是传播，就应该考虑传播对象是谁，是其他研究人员、临床医生、资助者、管理者、公众还是政策制定者。如传播对象是研究人员，应考虑哪些杂志的读者是传播对象。同样，如果进行大会论文交流，应考虑哪些人会对这个研究感兴趣。如果目的是实施，需要确定是否想应用知识来促进态度、行为的改变或影响决策制定。

在制定项目成果知识转化方案时还要面临许多挑战。首先，申请一项基金和拟定项目成果知识转化方案时，并不知道研究的结果如何。因此，必须预测结果，并提供变通的方法。其次，不要高估研究的影响，不要制定过于雄心勃勃和不切实际的计划。我们喜欢用"常识意义上的知识转化"作为我们的常用语。关于如何制定项目成果知识转化方案的内容请参阅第2.4 章。

什么是整合型知识转化研究?

整合型知识转化是将知识转化的原理应用于整个研究过程的研究方法。这是一种合作性或参与性的研究，让知识使用者参与到研究当中，与参与性研究、行动导向的研究、知识的合作生成方法有相似之处。整合型知识转化是一系列的活动，包括让知识使用者参与制定和提炼研究问题、选择方法、搜集数据和研发工具、选择结局测评方法、解释结果、撰写论文、传播和转化研究结果(http: //www. cihr-irsc. gc. ca/e/45321. html, accessed September 2012)。这种方法的理念是如果知识使用者也参与了研究，研究将有更多的他们关注的解决方法，在他们制定决策时，也更易采用研究结果。整合型知识转化研究的具体内容详见第 1.2 章。在大部分章节中，作者就如何将该章节内容应用于整合型知识转化研究都给出了建议。

为什么知识转化很重要?

无论在发达国家还是发展中国家，不管是初级健康照护还是专科护理领域，也不管是哪个学科，健康照护人员、患者、非正式照顾者、管理者和政策制定者等决策制定者均未能有效地应用研究证据来做决策。对不同临床场所的评估显示，高质量的证据未被应用于临床实践[8]。例如，虽然一些随机对照试验表明他汀类药物可以降低脑卒中患者的发病率和死亡率，但他汀类药物应用并不够[9]。相反，抗生素被过度用于治疗小儿上呼吸道症状[10]。一项纳入了 14 项研究的综述表明，许多患者（26%~95%）对提供的信息不满意[11]。Lavis 及其同事[12]研究了加拿大八个健康照护政策的决策过程，仅有四个政策在制定过程的一个阶段应用了研究证据，其中只有一个政策在制定过程中的两个阶段应用了研究证据。同样，系统综述的证据也并不常被世界卫生组织的政策制定者采用[13]。Dobbins 及其同事指出，尽管系统综述被用于制定安大略省公共卫生指南，但推荐意见并未被政策层面采纳[14]。

人们已经逐渐认识到"知识 - 应用"之间的差距，并尝试改变行为、实践或政策。改变行为是一个复杂的过程，需要评价整个健康照护机构，包括变革的体系障碍（如缺乏整合的健康信息体系），决策涉及的所有人，如医生、政策制定者和患者[2]。我们必须努力通过有效的知识转化干预措施缩小知识与实践之间的差距，从而改善健康结局。这些措施必须包括获取和实施有效证据，患者安全策略以及机构和体系等各个方面。

什么是知识转化的决定性因素？

不同的决策制定者在应用研究证据时受多种因素影响[15-19]。决策者所面临的共同挑战是缺乏知识管理能力和基础（如现有研究证据的数量、证据获取、阅读的时间、评价的能力、证据的理解和运用）。例如，如果一个内科医生想与时俱进地了解本领域的研究进展，需要每天阅读 17 篇文章[20]。这个研究是在 20 世纪 90 年代完成，那时每天有超过 1000 篇文章进入 MEDLINE，现在要读的文章数目可能会是这个的两倍。另一项临床医师应用证据的研究发现，查找一篇 Cochrane 综述并了解其相关临床背景需要花费至少两分钟，因此这种资源在实际临床搜索时经常被放弃[21]。缺乏评价证据的能力对利益相关者来说也是个挑战，因为直到现在，这还不是常规的教育课程[18, 22]。例如，Sekimoto 及其同事发现，医生认为尚缺乏证明某措施有效的证据等同于该措施无效[23]。公共卫生决策者也觉得缺乏评判性评价证据的能力[24]。最后，证据的内容往往不能满足最终用户的需求。虽然已经制定了系统综述的报告规范[25]，但其关注的焦点是证据的有效性，而不是适用性。Glenton 及其同事发现，当我们试图应用系统综述的证据做临床决策时，却发现系统综述缺少干预措施的细节，措施的可达成性和不良事件发生的风险[26]。Shepperd 和 Glasziou 回顾了在超过一年的时间内，EBM 杂志发表的 25 篇系统综述，只有 3 篇描述了可以用来决策和实施的详细的干预措施[27]。而有的甚至连药物治疗这样"简单"的描述都没有。

更好地知识管理是必需的，但这还不足以确保知识转化的有效性，还要面对来自健康照护体系（例如财政问题）、健康照护机构（例如缺乏设备）、健康照护团队（例如当地的照护标准与推荐意见不相符）、健康照护专业人员自身（如知识、态度和技能）及患者（如对建议的依从性低）等不同层面的挑战[19]。Caban 及其同事的一项关于医生实施指南的障碍的综述发现，实施指南时有 250 多个障碍，包括意识缺乏、对指南缺乏认同、实施推荐意见的外部障碍等[15]。在不同层面的健康照护体系中经常出现多重挑战。知识转化措施和活动需要面临这些挑战，并根据健康照护部门的要求进行调整。

什么是知识转化研究？

知识转化研究（KT researh）也称为实施研究（implementation research），目前仍处于发展初期，证据基础还有很多缺口。知识转化研究包括：探索决策时差距的测量方法；促进知识综合和提炼（如更新系统综述和指南，或提高指南的依从性等决定性因素）；提高对知识应用的决定性因素的判断和测量；探索不同知识转化方法的效果和持久性。在发展国家研究策略、提高知识转化能力的过程中，我们甄别出知识转化研究者的四个核心能力：①理解知识转化模型和知识转化研究；②进行系统综述找出知识转化问题（例如现实主义综述）；③用质性方法查检影响证据使用的因素（如文本分析或访谈研究）；④在不同场所评价知识转化策略的影响、效果和持久性（包括成本和效果分析）[28]。

什么是知识转化实践？

知识转化实践关注应用研究证据并评价其影响，注重知识转化的行动，而不是知识转化的理论。将知识转化付诸行动需要掌握专门的知识，如理解健康照护的情境，在实施过程中与利益相关者建立良好关系，知道如何进行改变等。此外，评价这一过程需要掌握量性和质性的方法。

知识-应用框架：一种知识转化模型

知识转化的理论和框架有许多，可能会被使用者混淆[29-33]。Graham 及

其同事提出了知识 - 应用循环（knowledge to action cycle），这一框架基于对
30 多个计划行为理论的共同点的研究发展而来 [5]。他们在计划行为理论中
加入了知识创造过程，并将这一组合的模型称为"知识 - 应用循环"。该模
型已被加拿大健康研究所采纳，作为促进研究应用的模型和知识转化过程
的框架。（http：//www. cihr-irsc. gc. ca/e/39033. html，accessed September 2012.）

　　在此模型中，知识 - 应用循环是动态、循环、复杂的过程，涉及知识创
造和知识应用（应用循环），知识创造和应用的各组成部分之间是相通的。
图 1.1.1 显示了知识创造漏斗和应用的主要阶段。

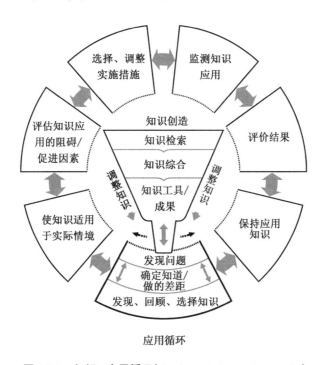

图 1.1.1　知识 - 应用循环（the knowledge action cycle）

知识创造

　　由三个阶段组成：知识获取、知识综合和工具 / 产品研发。经过知识
创造过程中的各个阶段，知识被过滤并提炼，知识变得更加综合，对最终的
知识使用者来说更加有用。比如在综合阶段，将来自世界各地关于某一主
题的不同的研究结果综合到一起，找出共性。在工具 / 成果研发阶段，将
最佳质量的知识和研究进一步综合和提炼成决策工具，如临床实践指南或
规范。

应用循环

应用循环（the action cycle）包括七个阶段，这七个阶段可以依次进行，也可以同时进行。在这个循环中，知识的各个阶段会影响应用的各个阶段。在每个阶段都有来自不同学科的不同理论。循环的应用部分基于计划行为理论。这一理论强调周密计划健康照护体系和团队的变革[29, 30]，在健康照护场所中应用知识的过程主要包括确定问题；确定、综述和选择要应用的知识；根据当时情境调整或定制知识；评估知识应用的决定性因素（如阻碍和支持因素）；选择、调整、实施和监测知识转化措施；评价知识应用的结果或影响，制定策略以保证知识持续应用。知识-应用框架可有多种应用方法。知识创造和知识应用可以彼此独立进行，这是最常见的情况。比如临床实践指南的编写者综合相关的研究并为应用提供建议，指南成为了知识工具，但指南是否相关和可行决定于实践的环境。这一框架还可应用于整合型知识转化研究，研究者与知识使用者合作，开发和实施研究（详见第3.7a 章）。这一框架应用的根本是要考虑到各种利益相关者，即知识的最终使用者。

本书包括知识转化的理论和实践。将介绍在知识创造过程中知识综合和工具的角色，目前应用循环的关键要素，以利益相关者（如公众、管理者、医生、政策制定者等）为目标进行知识转化的成功策略。每个章节都基于系统的文献检索，并由研究者独立对其进行质量评价，鉴别文献间的差距。知识转化是一个相对较新的领域，因此我们强调研究的未来方向，希望这样可以帮到对这一领域感兴趣的人。每个章节将就如何合作进行整合型知识转化提供建议。这本书还提供网络服务，网络上有更多有关知识转化的资源，包括描述每个章节关键点的幻灯（www.ktclearinghouse.ca, accessed September 2012）。如果你发现更多有用的资源，愿意在网上分享给大家，请通过电子邮件联系我们。

（李　晶　于书慧　韩　柳　译）

参考文献

1. Kohn LT, Corrigan JM, Donaldson MS, eds. *To err is human: building a safer health system*. Washington: National Academy Press, 1999.
2. Davis D, Evans M, Jadad A, Perrier L, Rath D, Ryan D, Sibbald G, *et al*. The case for KT: shortening the journey from evidence to effect. *BMJ* 2003; **327**(7405): 33–5.
3. Madon T, Hofman KJ, Kupfer L, Glass RI. Public health: implementation science. *Science* 2007; **318**(5857): 1728–9.
4. McGlynn EA, *et al*. The quality of health care delivered to adults in the USA. *N Engl J Med* 2003; **348**: 2635–45.

5. Graham ID, Logan J, Harrison MB, Straus SE, Tetroe J, Caswell W, *et al.* Lost in knowledge translation: time for a map? *J Contin Ed Health Prof* 2006; **26**(1): 13–24.
6. McKibbon KA, Lokker C, Wilczynski N, *et al.* A cross sectional study of the number and frequency of terms used to refer to knowledge translation in a body of health literature in 2006: a Tower of Babel? *Impl Sci* 2010; **5**: 16.
7. http://www.cihr-irsc.gc.ca/e/29418.html. Accessed May 25, 2012.
8. Majumdar SR, McAlister FA, Furberg CD. From knowledge to practice in chronic cardiovascular disease: a long and winding Road. *J Am Coll Cardiol* 2004; **43**(10): 1738–42.
9. LaRosa JC, He J, Vupputuri S. Effect of statins on the risk of coronary disease: a meta-analysis of randomised controlled trials. *JAMA* 1999; **282**(24): 2340–6.
10. Arnold S, Straus SE. Interventions to improve antibiotic prescribing practices in ambulatory care. *Cochrane Database Syst Rev.* 2005 Oct 19;(4): CD003539.
11. Kiesler DJ, Auerbach SM. Optimal matches of patient preferences for information, decision-making and interpersonal behavior: evidence, models and interventions. *Patient Educ Couns.* 2006; **61**(3): 319–41.
12. Lavis J, Ross SE, Hurley JE, Hohenadel JM, Stoddart GL, Woodward CA, *et al.* Examining the role of health services research in public policy making. *Milbank Q.* 2002; **80**(1): 125–54.
13. Oxman A, Lavis JN, Fretheim A. Use of evidence in WHO recommendations. *Lancet* 2007; **369**(9576): 1883–9.
14. Dobbins M, Thomas H, O-Brien MA, Duggan M. Use of systematic reviews in the development of new provincial public health policies in Ontario. *Int J Technol Assess Health Care* 2004; **20**(4): 399–404.
15. Cabana MD, Rand CS, Powe NR, Wu AW, Wilson MH, Abboud PA, *et al.* Why don't physicians follow clinical practice guidelines? A framework for improvement. *JAMA* 1999; **282**(15): 1458–65.
16. Legare F, Ratte S, Gravel K, Graham ID. Barriers and facilitators to implementing shared decision making in clinical practice. *Patient Educ Couns* 2008; **73**: 526–35.
17. Legare F, O'Connor AM, Graham ID, Saucier D, Cote L, Blais J, *et al.* Primary health care professionals' views on barriers and facilitators to the implementation of the Ottawa Decision Support Framework in practice. *Patient Educ Couns.* 2006; **63**(3): 380–90.
18. Milner M, Estabrooks CA, Myrick F. Research utilisation and clinical nurse educators: a systematic review. *J Eval Clin Pract.* 2006; **12**(6): 639–55.
19. Grimshaw JM, Eccles MP, Walker AE, Thomas RE. Changing physician's behaviour: what works and thoughts on getting more things to work. *J Contin Educ Health Prof* 2002; **22**(4): 237–43.
20. Haynes RB. Where's the meat in clinical journals [editorial]? *ACP JC* 1993; **119**: A22–3.
21. Straus SE, Sackett DL. Bringing evidence to the point of care. *JAMA* 1999; **281**: 1171–2.
22. Lavis J. Research, public policymaking, and knowledge-translation processes: Canadian efforts to build bridges. *J Cont Ed Health Prof* 2006; **26**: 37–45.
23. Sekimoto M, Imanaka Y, Kitano N, *et al.* Why are physicians not persuaded by scientific evidence? *BMC Health Serv Res* 2006; **6**: 92.
24. Ciliska D, Hayward S, Dobbins M, *et al.* Transferring public-health nursing research to health-system planning: assessing the relevance and accessibility of systematic reviews. *Can J Nurs Res* 1999; **31**: 23–36.

25. Moher D, Cook DJ, Eastwood S, *et al.* Improving the quality of reports of meta-analyses of randomized controlled trials: the QUORUM statement. *Lancet* 1999; **354**: 1896–1900.
26. Glenton C, Underland V, Kho M, *et al.* Summaries of findings, descriptions of interventions, and information about adverse effects would make reviews more informative. *J Clin Epid* 2006; **59**: 770–8.
27. Glasziou P, Meats E, Heneghan C, Shepperd S. What is missing from descriptions of treatments in trials and reviews? *BMJ* 2008; **336**: 1472–4.
28. Straus SE, Brouwers M, Johnson D, *et al.* Core competencies in the science and practice of knowledge translation. *Impl Sci* 2011; **6**: 127.
29. Graham ID, Tetroe J. The Knowledge to Action Framework (Chapter 10). In Rycroft-Malone J, Buckneall T (eds), *Models and frameworks for implementing evidence-based practice: linking evidence to action.* Oxford: Wiley-Blackwell.
30. Estabrooks CA, Thompson DS, Lovely JJ, Hofmeyer A. A guide to knowledge translation theory. *J Contin Educ Health Prof.* 2006; **26**(1): 25–36.
31. MacDermid JC, Graham ID. Knowledge translation putting the practice in evidence-based practice. *Hand Clin* 2009; **25**: 125–43.
32. Wensing M, Bosch M, Foy R, van der Weijden T, Eccles M, Grol R. *Factors in theories on behaviour change to guide implementation and quality improvement in healthcare.* Nijmegen: Netherlands, Centres for Quality of Care Research (WOK), 2005.
33. Tabak RG, Khong EC, Chambers D, Brownson RC. Bridging research and practice: models for dissemination and implementation research. *Am J Prev Med* 2012 (in press).

第 1.2 章　整合型知识转化

Sarah Bowen and Ian D. Graham

学习要点

　　"知识 - 应用"之间的差距经常被认为是知识转换的问题；知识转化研究发现这个差距往往是"知识产生"失败的结果。

　　为了促进知识的应用，潜在的知识使用者需要在最初的研究阶段，以恰当和有意义的方式参与其中，参与的策略根据不同的因素而不同。

　　参与观点根植于参与性研究，知识转换观点根植于生物医学，整合型知识转化研究方法有助于这两种观点的整合。

　　如上一章所述，无论是在健康照护实践还是在健康照护体系的管理方面，所知和所做之间的差距使健康照护系统面临严峻的挑战。目前已经采取了很多策略来促进知识 - 应用的转化，如研究者将知识转化计划纳入基金项目；设立知识转化项目的专项基金；使信息更容易获得，让信息的形式更方便使用者（比如知识综合）；知识产品和工具的开发，比如临床实践指南和决策支持工具；为主管和管理者提供研究培训机会；临床人员和管理者为使用证据的项目计划优先提供基金支持。

　　随着研究者的增加，政策制定者、管理者和提供者越来越支持"知识转化"这一概念。对知识转化这个词的应用有很多不同的、且常常对立的观点。下面将列举知识转化策略所基于的两种不同观点（见表 1.2.1）。

表 1.2.1　知识转化的不同观点

知识转换观点	参与观点
基于生物医学	基于社会科学
研究者单独决策：包括研究问题、研究设计、数据收集方法、结果测量、结果分析、结果间的相关性、结果传播	知识整合：研究者和使用者合作决策：研究问题、研究设计、数据收集方法、结果测量、结果分析、结果间的相关性、结果传播

续表

知识转换观点	参与观点
使用者是研究对象或完成研究者目标的合作者	研究者和使用者共同具有决策权：他们是平等的合作伙伴
需要研究技能	需要研究和其他专业技能，经验同样重要
使用者采用研究结果	研究者和使用者合作，促进结果评价和结果的适用性
关注普遍性研究结果，在所有情境中应用	认识到非研究来源的证据，综合和在具体情境中应用结果的重要性
知识转化目标：提高研究的可行性	知识转化目标：通过质量和相关性更高的研究，提高研究的可应用性
关注交流和传播	关注伙伴关系、权利共享、相互尊重
知识传播：单向——从专家至使用者	知识交流：互相学习
关注单个问题	关注组织运作的变化（研究和医疗组织）
关注内容	关注过程
关注使用者应用结果的能力的提升	关注变革管理

知识 - 应用差距是知识转换（传播）问题

知识 - 应用差距通常被认为是知识转换的问题，人们认为知识未被应用是因为没有针对目标人群进行有效地转换。许多知识转化理论是基于这种假设，这始于 Rogers 的创新扩散理论 [1] 和随后研究者的"推动"（积极致力于研究结果的传播），以及使用者的"拉动"（满足使用者的需要）。知识中介者理论是基于这样的假设：需借助技术和资源在研究和决策之间进行知识的转换 [2]。近来研究者已经关注研究者和知识使用者的相互作用在预测研究结果采纳方面的重要性（伙伴关系理论）[3]。

这种知识转换的观点揭示了以下几个假设：

1. 研究者应该是做研究的人之一，知识使用者的参与会对研究的客观性和严谨性带来潜在风险。

2. 有研究可用来解决健康照护系统面临的挑战。

3. 知识应用的主要挑战是恰当的沟通以及使用者采纳新知识的准备度或能力。

知识转换观点基于循证医学的支持，也即近来所指的循证实践运动，即"审慎地、明确地、明智地采用目前最佳证据为每个患者的照护做出决策" [4]。循证医学是提升患者照护和健康结局的关键因素。但循证医学的潜在局限性，被 Greenhalgh 和 Donald 对循证医学的另一个定义所指出，"基于在样本人群中进行的高质量研究，应用对利弊概率的数学估计来指导临床决策"[5]。其局限性不仅体现在通常把证据定义为回答有关有效性问题的量性数据，这样过度简化了健康照护服务（健康管理和政策制定）的复杂性特征[6]，且为循证医学产出证据的临床研究者往往把如何实现研究结果的应用想得过于简单，往往只是简单地关注研究结果的传播。

知识转换观点的局限性变得非常明显[7]。比如，实施临床实践指南（clinical practice guidelines，CPGs）的问题。临床实践指南是将对文献进行严格、系统回顾的结果综合成供临床人员使用的实践指南。目前采用了许多创新性策略来传播指南，包括在专业期刊发表、互动网页、报纸或电子推送、电脑决策支持、学术述评（academic detailing）、反馈和审查。但其应用还是存在问题。比如，一项将指南整合入电脑支持 / 医嘱系统的预试验表明，只有源自这一决策支持系统的 2% 的推荐建议引起了医嘱的取消或变更[8]。结果强调如果没有考虑到实施的临床情境以及在设计干预措施的早期让使用者参与以保证决策支持工具满足他们需要的重要性，临床实践指南就有局限性。将知识转化应用于人群、公共健康问题或卫生政策和管理领域会面临更大挑战，决策制定的文化、决策类型、情境的重要性、决策时限、被视为可靠证据的种类都存在差异。

知识 - 应用差距是"知识产生"的问题

关于知识 - 应用差距产生原因有另外一个说法，即知识 - 应用差距不是知识转换的失败，而是知识产生的失败。潜在的使用者不能使用研究结果，不是因为这些结果没有有效地传播，而是因为研究本身没能解决临床人员、管理者和决策者亟待解决的问题。参与性研究（即学术机构和实践者合作研究，利用他们不同的观点生成有用的知识）基于这样的观点，更高质量和更为相关的研究结果源于真实合作及整合了多个利益相关者的不同观点[10]。参与观点的支持者认为如果研究问题对使用者没有吸引力，传播就太晚了[11]。与"知识转换"观点不同，这种观点是源自参与性研究。

两种观点的整合

如上所述，加拿大健康研究所是加拿大国家基金资助的健康研究的机构，其认为知识转化有两种形式：（a）整合型知识转化研究，这种形式是将研究设计为研究者和知识使用者合作的形式;(b)项目成果知识转化 - 传播活动(http://www.cihr-irsc.gc.ca/e/45321.html, accessed September 2012)。项目成果知识转化重点关注知识转化的问题;而整合型知识转化研究或"参与性研究"认为研究问题也是知识产生的一部分[12, 13]。因此,加拿大健康研究所的模式有助于整合生物医学和应用研究。

对实践的启示

1. 需要澄清术语和概念。虽然研究者、知识转化实践者和知识使用者可能都用类似的"知识转化"术语,但他们的概念和实践可能基于不同的假设,研究团队必须花时间弄清楚他们的方法和假设。

2. 需要关注对知识转化价值的质疑。知识转换观点的主导地位引发了对循证实践的倡导产生普遍质疑[14],即决策者通常说的"我们有解决办法吗!!"。健康照护系统的管理者因被当做研究的被动接受者而感到挫败,他们同时还发现在应对复杂的挑战时,研究具有局限性。研究者也支持他们的观点:有越来越多的证据证明即使采用多种创新的方法,在研究结束后简单地向潜在使用者传播知识,效果很可能有限[15]。预测研究应用情况的关键因素是知识使用者在研究优先问题的确立、定义、解释和应用过程中的参与[16]。

3. 需要提供一系列参与方法的范例。参与的原则已经被普遍接受,且研究者已在一些领域就某些问题进行实践(比如基于社区的参与研究),而更多不同参与研究的形式还有待开发。临床情境的研究或在实验室进行的研究参与形式与社区有很大不同,没有一种策略(模板)能应用于所有情境。许多研究者和实践者:(a)在参与方法方面经验有限;(b)可能认为这些方法与他们的工作不相关,甚至是矛盾的;(c)知识使用者如何恰当地参与到他们正在进行的研究方面缺乏实例。研究者和知识转化实践者都需要许多不同领域参与的具体例子。

采用二次数据进行参与性研究的例子:一项研究采用加拿大某地区的管理数据来确定患者潜在的安全问题,但在此过程中未请该地区健康信息中心的工作人员参与其中。结果,一些用来计算不良事件的概念用得不恰当,没有考虑到重要的临床情境问题(如姑息患者的系统代码缺失)。结果,该地区的工作人员不相信该研究结果。如果一开始就请有该领域专长的人员参与,就会得到更高质量的资料。同样重要的是,这样的合作能够为研究者提供机会去了解这一地区患者主要的安全问题,以及其他的数据资源来帮助解决问题。这个例子也凸显了需要更多能提高研究和临床可信性的临床研究者。

系统综述参与性研究的例子：最近一篇综述发现，公众参与到以下几个方面有益于系统综述：精选综述的范畴、建议和查找相关文献、评价文献的质量、解释综述的结果、撰写综述[17]。比如，患者和临床人员的参与有助于将研究聚焦在对他们来说最重要的问题上，有助于鉴别出方法学上的缺陷，从而影响综述的关注点和形成的推荐意见。正如上述例子所述，无论是研究者还是知识使用者，有意义的参与并不需要大量的筹备工作及花费大量的时间。参与并不意味着知识使用者去做研究，尊重实践者、管理者和研究者的不同专长，有助于确立具体的问题。然而，我们也需要再次定位研究：尊重不同专长的人对研究（或知识转化）过程的贡献，愿意采纳（或其至改变）他人对研究（或知识转化活动）的建议，以更好地满足潜在使用者的需求。无论采用哪种策略，关键在于在研究计划、实施和解释的过程中，要确保知识使用者是决策者。他们不能被简单地看做是数据的来源、提建议者或（其至更可笑的）基金结题的途径。

4. 澄清"知识使用者"的重要性。很容易弄混淆的是谁应该参与进来，不是对这个问题感兴趣或者这个问题将会影响到的人都要参与。比如，在健康照护方面，患者是经常被决策影响的一方，但是需要影响和改变的人通常是管理者。基于研究重点的不同，研究发现使用者可以是政策制定者、健康照护系统管理者、临床人员或者患者本人。有时候（比如在预防方面）整个社区居民可能都将成为知识使用者。

5. 选用适当的策略应对知识转化的挑战的重要性。没有什么方法是万能的。知识转化策略必须适合决策制定的相应层次，不论是临床、项目管理，还是健康照护/社会政策。明确决策制定所在的阶段也同样关键：面临的挑战是理解和确定问题？把问题提上日程？去回应？去实施？去改变实践？或者继续支持已经做出的决策[18]？

6. 在广泛的社会情境中理解知识转化。对知识转化的关注和对其他传统方法的挑战是同时发生的。传统的研究方法是由研究者的兴趣驱动，按照学科训练的方法进行，而与之相对的是另一种研究范式（称为模式2）。模式2是问题驱动的研究，根据社会需求来生产知识，在研究过程中识别并要求各方利益相关者都参与其中[19, 20]。我们所面临的挑战的复杂性被逐渐认识：有人认为在解决健康照护领域的问题方面没有进展的原因之一是我们一直把所有问题看做简单的、线性的，而实际上大多数问题是复杂的[21]。知识转化可能对简单的问题有效，可能对处理复杂的健康问题就不够有效。复杂的问题没有一个清晰的因-果关系，仅由某一个专业领域的研究者，或没有在该领域工作的人员或患者的参与，问题则无法解决。人们对不同来源的证据的认识也在逐渐增加，不只是研究，还必须合理地作出决策[22]。此外，人们的关注点从个体行为转移到了组织因素以及支持证据使用和研究应用的措施上[23, 24]。

小结

　　虽然让研究使用者参与到研究中的重要性已经非常明显，但许多知识转化的主导者并未让使用者参与，而是简单地靠传播策略。这些"知识转化"的策略常常没有考虑到改变临床或管理实践的复杂性，导致其不能有效弥合知识-应用的差距。

　　研究者必须认识到如果他们的研究是有用的和将要被应用的，那这个研究必须要能回答知识使用者关注的重要问题，还要与临床情境的证据进行整合。只有这样研究才能在特定场所中得到有效应用。此外，还必须清楚地认识到临床、管理或政策层面的决策不能简单地基于研究证据，还应考虑到特定环境的复杂性，以及其他合理的证据资源，比如当地评估数据、人口学特征、专家意见、当地可用资源的可及性以及患者的偏好。只有管理者、实践者和患者等知识使用者从研究之初就真正参与研究，才能实现研究与具体情境的整合。

研究展望

　　有许多问题还有待研究，如什么是发展和保持研究者和知识使用者合作关系的最有效方法，研究证据如何才能与具体情境最佳整合。关于整合型知识转化方法对临床或健康照护系统结局的影响也知之甚少。

（李　晶　于书慧　韩　柳　译）

参考文献

1. Rogers EM. *Diffusion of innovations*, 5th edn. Free Press, New York, 2003, p. 221.
2. Lomas J. The in-between world of knowledge brokering. *BMJ* 2007; **334**(7585): 129–32.
3. Bowen S. Martens PJ. The Need to Know Team. Demystifying knowledge translation. Learning from the community. *Journal of Health Research and Policy* 2005; **10**(4): 203–11.
4. Sackett DL, Rosenberg WM, Gray JA, Haynes RB, Richardson WS. Evidence based medicine: what it is and what it isn't. *BMJ.* 1996; **312**(7023): 71–2. No abstract available.

5. Greenhalgh T, Donald A. Evidence based medicine as a tool for quality improvement. In Baker R, Britten N, Jones R (eds), Oxford textbook of primary medical care. Oxford: Oxford University Press, 2002.

6. Greenhalgh T. Why do we always end up here? Evidence-based medicine's conceptual cul-de-sacs and some off-road alternative routes. *J Prim Health Care* 2012; **4**(2): 92–7, http://bit.ly/OO1QYX. Accessed September 2012.

7. Grimshaw JM, Thomas RE, MacLennan G, Fraser C, Ramsay CR, Vale L, *et al.* Effectiveness and efficiency of guideline dissemination and implementation strategies. *Health Technol Assess* 2004; **8**(6): iii–72, http://www.hta.ac.uk/execsumm/summ806.htm. Accessed September 2012.

8. Bowen S, Johnson K, Reed M, Zhang L, Curry L. The effect of incorporating guidelines into a computerized order entry system for diagnostic imaging. *Journal of the American College of Radiology* 2011; **8**(4): 251–8.

9. Walshe K, Rundall TG. 2001. Evidence-based management: from theory to practice in health care. *Milbank Quarterly* 79: 429–57, IV–V.

10. Van de Ven AH, Johnson P. Knowledge for science and practice. *Acad Manage Rev* 2006; **31**(4): 822–9.

11. Shapiro DL, Kirkman BL, Courtney HG. Perceived causes and solutions of the translation problem in management research. *Acad Manage J* 2007; **50**(2): 249–66.

12. CIHR. *Guide to knowledge translation planning at CIHR: integrated and end-of-grant approaches*, 2012. Author.

13. Graham ID, Tetroe JM. Getting evidence into policy and practice: perspective of a health research funder. *J Can Acad Child Adolesc Psychiatry* 2009; **18**(1): 46–50.

14. Bowen S, Erickson T, Martens PJ, Crockett S. More than "using research": the real challenges in promoting evidence-informed decision making. *Healthc Policy* 2009; **4**(3): 87–102.

15. Grimshaw JM, Thomas RE, MacLennan G, Fraser C, Ramsay CR, Vale L, *et al.* Effectiveness and efficiency of guideline dissemination and implementation strategies. *Health Technol Assess* 2004; **8**(6): iii–72, http://www.hta.ac.uk/execsumm/summ806.htm. Accessed September 2012.

16. Cargo M, Mercer SL. The value and challenges of participatory research: strengthening its practice. *Annu Rev Public Health* 2008; **29**: 325–50.

17. Boote J, Baird W, Sutton A. Public involvement in the systematic review process in health and social care: a narrative review of case examples. *Health Policy* 2011; **102**(2–3): 105–16.

18. Bowen S, Botting B, Roy J.Promoting action on equity issues: a knowledge to action handbook, http://www.publichealth.ualberta.ca/research/research_publications.aspx. Accessed September 2012.

19. Nowotny H, Scott P, Gibbons M. Introduction: "Mode 2" revisited: the new production of knowledge. *Minerva* 2003; **41**(3): 179–94.

20. Gibbons M. Mode 2 society and the emergence of context-sensitive science. *Sci Public Policy* 2000; **27**(3): 159–63.

21. Snowden DJ, Boon ME.A leader's framework for decision making. Harvard Business Review (Harvard Business Publishing) (November 2007), http://hbr.org/2007/11/a-leaders-framework-for-decision making/ar/1. Accessed September 2012.

22. Briner RB, Denyer D, Rousseau, DM. Evidence-based management: concept cleanup time? *Academy of Management Perspectives*, 2009; November: 19–32.

23. Implementation Science. http://www.implementationscience.com/. Accessed September 2012.

24. Scott CM, Seidel J, Bowen S, Gall VN.Integrated health systems and integrated knowledge: Creating space for putting knowledge into action. *Healthcare Quarterly* Special Issue: Building Connections: Best Practices in Health System Integration. 2009, 13(Sp): 30–36.

第二篇　知　识　创　造

第 2.0 章　引言
知识转化中的知识：知识创造

Sharon E. Straus

知识 - 应用循环的中心是知识漏斗，代表知识创造 [1]。当知识围绕漏斗进行循环时，理想状态下，知识被重新凝练成更加适用于最终用户（end-users）（包括研究者、健康照护专家、政策制定者和公众）的知识。在知识创造的每个阶段，知识制造者根据这些最终用户的需求调整他们的行动。第一代知识来源于原始研究，例如随机对照研究和间断时间序列研究（interrupted time series）。知识综合是第二代知识，例如概况性综述和系统综述是知识产品之一（见第 2.1 章）。第三代知识包括工具和产品，例如决策辅助、临床实践指南和教育模块，其目的是使知识转变成易于理解，便于实施的形式（见第 2.2 章）。每一种形式可以调整以满足最终用户的需求。

第 2.3 章介绍了几种鉴别研究证据的策略，特别是知识综合和临床实践指南。对知识转化的理论和实践感兴趣的人，学会如何找到知识转化文献也非常有用。围绕任何一个主题寻找文献均有一定的挑战性，而寻找知识转化的文献也面临不同的挑战，包括采用不同术语描述知识转化。Tetroe及其同事发现有 33 种不同类型的词汇用于表达知识转化，包括应用科学（implementation science），研究成果应用（research utilization）及知识转换与采纳（knowledge exchange and uptake）等 [2]。为此，我们也在本章节中提供了一种检索知识转化文献的方法。最后，第 2.4 章介绍了知识传播的方法，不仅包括传统的被动策略，也包括更多互动的定制的方法。

（于书慧　李　晶　译）

参考文献

1. Graham ID, Logan J, Harrison MB, *et al.* Lost in knowledge translation: time for a map? *J Contin Ed Health Prof* 2006; **26**: 13–24.
2. Tetroe J, Graham I, Foy R, *et al.* Health research funding agencies' support and promotion of knowledge translation: an international study. *Milbank Quarterly* 2008; **86**(1): 125–55.

第 2.1 章　知识综合

Andrea C. Tricco，Jennifer Tetzlaff，and David Moher

> **学习要点**
>
> - 知识综合是在全球证据背景下解释不同的研究结果，缩短研究和临床决策之间的差距。
> - 知识综合的方法有很多种，而且许多新的方法不断涌现。
> - 在医疗领域，知识综合最常见的方法是系统综述。
> - 系统综述的有效性决定于原始研究和检索过程的风险偏倚。报告的透明度将有助于读者评价检索的有效性及适用性，增加系统综述的实用性。
> - 由于庞大的现存文献、不断增加的对系统综述团队的需求以及研究方法的多样性，持续地改进方法学对于提高系统综述的效率、有效性和实用性非常重要。
> - 未来研究应该关注：根据综述的问题与使用者的需求选择最适合的知识综合方式，理解如何更新综述，增加知识综合的应用。

　　知识综合这个词汇用来描述将不同的研究结果整合的方法，并在全球证据的背景下解释这些结果[1]。这些方法可用来理解不同研究的异质性，为将来的研究者找出文献当中的差距。随着基于证据临床决策的出现，知识综合已经在医疗领域变得越来越重要[2]。

　　知识转化强调单个研究的结果会引起误导，原因在于执行过程中的偏倚或者研究结果的随机误差[3]。因此，知识转化的基础是知识综合[4]。知识综合为知识转化工具提供了循证依据，例如政策摘要、患者决策辅助和临床实践指南[4]（见第 2.2 章）。除此之外，加拿大健康研究所和英国医疗研究委员会（Medical Research Council）等基金机构要求用知识综合来确定资助和开展随机对照试验的必要性[1]。知识综合是知识转化的核心，可以缩短临床研究和临床决策的差距[5]。

　　在过去几年里，一系列知识综合方法不断涌现[6]。知识综合的方法见

表 2.1.1，本书将重点介绍其中一些方法。现实主义综述（realist reviews）的目的是确定哪种干预方式在特定情景下有效果。Meta 叙述性综述（meta-narrative reviews）采用叙述的方式解释复杂的证据。Meta 人种学综述（meta-ethnography reviews）是寻找新的理论来解释研究结果。但是，用于描述这些方法的术语往往重叠而不好用，会在某些领域引起混淆。另外，证明这些方法有效性的方法学研究也很少。目前，人们正在研究这些把分散的知识进行整合的方法[6,7]，相信不久的将来会阐明这些方法。

表 2.1.1 知识综合新方法举例

综述类型	证据类型	问题类型	问题举例	文献整合的方法：举例
Meta 叙述性综述[10]	质性研究	如何最好地解释复杂的证据？	在循证医学中，如何最好地解释创新成果的推广？[10]	问题：在一个宽泛的开放式的形式下制定 检索：检索相关观点和方法，从选中文献的参考文献中查找有潜在关系的文献 分析：勾绘和比较故事情节
现实主义综述（realist review）[11]	质性和量性混合方法	在某种临床情境中，复杂的项目如何起效（或者为什么会失败）	在不同条件下对贫困儿童开展学校饮食项目，哪些方面决定了该项目的成败？[12]	问题：文献回顾的范围包括增加的步骤，例如确定核心理论 文献检索：找出合适的理论，解释项目如何起作用 数据提取：包括全方位的数据，例如理论、过程细节和研究的历史背景 分析：常包括反复分析的过程
Meta 人种学综述[13]	质性研究	用质性研究的证据分析某些干预措施有效或无效的原因	从患者的经历中分析哪些因素类型能够影响结核病治疗的依从性？[14]	问题：必须是质性研究能够回答的问题 文献检索：包括医疗领域以外的电子数据，也包括书籍和论文 数据提取：包括比喻、引用语及共同主题

续表

综述类型	证据类型	问题类型	问题举例	文献整合的方法: 举例
				分析: 重点在于叙述性地总结证据, 可以把数据汇成矩阵的形式来展示不同研究的共同主题
Meta 整合[15]	质性研究	如何用一般理论解释质性研究的结果	腿部溃疡患者神经性疼痛及后遗症的体验是什么样的?[16]	问题: 从概念框架着手 文献检索: 目标是找出该领域的所有文献, 检索大量的资源, 例如电子数据库、书籍和论文
评判性诠释性整合（critical interpretive systhesis）[17]	质性和量性混合方法	如何应用临床情境产生一个理论框架来解释现象	患者、照顾者、专业人员和研究者对参与临终护理研究的观点有哪些?[18]	问题: 问题往往集中在体验或观点 文献检索: 目标是全面检索 数据提取: 包括质量评价 分析: 包括诠释性整合
混合性研究综述[19]	质性和量性混合方法	如何用质性研究、量性研究和混合性研究来更好地理解健康问题?	临床信息检索对医生产生什么影响?[19]	问题: 需要用所有类型——质性、量性和混合性的数据回答 文献检索: 目标是全面检索 数据提取: 提取质性和量性资料, 发展能够评价混合性研究质量的工具 分析: 包括 meta 分析和叙述性描述质性研究的结果

在健康照护领域, 知识综合关注的是严格的系统综述方法, 例如, 考克兰协作网提供的知识综合方法[8], 本章节将给予详细的介绍。根据考克兰协作网的规定, 系统综述的主要内容包括: ①明确的研究目标, 包括事先确定好的纳入标准; ②清晰的、可重复的方法学; ③系统的检索, 尽量找出满足纳入标准的所有研究; ④可评价纳入研究有效性的方法, 例如偏倚风险的评价; ⑤系统性呈现及整合纳入研究的特点和研究结果[9]。系统综述的一系列步骤, 见表 2.1.2。

表 2.1.2 系统综述的实施流程

- 提出文献综述的问题:以 PICOST 的形式,P 为人群,I 为干预措施,C 为对照,O 为结局,S 为研究类型,T 为时间限制
- 制定一个文献综述方案
  - 概述背景
  - 定义/明确研究目标和纳入标准
  - 制定检索策略
  - 确定评价偏倚风险的方法
  - 描述准备提取的数据
  - 预先确定结局指标和分析方法
  - 在 PROSPERO 数据库中注册研究方案(这是一个备选的步骤)
  - 在开源期刊发表研究方案(例如,系统综述),这是一个备选的步骤
- 文献检索计划
  - 采用电子检索策略同行评审表(Peer Review of Electronic Search Strategies, PRESS)查找同行评审的文献
- 检索研究
  - 检索电子数据库
  - 如果可以,还应采用其他方法(例如,试验注册、手工检索、联系专家)
- 选择研究
  - 通过预实验,检验纳入标准的可行性
  - 大范围筛选文献(推荐两位评审者)
  - 通过精读全文筛选文献(推荐两位评审者)
- 评价纳入研究的风险偏倚
  - 使用研究方案中纳入的风险偏倚工具(推荐两位评审者)
- 提取数据
  - 拟定数据提取的表格
  - 测试拟定的数据提取表格
  - 在研究方案中,设定提取数据的首要和次要的结局指标(推荐两位评审者)
- 分析研究结果
  - 评价临床方面、方法学及统计学的同质性
  - 如果有条件的话,整合量性(例如 meta 分析)或质性结果
- 展示结果
  - 展示检索的结果(例如流程图)
  - 采用叙述的方式整合内容,包括主要研究结果、患者、研究特点和风险偏倚的结果
  - 展示量性数据(例如,森林图)和(或)者质性资料(例如,主题矩阵)

续表

- 结果的解读和讨论
  - 重点讨论研究结果的质量、强度及实用性
  - 讨论研究结果与主要利益相关者之间的相关性
  - 阐述研究层面和综述层面的局限性
  - 审慎地得出结论
- 传播结果
  - 例如，通过同行评审的杂志、媒体、报道、学术会议展示

开展系统综述的工作组

世界上有很多工作组在开展系统综述工作（见第 2.3 章）。例如，Cochrane 协作网（Cochrane Collaboration）经常回答某项干预措施的效力和有效性的问题 [9]。他们按照严格的程序对随机对照研究进行证据整合。考克兰的不同工作组关注不同研究设计的问题，如质性研究（质性研究方法小组），诊断检测精确性研究（例如，诊断检测精确性工作组）及诊断性研究（考克兰诊断方法研究小组）。另外，也有其他机构在开展系统综述工作，例如 Campbell 协作网（Campbell Collaboration）[20] 关注暴力与公平、教育及社会福利领域的问题 [11]；约克大学（York university）的综述和传播中心为健康和社会保健干预的效果提供信息，通过系统综述来评价国内外健康和公共卫生领域重要问题的研究证据 [21]；澳大利亚 JBI（Joanna Briggs Institute）开展的系统综述关注的是护理领域的健康问题 [22]。这些组织采用不同的模板开展系统综述。

系统综述工作组

开展文献综述之前，首先要成立一个系统综述的小组。最理想的小组是由研究问题的类型决定的，通常包括对检索主题非常熟悉的临床或者内容专家（content experts），擅长系统综述的方法学专家，帮助全面检索文献的图书管理员，对于开展该主题原始研究有丰富经验的流行病学专家或其他研究者。资助者或者委托代理人可以帮助了解研究问题的具体背景，统计学专家可以在统计整合方面提供咨询（例如，meta 分析）。一些文献综述的小组在综述的过程中也纳入最终的使用者，包括政策制定者、医务人员或患者。这种整合型知识转化的形式对于系统综述的概念化、实施和解读起到非常重要的作用 [24]，并且有利于综述结果的实施。

如何提出问题、制定纳入标准和研究方案?

提出一个明确且具体的问题是进行文献综述的首要的同时也是非常重要的步骤之一,这将会指导文献综述的过程。为了提出系统综述的问题,建议采用 PICOST 框架[25]。这个方法明确了研究问题中的人群参与者或者问题(P);干预措施,自变量或试验指标(适用于诊断性文献综述)(I);对照(C,例如安慰剂或者常规护理/质性研究中的背景);因变量,研究终点或结局指标(O);系统综述可能仅限于某些研究设计(S),例如随机对照研究或队列研究,或者特定的研究期限(T)。这个框架并不适用于所有的系统综述的问题,但可能有一定的指导意义。例如,流行病学的系统综述可能用暴露因素代替干预措施。

综述中的研究纳入标准应该来源于 PICOST 的组成部分。其他的纳入标准应包括出版状况(已经出版或未出版)和发表的语言。限定检索到的文献是已经出版的文章时需要谨慎,因为已经发表的研究往往呈现阳性结果[26, 27]。再者,限定检索到的原始研究发表的语言时,可能会使检索到的结果呈现阳性和阴性共存的结果[28-30]。无论如何选择,文献的纳入标准都需要慎重考虑、准确定义和清晰报道,以避免在文献检索的过程中模糊不清,保证文献综述的有效性。

一旦系统综述小组成立,对研究目标有清晰的定义后,接下来需要制定系统综述的研究方案,用于指导小组的工作。制定方案可以减少会引起偏倚的事后方法学的改变和选择性地报告结果的可能性[31]。综述研究方案的重要因素包括文献的检索、提取和评价以及数据提取的细节[9]。目前,系统综述方案的报告方案指南已经在制定(系统综述和 meta 分析方案的首选报告条目)[32]。系统综述过程会改变,系统综述的方案要随之改变,特别是对于质性文献综述[17]。综述方案的调整是允许的,但是需要在最终报告中给予明确阐述。

近来,一些组织提倡前期注册系统综述[31, 33],这与试验注册类似[34]。系统综述注册根本目的是有助于减少发表偏倚和结果报告偏倚,避免重复发表[35]。系统综述国际注册机构 PROSPERO 于 2011 年成立,目前包括700 多个项目,在系统综述领域逐渐被认可[36]。另外,一些研究者选择在开源期刊发表系统综述研究方案,例如 Systematic Reviews[37]。

如何找出相关研究?

利用研究问题或者 PICOST 来指导相关文献的检索,通常包括文献数据库或者其他方法检索。为了找出最相关的数据库,研究者需要慎重考虑数据库范围和检索范围。为了减少潜在的索引偏倚,高度推荐在多个数据库进行检索[38],有关健康的研究经常选择的电子数据库有 MEDLINE[39]、EMBASE[40] 和 the Cochrane Central Register of Controlled Trials[8]。检索者也可以检索与内容相关的数据库,例如 Cumulative Index of Nursing and Allied Health(CINAHL)或者地区数据库,例如 the Latin American Caribbean Health Sciences Literature(LILACS)。质性研究证据分布在各种不同的数据库中,检索起来有一定的挑战[17]。在制定检索策略时,咨询经验丰富的图书管理员有助于确保检索策略的完整性。利用电子检索策略同行评审表(the Peer Review of Electronic Search Strategies,PRESS)相当于咨询另外一个图书馆员,可能会增加文献检索的有效性和可信度,对更新现有系统综述特别有帮助。

系统综述者往往利用其他资源增加检索数量,例如手工检索期刊,浏览已经纳入研究附录的参考文献或检索注册试验。研究者应该考虑找出灰色文献(例如,难以找到或者未发表的文献),包括基金机构、健康政策小组、卫生部或者其他机构的网站。加拿大医疗药品和技术机构(Canadian Agency for Drugs and Technologies in Health)已经发布灰色文献的详细指南。

如何选择纳入的研究?

通常,系统综述者系统地筛选文献的过程分为两个阶段:①粗略筛选检索出来文献的题目和摘要;②通过仔细阅读全文找出最终纳入的研究。根据纳入标准进行两个阶段的筛选。随机选取一个文献/全文对纳入标准进行预实验以确保系统综述者对研究相关性判断的一致性。由 2 个及 2 个以上的综述者分别独立对文献进行筛选,确保纳入研究的一致性。筛选工作完成之后,将不同综述者的结果进行比较,存在争议的地方通过讨论或由第三名综述者进行解决。不同综述者之间的一致性通过 kappa 值报告。

查找和筛选研究的过程需要有详细的记录,因为详细的报告有助于最终使用者确定资料的真实性。然而,往往报告与研究之间的比值并不总是1:1。原因在于有些报告将描述多个研究,有些研究在多个报告中被描述,重复发表论文并不总是很明显[44,45]。研究者应该尽力找出重复的数据,尤其进行 Meta 分析时。不止一次使用来自同一参与者的数据可能会夸大 Meta 分析中估计的治疗效果 [45]。审阅者应该首先决定哪些研究是数据提取的主要研究（例如，基于文献综述的原始结果，随访时间长的或大样本的研究），同时查阅附加报告以得到更多的补充内容。

如何评价纳入研究的风险偏倚？

　　一个系统综述的有效性主要由纳入的每个研究的风险偏倚决定。风险偏倚的评价可以由量表、清单或模块等许多工具完成 [46]。例如，考克兰协作网已经研发出一个工具用于评价 RCT 研究的风险偏倚，该工具通过非正式的专家共识形成，并通过焦点小组进行评价 [47]。研究发现考克兰研发的工具可以通过风险偏倚的评价准确地区分研究 [48]，然而该工具的信度和效度尚未得到广泛的验证。目前，评价观察性研究可靠性的工具尚且缺乏 [49]。渥太华量表（the Newcastle Ottawa Scale）常用来评价队列研究和病例对照研究 [50]。虽然许多评价质性研究风险偏倚的工具已经研发出来，如评判性评价技术项目工具（Critical Appraisal Skills Program's tool）[51]，但仍存在广泛争议。无论使用哪一个工具，对纳入的每个研究的每个部分的风险偏倚都应该进行报告。简单地通过一个评价工具给出一个分数对于最终使用者来说益处不大，因为没有提供足够的细节来理解偏倚的来源。在综述中根据其风险偏倚剔除研究也是不恰当的。不如用敏感性分析找出潜在偏倚的影响，以探索对不同研究来说综述结果是否足够可靠，例如方法学（如检验研究是否采用分配隐藏）和研究人群。

如何从研究中提取数据？

　　在制定方案的时候就应该考虑纳入研究的信息。最重要的结局指标（例如，临床、患者或者政策相关）应该与次要结局指标区别开来。调查发现，大约 40%~62% 研究方案中的主要结局指标在最终报告中被随机试验的作者修改 [52]，并且与未被报道的结局指标相比，最终报告中选择报告的结局指标明显更容易出现统计学意义 [53,54]。因此，如果一个文献综述仅关注纳入研究呈现出来的变量，而不是一开始就找出认为重要的变量，则这篇综述容易出现结果报告偏倚的风险。在评价结局指标报告偏倚时，考克兰中心建议找到研究方案，并比较研究方案与最终报告中的结局指标 [47]。另外一种方法是比较研究方法中报道的结局指标，并确保这些结局指标与研究结果报道的内容一致 [47]。

建议事先制定一个数据提取表,包括需要收集的变量及其明确的定义。为了增加数据提取过程的可信性,审查小组成员可对表格进行预实验。同时,采取 2 个或多个人员独立提取研究数据可以减少潜在风险[55]。审查小组成员应该与纳入研究的作者联系以明确丢失的或不清楚的信息。

如何分析数据?

根据研究问题和数据类型确定分析方法。然而,所有系统综述都应该有一个综合性的叙述,以描述纳入研究的结果和偏倚风险。对于一个包含量性数据的典型的干预性综述,如果可能,应选择标准化的效果测量指标来进行研究之间的比较(例如,比值比、标准化均数差、风险比)。接下来的一步通常是确定统计学整合(即 Meta 分析)是否是可能及恰当。这个步骤需要确定这些研究在临床(例如,患者群体)、方法学特征(例如,偏倚风险)和统计学特征(例如,效应值范围)方面是否有足够的同质性。从临床和方法学角度综合考虑临床上和方法学上的异质性。统计学异质性可以通过看森林图的点估计范围和 95% 可信区间判断,以及通过计算 I^2 值和(或) Cochran Q 值判断[9],它们决定了每个研究结果之间的差异是否超过了偶然因素可能造成的差异[9]。有关效果测量、异质性判断和 Meta 分析已经产生了很多方法[9,56,57]。质性分析方法与量性方法不同。例如,可以将质性数据放入矩阵或表格来比较不同研究[58]。一些知识综合将包括采用不同方法获得的质性资料和量性数据。例如,将质性资料转化到量性表格中进行统计分析(例如,Meta 分析)的量性个案调查(a quantitative case survey)[58],以及将质性研究纳入量性整合以便给政策制定者提供决策支持的贝叶斯 Meta 分析(Bayesian meta-analysis)[56,60]。网格化 Meta 分析是另外一种形式的 Meta 分析,已引起许多利益相关者的关注。这种方法可以用来比较未在头对头研究(head-to-head studies)中评价的干预措施,并对每一种干预的效果进行排序[61]。尤其是如果一项研究比较的是干预 A 和干预 B,另外一项研究比较的是干预 B 和干预 C,则网格化分析可以间接比较干预 A 和干预 C。

如何呈现文献综述的结果?

知识综合的结果可以有很多种呈现方式。筛选过程可以通过文字和(或)以流程图(图 2.1.1)的形式呈现[62]。许多杂志要求呈现这部分的信息,以保证筛选过程的可重复性。纳入研究的特征,例如研究设计、研究人群和干预措施,往往以表格形式和(或)概括性文字的形式呈现。偏倚风险评价的结果也可以表格或文字的形式呈现,并且应该呈现足够的细节,好让最终使用者判断影响综述有效性的潜在风险。

如果有可能,每个研究的量性数据的结果应该以汇总数据(例如,四格表、均数和标准差)和效应值估计的形式呈现,其中效应值估计需要呈现可信区间(例如,比值比、均差)。如果有关联,对于每一个结局指标的效应值都应该使用表格或森林图呈现,并报告 Meta 分析的合并效应值。质性结果也可以用直观形式呈现,例如通过概念框架。其他分析的结果,例如发表偏倚的评估,应该给予报告。这部分重要信息在 Meta 分析中往往缺失[63]。

如何对结果进行解释?

当对研究结果进行汇总时,文章的作者应该针对每个主要的结局指标进行证据的质量、强弱及适用范围的讨论。推荐等级的评估、制定与评价(The Grading of Recommendations Assessment, Development and Evaluation, GRADE)为研究结果的解释提供了一种框架[64],并且已经得到考克兰协作

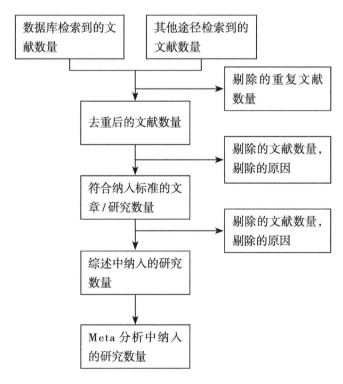

图 2.1.1 文献检索流程图

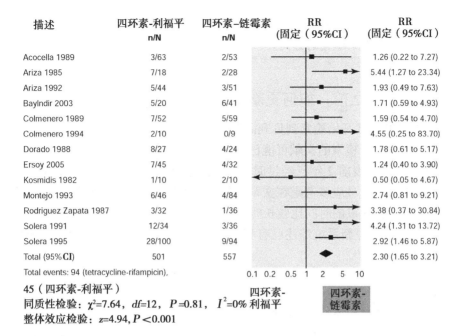

描述	四环素-利福平 n/N	四环素-链霉素 n/N	RR (固定(95%CI))	RR (固定(95%CI))
Acocella 1989	3/63	2/53		1.26 (0.22 to 7.27)
Ariza 1985	7/18	2/28		5.44 (1.27 to 23.34)
Ariza 1992	5/44	3/51		1.93 (0.49 to 7.63)
Baylndir 2003	5/20	6/41		1.71 (0.59 to 4.93)
Colmenero 1989	7/52	5/59		1.59 (0.54 to 4.70)
Colmenero 1994	2/10	0/9		4.55 (0.25 to 83.70)
Dorado 1988	8/27	4/24		1.78 (0.61 to 5.17)
Ersoy 2005	7/45	4/32		1.24 (0.40 to 3.90)
Kosmidis 1982	1/10	2/10		0.50 (0.05 to 4.67)
Montejo 1993	6/46	4/84		2.74 (0.81 to 9.21)
Rodriguez Zapata 1987	3/32	1/36		3.38 (0.37 to 30.84)
Solera 1991	12/34	3/36		4.24 (1.31 to 13.72)
Solera 1995	28/100	9/94		2.92 (1.46 to 5.87)
Total (95%CI)	501	557		2.30 (1.65 to 3.21)

Total events: 94 (tetracycline-rifampicin),
45(四环素-利福平)
同质性检验：$\chi^2=7.64$，$df=12$，$P=0.81$，$I^2=0\%$
整体效应检验：$z=4.94$，$P<0.001$

0.1 0.2 0.5 1 2 5 10
四环素-利福平　　四环素-链霉素

图 2.1.2　森林图样例

网的认可[9]。质性证据可能会有助于解释干预措施如何起作用，是否可以在不同的临床情景中起作用，帮助找出干预措施实施的促进因素和阻碍因素，并强调患者接受干预措施后的主观体验[22]。更多有关系统综述结果解释的指导意见已经出版发行[65]。除此之外，研究结果应该考虑主要利益相关者（例如，政策制定者、患者、健康照顾者），原因在于他们可以提高研究结果的适用性。正如上面提到的，在文献综述开始时（例如，在确定研究问题、制定纳入标准和结局指标的时候）纳入这些群体将会增加研究结果的适用性。

综述作者应该考虑纳入研究和综述水平的局限性。如果纳入研究的实施或者报告水平比较差，需要充分说明综述结论可能会存在偏倚。此外，系统综述本身也可能会产生偏倚[66]。有证据表明系统综述研究者应该尽量避免偏倚，包括纳入相关未发表的资料、手工检索相关资料、在不同的电子数据库中进行检索、评价发表偏倚以及周期性地更新系统综述。

即使尽力减少系统综述的偏倚，但是仍然会存在某些局限性。需要注意多重系统综述评估（Assessment of Multiple Systematic Reviews，AMSTAR）工具可以帮助找出系统综述过程中的局限性。

最后，作者需要在基于可靠证据的基础上审慎地得出结论。研究结论可能会包括临床决策或研究的具体推荐意见[68]。如果不能得出可靠的结论,应该指出未来研究的方向。

在文章发表之前, 如何更新系统综述?

系统综述从开始检索到见刊需要大约半年到两年的时间[69],而且当文章即将发表时,检索的文献可能已经不是最新文献。事实上,大约23%的文献在文章发表前2年已经过时,7%的文献在文章发表时已经过时[70]。因此,工作组成员应该考虑在文章投稿前利用相同的检索策略进行文献的更新,当同行评审的时间比较长时,甚至在投稿之后进行重新检索。虽然,何时以及如何更新系统综述已有相应的指导意见,但是这个领域仍是未来研究的方向[71, 72]。

如何传播系统综述的结果?

系统综述的最后一个步骤是成果的传播。最常见的被动传播形式是将文章发表在同行评审的杂志上。据最新的统计报道,每天有11篇系统综述的文章发表[73]。发表在开源期刊上可以有广泛的读者群,特别是对于低收入或者中等收入国家来说,读者可以免费获取文章。其他成果传递的形式包括通过媒体有针对性地传播给大众[74],或以简报形式提供给医务人员、政策制定者和消费者[75],以及制作决策辅助工具之类的知识工具给患者[76]。系统综述结果的应用受到很多因素的影响,但是作者可以控制的就是综述报告的质量。清晰地描述系统综述的方法和结果可以让读者评估研究方法,评价纳入研究和系统综述的偏倚风险,并知晓系统综述的适用性。

有证据表明系统综述的报告没有最优的形式[77]。系统综述和Meta分析优先报告条目(Preferred Reporting Items for Systematic reviews and Meta-Analyses, PRISMA)声明提供了系统综述和Meta分析的报告格式[62]。类似声明也可以用于观察性研究的报告[78]。提高卫生研究质量和透明度(The Enhancing the Quality and Transparency Of health Research, EQUATOR)协作网网站为其他指南报告提供了全面的清单,其中一些指南报告格式已得到一些重要医学期刊的认可。

如何促进系统综述结果的使用？

目前，尚无证据支持如何报告系统综述可以提高其在临床决策中的应用。尽管在进行和报告系统综述方面（以及认识到他们在知识转化中的重要性方面）有所改进，但是目前的数据仍表明医生、患者及其他人员在做临床决策时很少使用系统综述的结果。例如，一篇系统综述分析临床医生的信息获取行为，结果发现教科书（教科书中的许多知识不是基于系统综述中的证据）是最常见的信息来源，其次是同事的建议。

虽然随机对照研究的系统综述结果的偏倚小于专家意见和调查性研究，但是为什么这类研究结果使用频率并不高呢？有很多原因可以回答这个问题，这些原因大致可归纳为几类，包括系统综述研究问题的相关性、缺乏临床情境以及文章报告格式。大家都很注意提高系统综述的质量，但是对报告格式的关注相对不足。由于人们关注系统综述报告中方法学的严谨性多于关注临床情境，因此它们通常没有为临床工作人员提供关键信息。在一项研究中，仅有 15% 的发表在 ACP JC（ACP Journal club Archives）和 EBM 杂志（均为二次出版期刊）的系统综述为临床工作者和政策制定者提供了应用干预措施的足够信息[80]。目前，大家正在着手提高系统综述的利用率[81,82]。考克兰协作网为每一个系统综述提供了对患者友好的使用者总结，通过使用通俗易懂的语言来促进应用[9]。临床证据为临床工作者提供基于循证的摘要[83]。Rx for Change[84] 和政策决策项目[85] 为政策制定者和管理者提供基于循证的资源。

研究展望

未来需要更多的研究来推动知识综合领域的发展。虽然已经有许多新型的知识综合方法出现，但是尚未确定如何为研究问题匹配到最恰当的研究方法。更进一步来说，需要将系统综述过程中出现的术语和方法进行分类。虽然有关于系统综述更新的重要性[41,70,86] 以及更新的频率和方法方面的研究[71,72]，但是针对这个主题尚需更多的研究。因此，今后的研究要确定知识综合的报告规范以提高其使用率，同时确定资源的使用以提高系统综述的利用率（例如，临床证据[83]、Rx for Change[84] 和政策决策项目[85]）。

（于书慧　李　晶　译）

参考文献

1. Canadian Institutes of Health Research. Randomized controlled trials registration/application checklist, 2006, August 21, 2012, http://www.cihr-irsc.gc.ca/e/documents/rct_reg_e.pdf. Accessed September 2012.

2. Naylor CD. Clinical decisions: from art to science and back again. *Lancet* 2001; **358**(9281): 523–4.

3. Grimshaw JM, Santesso N, Cumpston M, Mayhew A, McGowan J. Knowledge for knowledge translation: the role of the Cochrane Collaboration. *J Contin Educ Health Prof* 2006; **26**(1): 55–62. doi: 10.1002/chp.51.

4. Graham ID, Logan J, Harrison MB, Straus SE, Tetroe J, Caswell W, and Robinson N. Lost in knowledge translation: time for a map? *J Contin Educ Health Prof* 2006; **26**(1): 13–24. doi: 10.1002/chp.47.

5. Graham ID, Tetroe J. Some theoretical underpinnings of knowledge translation. *Acad Emerg Med* 2007; **14**(11): 936–41. doi: 10.1197/j.aem.2007.07.004

6. Kastner M, Tricco AC, Soobiah C, Lillie E, Perrier L, Horsley T. *et al*. What is the most appropriate knowledge synthesis method to conduct a review? Protocol for a scoping review. *BMC Med Res Methodol* 2012; **12**: 114. doi: 10.1186/1471-2288-12-114.

7. Gough D, Thomas J, Oliver S (2012). Clarifying differences between review designs and methods. *Syst Rev* 2012; **1**(1): 28. doi: 10.1186/2046-4053-1-28.

8. Cochrane Central Register of Controlled Trials. The Cochrane Library, 2008, http://www3.interscience.wiley.com/cgi-bin/mrwhome/106568753/HOME. Accessed August 22, 2012.

9. *Cochrane handbook for systematic reviews of interventions*. Higgins JPT, Green S (eds), 2011, http://www.cochrane-handbook.org. C Accessed September 2012.

10. Greenhalgh T, Robert G, Macfarlane F, Bate P, Kyriakidou O, Peacock R. Storylines of research in diffusion of innovation: a meta-narrative approach to systematic review. *Soc Sci Med* 2005; **61**(2): 417–30. doi: 10.1016/j.socscimed.2004.12.001.

11. Pawson R, Greenhalgh T, Harvey G, Walshe K (2005). Realist review–a new method of systematic review designed for complex policy interventions. *J Health Serv Res Policy* 2005; 10 Suppl 1: 21–34. doi: 10.1258/1355819054308530.

12. Greenhalgh T, Kristjansson E, Robinson V: Realist review to understand the efficacy of school feeding programmes. BMJ 2007, **335**(7625):858–861.

13. Noblit GW, Hare, RD. *Meta-ethnography: synthesizing qualitative studies*. Newbury Park: Sage, 1988.

14. Atkins S, Lewin S, Smith H, Engel M, Fretheim A, Volmink J. Conducting a meta-ethnography of qualitative literature: lessons learnt. *BMC Med Res Methodol* 2008; **8**: 21. doi: 10.1186/1471-2288-8-21.

15. Sandelowski M, Docherty S, Emden C. Focus on qualitative methods. Qualitative metasynthesis: issues and techniques. *Res Nurs Health* 1997; **20**(4): 365–71.

16. Taverner T, Closs J, Briggs M. A meta-synthesis of research on leg ulceration and neuropathic pain component and sequelae. *Br J Nurs* 2011; **20**(20): S18, S20, S22–7.

17. Dixon-woods M, Bonas A, Jones DR, Miller T, Sutton, AJ, *et al*. How can systematic reviews incorporate qualitative research? A critical perspective. *Quality Research* 2006; **6**(1): 27–44.

18. Gysels MH, Evans C, Higginson IJ. Patient, caregiver, health professional and

researcher views and experiences of participating in research at the end of life: a critical interpretive synthesis of the literature. *BMC Med Res Methodol* 2012; **12**(1): 123. doi: 10.1186/1471-2288-12-123

19. Pluye P, Grad RM, Dunikowski LG, Stephenson R. Impact of clinical information-retrieval technology on physicians: a literature review of quantitative, qualitative and mixed methods studies. *Int J Med Inform* 2005; **74**(9): 745–68. doi: 10.1016/j.ijmedinf.2005.05.004.

20. Campbell Collaboration. 2008, http://www.campbellcollaboration.org. Accessed August 22, 2012.

21. University of York. Centre for Reviews and Dissemination, 2012, http://www.york.ac.uk/inst/crd/index.htm. Accessed September 10, 2012.

22. Joanna Briggs Institute. 2008, http://www.joannabriggs.edu.au/about/home.php. Accesssed August 22, 2012.

23. Petticrew M. Systematic reviews from astronomy to zoology: myths and misconceptions. *BMJ* 2001; **322**(7278): 98–101.

24. Gagnon ML. Moving knowledge to action through dissemination and exchange. *J Clin Epidemiol* 2011; **64**(1): 25–31. doi: 10.1016/j.jclinepi.2009.08.013.

25. Stone PW. Popping the (PICO) question in research and evidence-based practice. *Appl Nurs Res* 2002; **15**(3): 197–8.

26. Dickersin K, Min YI, Meinert CL. Factors influencing publication of research results. Follow-up of applications submitted to two institutional review boards. *JAMA* 1992; **267**(3): 374–8.

27. Ioannidis JP. Effect of the statistical significance of results on the time to completion and publication of randomized efficacy trials. *JAMA* 1998; **279**(4): 281–6.

28. Morrison, A., Polisena, J., Husereau, D., Moulton, K., Clark, M., Fiander, M., . . . Rabb, D. (2012). The effect of English-language restriction on systematic review-based meta-analyses: a systematic review of empirical studies. *Int J Technol Assess Health Care*, **28**(2), 138–144. doi: 10.1017/S0266462312000086

29. Juni P, Holenstein F, Sterne J, Bartlett C, Egger M. Direction and impact of language bias in meta-analyses of controlled trials: empirical study. *Int J Epidemiol* 2002; **31**(1): 115–23.

30. Moher D, Pham B, Lawson ML, Klassen TP (2003). The inclusion of reports of randomised trials published in languages other than English in systematic reviews. *Health Technol Assess* 2003; **7**(41): 1–90.

31. Booth A, Clarke M, Ghersi D, Moher D, Petticrew M, Stewart L (2011). An international registry of systematic-review protocols. *Lancet* 2011; **377**(9760): 108–9. doi: 10.1016/S0140-6736(10)60903-8.

32. Moher D, Shamseer L, Clarke M, Ghersi D, Liberati A, Petticrew M, *et al.* Reporting guidelines for systematic review protocols. Paper presented at the 19th Cochrane Colloquium, Madrid, October 19–22, 2011.

33. Straus S, Moher D. Registering systematic reviews. *CMAJ* 2010; **182**(1): 13–14. doi: 10.1503/cmaj.081849.

34. Gotzsche PC. Why we need easy access to all data from all clinical trials and how to accomplish it. *Trials* 2011; **12**: 249. doi: 10.1186/1745-6215-12-249.

35. Stewart L, Moher D, Shekelle P. Why prospective registration of systematic reviews makes sense. *Syst Rev* 2012; **1**: 7. doi: 10.1186/2046-4053-1-7.

36. Centre for Reviews and Dissemination. PROSPERO: International Prospective register of Systematic Reviews, 2012, http://www.crd.york.ac.uk/PROSPERO/. Accessed September 2012.

37. BioMed Central. Systematic Reviews, 2012, http://www.systematicreviewsjournal.com. Accessed December 2012.

38. Hopewell S, McDonald S, Clarke M, Egger M. Grey literature in meta-analyses of randomized trials of health care interventions. *Cochrane Database Syst Rev* 2007; 2: MR000010. doi: 10.1002/14651858.MR000010.pub3.

39. US National Library of Medicine. 1999, http://locatorplus.gov/. Accessed November 19, 2012.

40. Excerpta Medica Database. 2008, http://www.embase.com/. C Accessed August 22, 2012.

41. Sampson M, Shojania KG, Garritty C, Horsley T, Ocampo M, Moher, D. Systematic reviews can be produced and published faster. *J Clin Epidemiol* 2008; **61**(6): 531–6. doi: 10.1016/j.jclinepi.2008.02.004.

42. CADTH. Canadian Agency for Drugs and Technologies in Health, 2012, http://www.cadth.ca/en/cadth. C Accessed September 2012.

43. Landis JR, Koch GG. The measurement of observer agreement for categorical data. *Biometrics* 1977; **33**(1): 159–74.

44. Bailey BJ. Duplicate publication in the field of otolaryngology: head and neck surgery. *Otolaryngol Head Neck Surg* 2002; **126**(3): 211–16.

45. Tramer MR, Reynolds DJ, Moore RA, McQuay HJ. Impact of covert duplicate publication on meta-analysis: a case study. *BMJ* 1997; **315**(7109): 635–40.

46. Moher, D., Jadad, A. R., & Tugwell, P. (1996). Assessing the quality of randomized controlled trials. Current issues and future directions. *Int J Technol Assess Health Care*, **12**(2), 195–208.

47. Higgins JP, Altman DG, Gotzsche PC, Juni P, Moher D, Oxman AD, et al. The Cochrane Collaboration's tool for assessing risk of bias in randomised trials. *BMJ* 2011;343:d5928.

48. Hartling L, Ospina M, Liang Y, Dryden DM, Hooton N, Krebs Seida J, Klassen TP. Risk of bias versus quality assessment of randomised controlled trials: cross sectional study. *BMJ* 2009; **339**: b4012. doi: 10.1136/bmj.b4012.

49. Sanderson S, Tatt ID, Higgins JP. Tools for assessing quality and susceptibility to bias in observational studies in epidemiology: a systematic review and annotated bibliography. *Int J Epidemiol* 2007; **36**(3): 666–76. doi: 10.1093/ije/dym018

50. Wells GA, Shea B, O'Connell D, Peterson J, Welch V. Losos M, Tugwell P.The Newcastle-Ottawa Scale (NOS) for assessing the quality of nonrandomised studies in meta-analyses, 2011, http://www.ohri.ca/programs/clinical_epidemiology/oxford.asp. Accessed September 20, 2012.

51. Critical Appraisal Skills Programme (CASP). (2012). from HYPERLINK "http://www.casp-uk.net"www.casp-uk.net

52. Dwan K, Altman DG, Arnaiz JA, Bloom J, Chan AW, Cronin E, *et al.* (2008). Systematic review of the empirical evidence of study publication bias and outcome reporting bias. *PLoS One* 2008; **3**(8): e3081. doi: 10.1371/journal.pone.0003081.

53. Chan AW, Hrobjartsson A, Haahr MT, Gotzsche PC, Altman DG. Empirical evidence for selective reporting of outcomes in randomized trials: comparison of protocols to published articles. *JAMA* 2004; **291**(20): 2457–65. doi: 10.1001/jama.291.20.2457.

54. Chan AW, Krleza-Jeric K, Schmid I, Altman DG. Outcome reporting bias in randomized trials funded by the Canadian Institutes of Health Research. *CMAJ* 2004; **171**(7): 735–40. doi: 10.1503/cmaj.1041086.

55. Buscemi N, Hartling L, Vandermeer B, Tjosvold L, Klassen TP. Single data extrac-tion generated more errors than double data extraction in systematic reviews. *J Clin Epidemiol* 2006; **59**(7), 697–703. doi: 10.1016/j.jclinepi.2005.11.010.

56. Fleiss JL. The statistical basis of meta-analysis. *Stat Methods Med Res* 1993; **2**(2): 121–45.

57. *Systematic Reviews in Health Care: Meta-Analysis in Context*, 3rd edn. London: British Medical Journal Publishing Group, 2008.

58. Mays N, Pope C, Popay J. Systematically reviewing qualitative and quantitative evidence to inform management and policy-making in the health field. *J Health Serv Res Policy* 2005; 10 Suppl 1: 6–20. doi: 10.1258/1355819054308576.

59. Spiegelhalter DJ, Myles JP, Jones DR, Abrams KR. Bayesian methods in health technology assessment: a review. *Health Technol Assess* 2000; **4**(38): 1–130.

60. Sutton AJ, Abrams KR. Bayesian methods in meta-analysis and evidence synthe-sis. *Stat Methods Med Res* 2001; **10**(4): 277–303.

61. Lumley T. Network meta-analysis for indirect treatment comparisons. *Stat Med* 2002; **21**(16): 2313–24. doi: 10.1002/sim.1201.

62. Moher D, Liberati A, Tetzlaff J, Altman DG, Group, Prisma. Preferred reporting items for systematic reviews and meta-analyses: the PRISMA statement. *BMJ* 2009; **339**: b2535. doi: 10.1136/bmj.b2535.

63. Schriger DL, Altman DG, Vetter JA, Heafner T, Moher, D. Forest plots in reports of systematic reviews: a cross-sectional study reviewing current practice. *Int J Epidemiol* 2010; **39**(2): 421–9. doi: 10.1093/ije/dyp370.

64. Guyatt GH, Oxman AD, Vist GE, Kunz R, Falck-Ytter Y, Alonso-Coello P, Schu-nemann HJ. GRADE: an emerging consensus on rating quality of evidence and strength of recommendations. *BMJ* 2008; **336**(7650): 924–6. doi: 10.1136/bmj.39489.470347.AD.

65. Tricco AC, Straus SE, Moher D. How can we improve the interpretation of sys-tematic reviews? *BMC Med* 2011; **9**: 31. doi: 10.1186/1741-7015-9-31.

66. Tricco AC, Tetzlaff J, Sampson M, Fergusson D, Cogo E, Horsley T, Moher, D. Few systematic reviews exist documenting the extent of bias: a system-atic review. *J Clin Epidemiol* 2008; **61**(5): 422–34. doi: 10.1016/j.jclinepi.2007.10.017.

67. Shea BJ, Hamel C, Wells GA, Bouter LM, Kristjansson E, Grimshaw J., *et al.* AMSTAR is a reliable and valid measurement tool to assess the methodological quality of systematic reviews. *J Clin Epidemiol* 2009; **62**(10): 1013–20. doi: 10.1016/j.jclinepi.2008.10.009.

68. Clarke L, Clarke M, Clarke T. How useful are Cochrane reviews in identifying research needs? *J Health Serv Res Policy*, 2007; **12**(2): 101–3. doi: 10.1258/135581907780279648.

69. Khangura S, Konnyu K, Cushman R, Grimshaw J, Moher, D. Evidence summa-ries: the evolution of a rapid review approach. *Syst Rev* 2012; **1**(1): 10. doi: 10.1186/2046-4053-1-10.

70. Shojania KG, Sampson M, Ansari MT, Ji J, Doucette S, Moher D. How quickly do systematic reviews go out of date? A survival analysis. *Ann Intern Med* 2007; **147**(4): 224–33.

71. Moher D, Tsertsvadze A, Tricco AC, Eccles M, Grimshaw J, Sampson M, Barrowman N. (2007). A systematic review identified few methods and strategies describing when and how to update systematic reviews. *J Clin Epide-miol* 2007; **60**(11): 1095–104. doi: 10.1016/j.jclinepi.2007.03.008.

72. Moher D, Tsertsvadze, A, Tricco AC, Eccles M, Grimshaw J, Sampson, M,

Barrowman N. When and how to update systematic reviews. *Cochrane Database Syst Rev* 2008 (1), MR000023. doi: 10.1002/14651858.MR000023.pub3.

73. Bastian H, Glasziou P, Chalmers I. Seventy-five trials and eleven systematic reviews a day: how will we ever keep up? *PLoS Med* 2010; **7**(9): e1000326. doi: 10.1371/journal.pmed.1000326.

74. Atallah AN, de Silva EM, Paiva EV.Disseminating results of systematic reviews through a TV show in Brazil. Paper presented at the Systematic Review Evidence Action International Cochrane Colloq 6th, Baltimore, 2008.

75. Oermann MH, Floyd JA, Galvin EA, Roop JC. Brief reports for disseminating systematic reviews to nurses. *Clin Nurse Spec* 2006; **20**(5): 233–8; quiz 239–240.

76. Stacey D, Bennett CL, Barry MJ, Col NF, Eden KB, Holmes-Rovner M., *et al.* Thomson, R. Decision aids for people facing health treatment or screening decisions. *Cochrane Database Syst Rev* 2011 (10), CD001431. doi: 10.1002/14651858.CD001431.pub3.

77. Moher, D., Tetzlaff, J., Tricco, A. C., Sampson, M., & Altman, D. G. (2007). Epidemiology and reporting characteristics of systematic reviews. *PLoS Med*, **4**(3), e78. doi: 10.1371/journal.pmed.0040078

78. Stroup DF, Berlin JA, Morton SC, Olkin I., Williamson GD, Rennie D., *et al.* Meta-analysis of observational studies in epidemiology: a proposal for reporting. Meta-analysis Of Observational Studies in Epidemiology (MOOSE) group. *JAMA* 2000; **283**(15): 2008–12.

79. EQUATOR Network. 2011, http://www.equator-network.org/home/. Accessed September 2012.

80. Glasziou P, Meats, E, Heheghan, C, Shepperd, S. What is missing from descriptions of treatment in trials and reviews? *BMJ* 2008; **336**(7659): 1472–4.

81. Perrier L, Mrklas K, Lavis JN, Straus SE. Interventions encouraging the use of systematic reviews by health policymakers and managers: a systematic review. *Implement Sci* 2011; **6**: 43. doi: 10.1186/1748-5908-6-43.

82. Perrier L, Mrklas K, Shepperd S, Dobbins M, McKibbon KA, Straus SE. Interventions encouraging the use of systematic reviews in clinical decision-making: a systematic review. *J Gen Intern Med* 2011; **26**(4): 419–26. doi: 10.1007/s11606-010-1506-7.

83. Clinical Evidence. 2012, http://clinicalevidence.bmj.com/x/index.html. Accessed September 2012.

84. Rx for Change. 2012, http://www.cadth.ca/resources/rx-for-change. Accessed September 2012.

85. Program in Policy Decision-making (PPD). 2012, http://www.researchtopolicy.ca/Home. Accessed September 2012.

86. Garritty C, Tsertsvadze A, Tricco AC, Sampson M, Moher D. Updating systematic reviews: an international survey. *PLoS One* 2010; **5**(4): e9914. doi: 10.1371/journal.pone.0009914.

第2.2章　知识转化工具

Melissa Brouwers，Dawn Stacey，and Annette O'Connor

学习要点

临床实践指南

- 将证据转化为临床实践的推荐意见从而帮助患者、医务人员和决策者进行临床决策；
- 影响护理质量和系统绩效；
- 采用 AGREE Ⅱ（Appraisal of Guideline Research and Evaluation Ⅱ）对临床实践指南进行开发、报告和质量评价；

患者决策辅助

- 转化证据告知患者如何选择，让患者清楚其选择的利弊，并在决策过程中给予指导；
- 促进患者参与临床决策、了解备选方案并提高患者价值观与其最终决策的一致性；
- 可用 IPDAS（the International Patient Decision Aid Standards）工具对患者决策辅助工具进行开发和质量评价。

　　第2.1章概述知识综合构成了 KT 工具的基本单元，例如，临床实践指南与患者决策辅助，本章节将对此进行讨论。此外，临床实践指南和患者决策辅助是知识工具，可以促进基于证据的临床决策。然而，这些知识工具的开发和评估过程，也可以作为一种有效的整合知识转化的策略，因为它需要方法学专家、内容专家与知识使用者们的积极协作和参与。为完成一个完整的整合性方法，这个过程需要首先确定最终使用者（例如，患者、临床工作者、政策制定者），明确相应的工具（例如，识别特定的临床问题与决策方面的特定相关性），并在开发过程中鼓励最终使用对象参与，包括将其纳入到开发小组及获取其对工具的充分反馈，以确保工具的相关性、可用性及可实施性。我们将展示这些知识工具如何将科学方法学的

严谨和社会参与进行整合，以反映知识 - 应用循环圈中的知识创造和应用部分[1]。

使用临床实践指南进行知识转化

临床实践指南是什么？

基于证据的临床实践指南（clinical practice guidelines，CPGs）是知识工具，是系统开发的报告，旨在协助人们在特定临床情境中做出适当健康照护决策[2]。指南的使用者最初主要针对临床医生，现在还包括患者、健康照护政策制定者和临床管理者[3, 4]。临床实践指南的定义很重要，因为它清楚地表达了临床实践指南的范畴。临床实践指南是一系列的工具，它排除了许多其他因素（患者、健康照护提供者与社会的价值观与偏好、医疗成本等）的影响，其目的是协助进行决策，但不能取代决策。CPGs 不是为患者提供服务的宝典或程序化的策略。事实上，CPGs 能推进基于证据的高质量实践；促进资源进行合理分配；能够找到研究差距以及需要进一步研究才能促进知识发展的领域，从而推动研究的发展。

临床实践指南是如何制定的？

有明确的系统和严谨的方法学来确保制定高质量临床实践指南。指南的制定需要严谨的方法学和社会参与相结合（见表 2.2.1）。在方法学方面，CPGs 从一个临床或健康照护问题开始。正如第 2.1 章提到的，PICO 格式（或它的一些演变格式）可以用来提出问题。提出一个好的问题是基础，因为它决定了具体的用来设计和开展系统综述中相关研究证据的纳入标准和排除标准。证据是制定临床推荐意见的基础。提出的临床推荐意见应明确地基于证据，并说明证据的质量、完整性和风险偏倚。这一过程可以通过标准化的系统实现（如，GRADE[5, 6]，风险偏倚工具[7]）或用语言清晰地描述其证据基础和研究设计。这两种策略各有优缺点[8, 9]。

表 2.2.1 临床实践指南：共同要素

- 建立多学科指南小组
- 识别、报告和管理指南小组的利益冲突
- 确定指南的目的和目标。开始明确知识传播和应用的目标和策略
- 确定一个临床问题，明确问题相关的患者、干预措施 / 暴露因素、对照（如果有关）、感兴趣的主要结局和临床场所
- 进行证据的系统综述

- 评价和解释证据,对证据的重要意义达成共识
- 与证据基础一致的指南推荐意见草案。在适当情况下,要考虑除了证据以外,影响推荐意见实施的其他问题(如价值观、偏好、资源方面的考虑)
- 完成目标用户和关键利益相关者对指南草案的外部评审
- 根据外部评审意见修改指南
- 阅读准备发布和传播的最终指南报告
- 持续知识传播和实施的策略

下一步是由目标用户和关键利益相关者对临床实践指南的草案进行外部评审。本次评审可通过找出缺失的证据,并使利益相关者认可指南制定者所作证据的解释或给予其他解释,从而提高临床实践指南的质量。此外,评审提供了一个探索推荐意见的"实施能力"的机会,包括参与健康照护服务组织的医务人员、行政和系统领导,在指南应用方面的障碍因素分析和促进因素分析 [10]。一份透明的外部评审策略的报告、指南制定小组针对反馈建议采取的应对措施,以及最终的推荐意见,就结束了指南制定的过程。

从社会参与(或整合性知识转化)的角度,临床实践指南可以营造利益相关者接受证据、理解证据并应用证据的文化。为此,那些最高质量和最有效的临床实践指南,其研发团队必须由多学科的团队组成,包括临床专家、内容专家,方法学专家及其他使用者(包括患者代表、研究人员、政策制定者和资助者)。

外部评审也是社会参与的一种形式,它在指南制定人员和指南的目标用户之间创建了一个系统的问责制,并提供论坛反馈目标用户的建议、使用的措施。只有利益相关者参与指南的研发,才能制定出可实施的策略。参与指南编制的方法中要求关注报告及管理(真实的、能够感知的)利益冲突的过程,因其可能会影响证据的评价、解释和最终的推荐意见 [11, 12]。有效的解决方案(Skilled facilitation)是这个过程必不可少的一部分。

目前,有一些资源可用于指导 CPGs 研发 [15-17],包括 AGREE II。此外,还有一些方法可调整 CPGs,使其可用于其他范围或临床情境 [18],这将在第3.2 章中进行阐述。

临床实践指南有效么?

CPGs 对临床实践和结局的影响比较复杂。Grimshaw 等人的系统综述

及其研究表明,虽然实施 CPGs 或类似 CPGs 的干预措施会影响健康照护的过程和临床结局,但是效应值中等[19-23]。实施的干预措施从大众媒体干预(mass media interventions)到当地的意见领袖参与,干预对象包括针对公众、健康照护专业人士及其他的管理人员。同时,将推荐意见纳入到信息系统和患者管理系统(如电子病历)中被证实是有效的,可以促进人们采取预期的健康行为。此外,了解临床指南影响力大小的一个局限在于大多数研究往往侧重于过程指标,而不是临床终点。例如,Grimshaw 及其同事的一篇系统综述中纳入了 235 项研究,结果发现其中绝大多数研究使用过程指标作为主要节点[19],虽然只有 3 项指南是明确基于证据的。

临床实践指南的潜在益处取决于临床实践指南本身的质量。有很好的证据表明指南可以作为一种促进系统及政策决策的工具[3, 4, 24, 25]。例如,在加拿大的安大略省,政策制定者们要求将指南作为确定哪些癌症药物将在公共资助系统上支付的信息来源之一[25]。这种方法已经延伸到一个跨省的泛加拿大肿瘤药物审查(pan-Canadian Oncology Drug Review, p-CODR)项目[26]。

虽然遵循正确的循证原则很重要,但其他一些因素会影响指南的应用,包括采纳者对指南特征、相关信息、制定过程的看法,以及跟规范和具体情境相关的一些因素[15, 19-23]。其中,有一项实施策略会增加指南应用成功的可能性,这项策略包括对实施指南的促进因素和阻碍因素的分析(第 3.3 章),选择适当的、可行的知识转化策略(第 3.4a 章),和监测影响的指标(第 3.5 章)。当然,在指南制定的初期考虑到这些问题比在指南制定结束时再考虑更有效。

我们如何判断临床实践指南的质量?

事实上,临床实践指南的质量是参差不齐的,往往缺乏基本标准。例如,Graham 及其同事对 1994—1999 年间的 217 项加拿大药物治疗方面的临床实践指南进行质量评价,结果发现不到 15% 的指南符合 20 项评价指南制定严谨性标准中一半以上的标准,总体平均得分为 30%[27]。

为了应对这一挑战,AGREE(2003)的目的是评估指南制定过程和报告的质量[28]。在此基础上,AGREE 下一步联合会(AGREE Next Steps Consortium)开展了一个研究项目,进一步检验和完善了指南评估工具的信度和效度,确保不同的利益相关者群体都可以应用,并完善了配套文件以帮助用户使用该工具。最终形成了一套新的指南制定、报告和评价的标准——AGREE II[15-17]。AGREE II 包含 6 个领域共 23 个项目(见表 2.2.2),一个整体评分表和一个用户指南。AGREE II 已被其他指南制定资源借鉴,如医疗质量标准研究所的指南[29]。Brouwers 等人用 AGREE II 对 602 篇英文版的癌症指南进行评价,研究发现利益相关者参与情况的平均域得分只有43%,且只有 26% 被评价的指南包括了一个研究问题的所有方面(指南制定领域严谨性)[30]。显然,这方面还需要更多的工作。

表 2.2.2　AGREE 工具的领域

- 范围和目的
- 利益相关者的参与情况
- 制定的严谨性
- 明确性和代表性
- 适用性
- 编撰的独立性

虽然 AGREE II 提供了评价 CPGs 的重要标准,但是临床实践的有效性、推荐意见的适当性和实施推荐意见能力的全面分析,这些因素并不在其范围内。这些将是 AGREE 研究团队的未来工作,通过 AGREE 卓越推荐(AGREE-REX)研究团队[31]和其他国际合作者的共同努力完成,后者包括指南实施力研究和应用网络(Guideline Implementability Research and Application Network, GIRANet)[32]、发展和评价沟通策略以支持基于证据的决策和实践协作组织(Developing and Evaluating Communication Strategies to Support Informed Decisions and Practice Based on Evidence, DECIDE)[33]、指南实施力评估工具[34, 35]团队(Guideline Implementability Assessment, GLIA)。ADAPTE 工具(第 3.2 章)也提供评估推荐意见准确性及其与证据的关联性的标准[19]。

为使用决策辅助工具的患者进行知识转化

什么是患者决策辅助工具?

患者决策辅助工具是干预措施 / 干预工具,旨在将证据转化为便于患者使用的资源。至少,患者决策辅助工具可以让患者明确需要作出的决定,告知患者他们的选择,向患者澄清利弊,并引导他们作出最后的决策[36]。患者决策辅助工具依赖的证据主要为各种治疗选择有关的最新的科学信息,各种选择的利益和风险以及风险和利益分别所占的概率[37]。这些工具的形式包括纸质手册、视频 DVD、决策委员会以及基于网络的材料。患者决策工具被用作医生决策咨询的辅助工具,而最好的选择取决于患者如何权衡利益、风险和科学上的不确定性(例如,节育方式、基因检测、乳腺癌和前列腺癌的治疗、可能的停经症状、背痛、骨关节炎、安宁照护水平等)。患者决策辅助工具与教育材料不同,它不仅可以提供各种治疗选择的信息,而且也可以帮助患者作出明确的决定,并引导患者表达自己的价值观。一些决策辅助工具有针对性地将患者的临床风险状况信息提供给患者。图2.2.1 是患者决策辅助工具中的一个页面举例。其他的都可以在网站查询: http://decisionaid.ohri.ca/, 2012 年 7 月获取。

1.0 Patient decision aid presentation of outcome probabilities

Blocks of 100 faces show a "best estimate" of what happens to **100 people** who choose different options [**specify time period**]. Each face [☺] stands for one person. The shaded areas show the number of people affected. There is no way of knowing in advance if you will be the one who is affected.

Benefits

❋ [Fewer/More] people get a if they [insert option] ....→

Describe what it is like to experience this

	Option A	Option B
	15 get this	**4** get this
	85 avoid this	**96** avoid this

Risks and side effects

❋ More people who [insert option] have **risk/side effect a** ....→

Describe what it is like to experience this

	Option A	Option B
	25 get this	**52** get this
	75 avoid this	**48** avoid this

❋ Platinum or ❋ Gold symbols mean stronger study results; ⁎ Silver or ✚ Bronze mean weaker results.

2.0 Patient decision aid exercise to clarify patients' values for outcomes

Common reasons to choose each option are listed below.
Check✓ how much each reason matters *to you* on a scale from 0 to 5.
'**0**' means it is **not** important to you. '**5**' means it is **ver**y important to you.

Reasons to choose Option A	Not important Very important
How important is it to you to [get the benefit of option A]?	⓪ ① ② ③ ④ ⑤
How important is it to you to [avoid a risk/side effect/inconvenience] of the option B]?	⓪ ① ② ③ ④ ⑤
Reasons to choose Option B	**Not important Very important**
How important is it to you to [get the benefit of option B?	⓪ ① ② ③ ④ ⑤
How important is it to you to [avoid a risk/side effect/inconvenience] of the option A]?	⓪ ① ② ③ ④ ⑤

图 2.2.1　患者辅助决策工具中的一个页面

表 2.2.3　患者辅助决策：共有的要素

- 作出明确的决定
- 提供以证据为基础的关于各种情况、选项和各种结局的信息，包括好的和坏的；
- 对各种结局的概率和科学水平的不确定性进行风险沟通（可选）
- 确定对患者来说哪些是好处，哪些是危害，哪些在科学方面对患者是最重要的
- 仔细考虑结构化指导的各个步骤，与实践者和重要人员进行沟通

　　除了作为知识转化的工具，患者决策辅助工具可作为患者介导的知识转化干预措施（第 3.4f 章）来增加共同决策中对证据的使用。然而，两项关于促进共同决策的干预措施的系统综述指出，为使患者介导的知识转化干预更有效，患者决策辅助应与针对实践者的干预措施（如培训）相结合[38, 39]。

患者决策辅助工具是如何开发的？

　　高质量的患者决策辅助工具使用系统的步骤和在其他地方可获取的清晰的指南开发[37]。患者决策辅助工具的开发强调整合性知识转化方法，特别是最终使用者要参与整个开发过程。第一步是确定潜在用户的决策需求（例如，患者和实践者）。需求评估的重点是用户的决策观念（选项、结局、价值观），参与决策者的看法（决策角色、意见、压力）以及做出和（或）实施决定的资源[40]。其次，患者的决策辅助工具基于证据整合，并包括表2.2.3 中列出的各种因素。为了减少偏倚并提高患者理解各种结局可能性的能力，在患者决策辅助工具中有基于循证的显示概率的标准（表 2.2.4）。第三，决策辅助工具由外部专家小组评审其开发过程。该小组可能包括临床医生、研究人员和患者。最后，由最终用户来评估患者辅助决策的好坏。当没有唯一"最好"的选择，决策取决于患者对最终利弊的权衡时，定义一个"好的决定"是一个挑战。国际患者决策辅助标准协作组织（The International Patient Decision Aids Standards Collaboration, IPDAS）已就判断决策质量标准（知情同意，偏好为基础）和影响决策质量的过程标准（包括认识到需要做出决定；知道各种选择及其特征；理解价值观影响决策；明确每个选项最重要的功能特征是什么；与他们的医生讨论各种价值观；以自己愿意采用的方式参与决策）达成共识[41]。这些标准可在 2012 年 6 月的网址获得：http://ipdas. ohri. ca。

表 2.2.4 呈现选择结局概率的 IPDAS 标准

- 使用指定了人口和时间段的事件概率
- 使用相同的分母、时间段和量表比较结果概率
- 描述概率的不确定性
- 使用多种方法查看概率 [言语，数字，图表]
- 允许患者根据自己的情况来看概率
- 把概率放在其他事件的背景中呈现
- 既使用正面描述也使用负面描述（在 100 人中，有 57 人的疼痛减轻，43 人的疼痛没有改变）

患者决策辅助起作用吗?

一项包括 10 项患者决策辅助工具系统综述的研究结果显示，这些知识工具提高了患者参与决策、选择知识以及患者价值观与后续治疗或筛查决策之间的一致性[36, 42]。然而，对临床结局的影响尚不明确[36]。在看到各种治疗结局的概率时，患者往往对利弊和副作用的几率有更多实际的预期。当患者对健康结局没有明显的不良影响或焦虑时，患者往往倾向于选择更保守的治疗，而择期手术（例如，子宫切除术、前列腺切除术、乳房切除术、冠状动脉搭桥手术、背部手术）减少。最后，患者决策辅助工具对于医患沟通有积极影响，对咨询所需时间的影响不确定。

一个纳入 38 项研究的系统综述发现，在临床实践中实施患者决策辅助工具的障碍包括：医生对患者准备程度的感知、忘记为患者提供这些工具、认为内容太复杂或太简单、缺乏足够的时间、证据陈旧、成本及资源使用的限制[44]。这项系统综述还发现，当患者决策辅助工具对患者结局或治疗过程有积极影响，患者更喜欢积极参与决策的制定，卫生专业人员有动力使用时，患者决策辅助工具更容易被使用。

我们如何评价患者决策辅助工具的质量?

尽管有许多患者决策辅助工具，但是同指南一样，其质量参差不齐[43]。因此，国际患者决策辅助标准合作（IPDAS）组织的成立就是为了让开发和评价患者决策辅助工具质量的标准达成一致[37, 41]。IPDAS 清单的内容包括：①内容（提供信息、介绍概率、阐明价值观、指导了解与沟通）；②工具开发（系统的开发过程、中立的陈述、证据基础、通俗语言、信息披露）；③评价（决策质量与决策过程）。IPDAS 清单也被用来评价 Cochrane 目录中的患者决策辅助工具，该目录在一个对外开放的网站（http://decisionaid.ohri.ca/, accessed, 2012 年 7 月），其效度和信度已经被验证[41]。

研究展望

　　未来的研究关注提高指南及患者决策辅助工具实施的策略是非常有用的。同时，还需要更多的研究报道患者决策辅助工具的影响，如对选择的依从性、临床结局、成本效益以及其在低文化水平人群及不同文化群体中的使用等。

小结

　　从系统综述的研究结果来看，临床实践指南可以改善患者的临床结局，并且患者决策辅助工具可提高其决策质量。这两种知识转化的工具都有望减少实践差异，防止医疗选择的滥用或不足。为了开发高质量的临床实践指南和患者决策辅助工具，在工具开发时使用系统的整合的证据，以及从潜在用户处获取反馈信息的系统而反复的过程都非常重要。理想情况下，临床干预的系统综述者应考虑使用这些知识转化的工具作为最终产品，以交流他们在临床实践中的研究结果。

（刘　卓　袁　翠　译）

参考文献

1. Graham ID, Logan J, Harrison MB, Straus SE, Tetroe J, Caswell W, *et al.* Lost in knowledge translation: time for a map? *J Contin Educ Health Prof* 2006; **26**(1): 13–24.
2. Committee to Advise the Public Health Service on Clinical Practice Guidelines. *Clinical practice guidelines: directions for a new program.* Washington: National Academy Press, 1990.
3. Browman GP, Snider A, Ellis P. Negotiating for change. The healthcare manager as catalyst for evidence-based practice: changing the healthcare environment and sharing experience. *Health Pap* 2003; **3**(3): 10–22.
4. Browman GP, Brouwers M, Fervers B, Sawka C. Population-based cancer control and the role of guidelines-towards a "systems" approach. In Elwood JM, Sutcliffe SB (eds), *Cancer control.* Oxford: Oxford University Press, 2010.
5. Atkins D, Briss PA, Eccles M. Systems for grading the quality of evidence and the strength of recommendations 2: pilot study of a new system. *BMC Health Serv Res* 2005; **5**: 25.
6. Guyatt G, Oxman A, Vist G, Kunz R, Falck-Ytter Y, Alonso-Coello P, Schunemann HJ, for the GRADE working group. Rating quality of evidence and strength of recommendations GRADE: an emerging consensus on rating quality of evidence and strength of recommendations. *BMJ* 2008; **336**: 924–6.
7. Higgins JT, Altman DG, Gøtzsche PC *et al.* The Cochrane Collaboration's tool

for assessing risk of bias in randomised trials. *BMJ* 2011; **343**: d5928.

8. Brouwers MC, Somerfield MR, Browman GP. A for effort: learning from the application of the GRADE approach to cancer guideline development. *JCO* 2008; **26**(7): 1025–6.

9. Palda VA, Davis D, Goldman J. A guide to the Canadian Medical Association handbook on clinical practice guidelines. *CMAJ* 2007; **177**(10): 1221–6.

10. Légaré F. Assessing barriers and facilitators to knowledge use. In Straus S, Tetroe J, Graham ID (eds), *Knowledge translation in health care. moving from evidence to practice*. Oxford: Wiley-Blackwell Publishing, 2009.

11. Guyatt G, Akl EA, Hirsh J, Kearon C, Crowther M, Gutterman D, Lewis SZ, Nathanson I, Jaeschke R, Schünemann H. The vexing problem of guidelines and conflict of interest: a potential solution. *Ann Intern Med*. 2010; **152**(11): 738–41. Epub 2010 May 17. PubMed PMID: 20479011.

12. Program in Evidence-based Care Guidelines Manual. Website of Cancer Care Ontario, 2008, URL: http://www.cancercare.on.ca. Accessed September 2012.

13. Clinical Guideline Development methods. Website of the National Institute for Health and Clinical Excellence, 2007, http://www.nice.org.uk/aboutnice/howwe-work/developingniceclinicalguidelines/clinicalguidelinedevelopmentmethods/theguidelinesmanual2007/the_guidelines_manual_2007.js. Accessed May 27, 2008.

14. SIGN 50a. A Guideline Developer's Handbook. Website of the Scottish Inter-collegiate Guidelines Network, 2008, http://www.sign.ac.uk/guidelines/fulltext/50/index.html. Accessed May 27, 2008.

15. Brouwers M, Kho ME, Browman GP, Burgers JS, Cluzeau F, Feder G, Fervers B, Graham ID, Grimshaw J, Hanna S, Littlejohns P, Makarski J, Zitzelsberger Lfor the AGREE Next Steps Consortium. AGREE II: Advancing guideline develop-ment, reporting and evaluation in healthcare. *Can Med Assoc J*. Dec 2010; **182**: E839–42. doi: 10.1503/cmaj.090449.

16. Brouwers MC, Kho ME, Browman GP, Burgers J, Cluzeau F, Feder G, Fervers B, Graham ID, Hanna SE, Makarski J, on behalf of the AGREE Next Steps Consor-tium. Performance, usefulness and areas for improvement: development steps towards the AGREE II: part 1. *Can Med Assoc J*. Jul 2010; **182**: 1045–52. doi: 10.1503/cmaj.091714.

17. Brouwers MC, Kho ME, Browman GP, Burgers J, Cluzeau F, Feder G, Fervers B, Graham ID, Hanna SE, Makarski J, on behalf of the AGREE Next Steps Consor-tium. Validity assessment of items and tools to support application: develop-ment steps towards the AGREE II: part 2. *Can Med Assoc J*. Jul 2010; **182**: E472–E478. doi: 10.1503/cmaj.091716.

18. ADAPTE Group. Adapte manual for guideline adaptation, 2007, http://www.adapte.org. Accessed May 27, 2008.

19. Grimshaw J, Eccles M, Thomas R, MacLennan G, Ramsay C, Fraser C, *et al*. Toward evidence-based quality improvement: evidence [and its limitations] of the effectiveness of guideline dissemination and implementation strategies 1966–1998. *J Gen Intern Med* 2006; **21** (Suppl 2): S14–S20.

20. Grol R. Successes and failures in the implementation of evidence-based guide-lines for clinical practice. *Med Care* 2001; **39** (8 Suppl 2): II46–54.

21. Grol R, Dalhuijsen J, Thomas S, Veld C, Rutten G, Mokkink H. Attributes of clinical guidelines that influence use of guidelines in general practice: observa-tional study. *BMJ* 1998; **317**(7162): 858–61.

22. Grol R, Buchan H. Clinical guidelines: what can we do to increase their use? *Med*

J Aust 2006; **185**(6): 301–2.

23. Gagliardi AR, Brouwers MC, Palda VA, Lemieux-Charles, Grimshaw JM, How can we improve guideline use? A conceptual framework of implementability. *Implement Sci.* 2011; **6**: 26. doi: 10.1186/1748-5908-6-26.

24. Dobrow MJ, Sullivan T, Sawka C, Shifting clinical accountability and the pursuit of quality: Aligning clinical and administrative approaches. *Healthcare Management Forum* 2008; **21**(3): 6–12.

25. Pater JL, Browman GP, Brouwers MC, Nefsky MF, Evans WK, Cowan DH. Funding new cancer drugs in Ontario: closing the loop in the practice guidelines development cycle. *J Clin Oncol.* 2001; **14**(19): 3392–6.

26. Pan-Canadian Oncology Drug Review. www.pcodr.ca. Accessed August 3, 2012.

27. Graham ID, Beardall S, Carter AO, Glennie J, Hebert PC, Tetroe JM, *et al.* What is the quality of drug therapy clinical practice guidelines in Canada? *CMAJ* 2001; **165**(2): 157–63.

28. AGREE Collaboration Writing Group. Development and validation of an international appraisal instrument for assessing the quality of clinical practice guidelines: the AGREE project. *Qual Saf Health Care* 2003; **12**: 18–21.

29. Committee on Standards for Developing Trustworthy Clinical Practice Guidelines. *Clinical practice guidelines we can trust.* Washington, DC, Institute of Medicine, March 2011.

30. Brouwers MC, Oliver T, Rawski E, Spithoff K. Inventory of cancer guidelines: a tool to advance the guideline enterprise and improve the uptake of evidence. *Expert Rev Pharmacoecon Outcomes Res* 2011; **11**(2): 151–61.

31. AGREE Enterprise. www.agreetrust.org. Accessed July 2012.

32. Gagliardi AR, Brouwers MC, Bhattacharyya OK. The guideline implementability research and application network (GIRAnet): an international collaborative to support knowledge exchange: study protocol. *Implement Sci.* April 2012; **7**: 26. doi: 10.1186/1748-5908-7-26.

33. DECIDE Collaboration. http://www.decide-collaboration.eu/welcome. Accessed July 2012.

34. Schiffman R, Dixon J, Brandt C, Essaihi A, Hsiao A, Michel G, *et al.* The GuideLine Implementability Appraisal [GLIA]: development of an instrument to identify obstacles to guideline implementation. *BMC Medical Informatics and Decision Making* 2005; **5**: 23.

35. Guideline Implementability Appraisal. 2008, http://nutmeg.med.yale.edu/glia/login.htm;jsessionid=48FE61301F987DCED541E71789021000. Accessed July 2012.

36. Stacey D, Bennett CL, Barry MJ, Col NF, Eden KB, Holmes-Rovner M, Llewellyn-Thomas H, Lyddiatt A, Légaré F, Thomson R. Decision aids for people facing health treatment or screening decisions. *Cochrane Database of Systematic Reviews* 2011; 10. Art. No.: CD001431. DOI: 10.1002/14651858. CD001431.pub3.

37. Elwyn G, O'Connor A, Stacey D, Volk R, Edwards A, Coulter A, *et al.* Developing a quality criteria framework for patient decision aids: online international Delphi consensus process. *BMJ* 2006; **333**(7565): 417.

38. Legare F, Turcotte S, Stacey D, Ratte S, Kryworuchko J, Graham ID. Patients' perceptions of sharing in decisions: a systematic review of interventions to enhance shared decision making in routine clinical practice. *The Patient: Patient-Centered Outcomes Research* 2012; **5**(1): 1–19.

39. Legare F, Ratte S, Stacey D, Kryworuchko J, Gravel K, Graham ID, Turcotte S. Interventions for improving the adoption of shared decision making by health-care professionals. *Cochrane Library* 2010; 5, http://www.iom.edu/Reports/2011/Clinical-Practice-Guidelines-We-Can-Trust.aspx. Accessed December 2012.

40. Jacobsen MJ, O'Connor A.Population needs assessment: a workbook for assessing patients' and practitioners' decision making needs, 2006, http://decisionaid.ohri.ca/docs/implement/Population_Needs.pdf. Accessed July 2012.

41. Elwyn G, O'Connor AM, Bennett C, Newcombe RG, Politi M, *et al.* Assessing the Quality of Decision Support Technologies Using the International Patient Decision Aid Standards instrument (IPDASi). *PLoS ONE* 2009; **4**(3): e4705. doi: 10.1371/journal.pone.0004705.

42. Coulter A, Ellins J. Effectiveness of strategies for informing, educating, and involving patients. *BMJ* 2007; **335**(7609): 24–7.

43. Sepucha KR, Fowler FJ, Jr, Mulley AG, Jr., Policy support for patient-centered care: the need for measurable improvements in decision quality. *Health Aff* [Millwood] 2004; Suppl Web Exclusives: VAR54–VAR62.

44. Legare F, Ratte S, Gravel K, Graham ID. Barriers and facilitators to implementing shared decision making in clinical practice: update of a systematic review of health professionals' perceptions. *Patient Educ Couns* 2008; doi: 10.1016/j.pec.2008.07.018.

第2.3章 检索研究结果和知识转化文献

K. Ann McKibbon and Cynthia Lokker

学习要点

知识转化学者需要找出与知识 - 应用循环圈的多种因素相关的已发表和未发表的资料。这个资料可以是现有知识的总结、示范项目和其他成功和失败的知识转化干预的总结，以及与知识转化理论有关的资料(如模型和框架)。

必须利用多种资源找出所需要的资料。Bdzel 及其同事制作了一份文件，以帮助那些需要重要资料进行知识转化实践的群体。针对知识转化文献开发的检索过滤器能够从大型数据库中检索出知识转化文献，但是仍然会检索出许多假阳性文献。

有许多网站包含了可用于综合的和更为具体的知识转化领域的资源和工具。众多的网站使检索资料变得既容易又困难，因为所需文档和资料可存在于多个地方。

不同学科及地区使用的不同术语使检索变得复杂。检索时，使用标准化的定义和同义词可以使检索资料变得容易一些。

由于健康类文献的庞大性及复杂性，几乎针对任何一个主题进行文献检索都是困难的。检索中遇到的主要问题包括检索需要花费的时间，了解最有希望使用到的资源，以及知道如何最好地利用选定的资源[1]。知识 - 应用循环圈提供了确定构成知识创造漏斗的研究、调查、合成及知识工具的必要性，以及确定知识转化过程本身需要的文献(例如，知识转化理论，知识转化干预措施)。

参与知识转化研究和实践的人员从丰富的资源应用中获益。我们需要确定高质量的证据和证据综合(如系统综述、临床实践指南、卫生技术评估);进行知识合成以构成指南基础，这一内容我们将在第 2.1 章和 2.2 章进行阐述;找出成功开展知识转化干预措施的信息——展示可以作为示范项目的成功或失败的知识转化应用案例。对设计和评估知识转化项目感兴趣的人来说,阐述理论基础的信息(例如,知识转化的模型或框架)也是重要的 [2]。本章节有几个学习目标。首先,我们要描述在什么地方可以找到知识转化的重要信息。其次,我们想提供可能会用到的用于检索资源的词汇表。同时,我们纳入了 Bzdel 等非常有用的网络资源的信息 [3]。虽然此文件已于 2004 年发布,但我们仍鼓励将这次指导内容作为几乎任何一个知识转化项目或方案的起点。

入门:如何找到知识综合的内容?

证据的总结或综合是知识转化干预的基础。繁忙的临床工作者没有时间对重要问题的证据进行全面总结;研究人员着手进行研究时,也可以从现有的证据总结中获益。直接使用或在原有的较好的总结基础上建立证据比制定新的证据总结更高效。如果这些证据可以针对不同人群(如患者、医生、护士和政策人员)采用不同形式公布,这些总结将更有用。目前有若干种类的证据总结,不同种类的特点不同。其中最大的一类证据总结是系统综述,包括荟萃分析,通常是在大型文献数据库,如 MEDLINE 和 CINAHL(Cumulative Index to Nursing and Allied Health Literature)或小型数据库中出版或索引。health-evidence. ca 网站在公共卫生领域为决策者提供系统综述(http://www. health-evidence. ca/, accessed September 2012)。Cochrane 和 Campbell 合作发布健康照护领域(http://www.thecochrane library. com/view/0/index. html, accessed September 2012)和社会科学领域(http://www. campbellcollaboration. org/, accessed September 2012)高质量的对临床工作有重要意义的系统综述。澳大利亚 JBI 在护理和其他卫生领域进行系统综述,并提供许多健康学科的特定资源(http://www.joannabriggs. edu.au/, accessed September 2012)。与知识转化相关的综述也可在加拿大药品和技术卫生署(Canadian Agency for Drugs and Technology Health)的 RX for Change 数据库中检索到(http://www. cadth. ca/resources/rx-for-change, accessed September 2012)。英国约克大学的评价和传播中心(http://www. york. ac. uk/inst/crd/index_databases. htm, accessed September 2012)提供的数据库包括更广泛的综述(效果评价或其摘要的数据库)、经济学研究(国家卫生服务经济评价数据库)和卫生技术评估(卫生技术评估数据库)。卫生技术评估和类似材料(HTA 网: A Guide to Internet Sources of Information)的搜索指南可在以下网址查阅(http://www. ihe. ca/research/health-technology- assessment/infopapers/, accessed September 2012)。加拿大抗癌合作组织(The

Canadian Partnership for Against Cancer）制定了一部检索指南的指南（http：//
www. cancerview. ca/idc/groups/public/documents/webcontent/can_implement_
library_sup.pdf, accessed September 2012）。

　　如第 2.2 章所述，临床实践指南可以被认为是对证据的总结，也包括对
患者护理的指导或建议。最大的指南网站是国家指南交流中心（National
Guidelines Clearinghouse，NGC），由美国医疗保健研究与质量局（the US
Agency for Healthcare Research and Quality, ASHR）创建,（http：//www.
guideline.gov/, accessed September 2012）。虽然指南标注的是美国范围内
的，但也纳入其他国家的许多指南。加拿大医学协会提供加拿大指南链
接（CMA infobase http：//mdm.ca/ cpgsnew/cpgs/index.asp, accessed September
2012）。NICE（英国国家健康和临床证据研究所）制定了英国指南（http：//
www. nice. org. uk/, accessed September 2012, 第 2.2 章）。全球情报网或国
际网络指南汇集了致力于制定高质量指南的个人和组织（http：//www. g-i-n.
net/, accessed September 2012）。然而，大多数指南并没有进行指南质量
的评价，在决定实施临床实践指南之前评价指南的有效性和重要性非常
有用。

接下来应该怎么做：如何检索大型数据库?

　　如果我们不能在上述列举的指南来源中找到证据的摘要，或者如果
我们需要原始研究结果，我们可能需要去 Medline 和 CINAHL 这样的数据
库查找。Medline 大型书目数据库可以用于所有医疗保健领域，尤其是医
学领域。CINAHL 数据库为护理和健康照护人员提供重要的资料。Bzdel
资源指南 [3] 描述了知识转化中重要的其他数据库和证据资源。图书馆专
业人员可以帮助进行搜索或提供相关的文献检索培训，也有许多在线教
程可以学习。例如，有 PubMED 教程，非常易于使用。免费的 Medline 搜索
系统的网址为, http：//www. nlm. nih. gov/bsd/disted/pubmedtutorial/, accessed
September 2012。

　　检索知识转化干预措施、知识转化理论或框架的文献很困难。通过
加拿大卫生研究院（CIHR）的资助，已经开发了检索"过滤器"，以便更容
易地找出 Medline 和 CINAHL 中的知识转化资料 [4, 5]。这些过滤器用于
检索一般知识转化内容文章、知识转化应用和知识转化理论，http：//hiru.
mcmaster. ca/hiru/HIRU_KT_MEDLINE_Filters. aspx, accessed September
2012。该过滤器对于知识转化的文献检索具有良好的敏感度，但特异性
较差，经常检索出假阳性的文章。将来，我们会改进这个过滤器。但是与

此同时，由于不同领域术语的问题，其仍然会检索出大量的非知识转化内容。目前，也有一些其他类似的过滤器，比如 PubMED 临床咨询，可以检索出其他内容，如随机对照试验、系统综述 http：//www. ncbi. nlm. nih.gov/entrez/query/static/clinical. shtml，accessed September 2012）、质性研究、质量改进和卫生服务研究（http：//www. nlm. nih. gov/nichsr/hedges/search. html，accessed September 2012）。

在 PubMED 或 Ovid Medline 中使用过滤器时，相对简单的方法是从 HIRU 网站复制过滤器。Pubmed 中使用检索窗口的方法：（你的检索词）and（从你选择的知识转化过滤器复制的检索词）。你的检索或内容、术语在第一组圆括号内键入或复制，知识转化过滤器内容复制在第二组圆括号内。在 Ovid Medline 中，检索过滤器可以在检索窗口中复制，并且可以使用"ANDed"与你的内容术语链接。有关如何使用过滤器的更多信息，请参阅 HIRU 网站（http：//hiru. mcmaster. ca/hiru/HIRU_KT_MEDLINE_Filters. aspx，accessed September 2012）。如果你正在寻找一个特定的知识转化干预措施，建议你看看在干预的系统综述中采用的检索策略，以指导内容检索术语的选择。这些可以与知识转化过滤器结合，以进一步优化检索结果。因为这看起来很复杂，给大家提供了一个使用 OVID Medline 知识转化过滤器进行搜索的屏幕截图，供大家参考。该截图中显示的是寻找青少年或青壮年糖尿病资料，其知识转化干预措施是提供任一个计算机通信设备。图 2.3.1 顶部的检索语句 1 是知识转化过滤策略，用于检索知识转化干预措施的研究，具有最高敏感度（91%）。

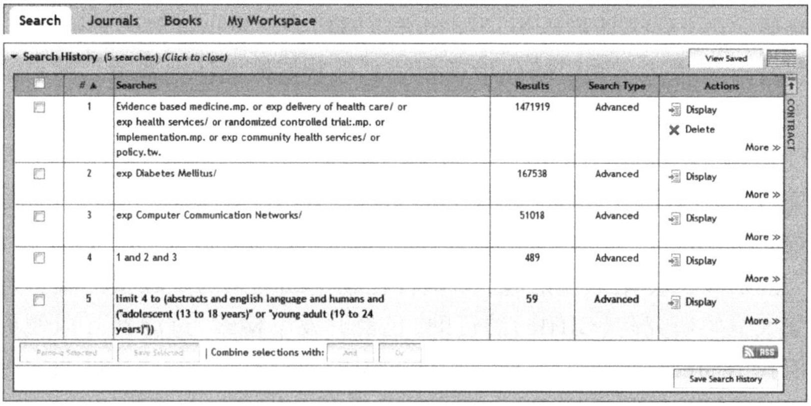

图 2.3.1　使用 Ovid Medline 检索有关采用计算机交流的方法干预青少年糖尿病研究的屏幕截图

应该在互联网上检索吗?

互联网可以提供与知识转化相关的技术报告及其他非期刊资料。Google 及其配套网站 Google 学术搜索(比较完整的 Google 更具学术性的文档)是开始网上检索的好的搜索引擎。这个网址(http://searchenginewatch.com/showPage.html? page=2156221, accessed September 2012.)提供了许多其他非 Google 的搜索引擎。此外,一些网站允许你在一个搜索窗口中,同时检索多个数据库和资源集合。其中有一个资源整合了很多对知识转化实践者和研究人员有用的信息,即从研究到实践(Turning Research into Practice, TRIP)网站(http://www.tripdatabase.com/index.html, accessed September 2012)。这种联合检索可以一次检索多个数据库和内容提供者。由 McMasterPlus 提供的 ACCESSSS 联合检索在几种不同的基于证据的信息服务(基于证据的在线文本和预先评估的期刊出版物)中同时进行文献检索,并基于循证医学原则分级呈现检索内容(http://plus.mcmaster.ca/ACCESSSS/Default.aspx? Page=1, accessed September 2012)。

现有哪些知识转化资料的集合?

有几个网站收集并提供知识转化资料、工具或者两者都有(见表 2.3.1)。

如何检索灰色文献?

灰色文献是不受商业出版社管辖的文献。这种资料通常由各级政府、学术中心和企业出版。这些资料有电子版或纸质版的形式,往往非常难找到并获取,而且针对这类文献没有有效的过滤器或检索过程。灰色文献对于参与公共卫生知识转化的人尤为重要。一些大学图书馆提供有关如何检索未出版的文献的指南(例如,http://guides.mclibrary.duke.edu/grey literature, accessed September 2012; http://guides.lib.umich.edu/greyliterature, accessed September 2012)。纽约医学会(New York Academy of Medicine)收集与卫生服务研究和公共卫生有关的灰色文献,可从他们的网站搜索(http://www.nyam.org/library/, accessed September 2012)。欧洲灰色文献可通过欧洲灰色文献信息系统(System for Information in Grey Literature in Europe, SIGLE, http://opensigle.inist.fr/, accessed September 2012)获得,关于检索与 HTA(卫生技术评估)和经济学研究相关的灰色文献的信息在

HTAi 垂直门户网站获得：http：//www. htai. org/index. php？id=79，accessed September 2012。

检索知识转化文献

　　与知识转化干预措施和理论相关的资料检索有几个特点，这些特点使检索变得更加困难。知识转化是一个与一些现有学科相互联系的新领域。它包括一个发展变化的词汇表，该表中的一个概念会有多个不同的术语。例如，加拿大研究人员使用知识转化（knowledge translation）一词，而美国和英国研究人员可能使用研究应用（research utilization）、实施（implementation）、转化（translation）或传播（diffusion）这些术语。商业人员使用与营销（marketing）、广告（advertising）和变革管理（change management）有关的词汇，而工程师使用的词汇为技术转让（technology transfer）。临床医生则使用新技术（adoption of new techniques）和循证实践（evidence-based practice），而决策者则使用基于证据的决策（evidence-informed decisions）。

表 2.3.1　提供知识转化资料、工具或两者的网址

网站名称和网址	包含的材料内容
Cochrane Effective Practice and Organization of Care Group, University of Ottawa, http://www. epoc. cochrane. org/en/index. html. Accessed September 2012	收集文章以支持其目标："EPOC 的重点是评价旨在改善专业实践和提供有效卫生服务的干预措施。这包括可能影响医务人员更有效和更高效地提供服务能力的各种形式的继续教育、质量保证、信息学、金融、组织和监管干预"
KT+, McMaster University, http://plus. mcmaster.ca/kt/Default.aspx. Accessed September 2012	"KT+ 提供了关于 'T2' 知识转化（即，解决知识实践差距的研究）的现有证据，包括发表的原始文章和关于医疗质量改进、继续教育、计算机化临床决策支持、卫生服务研究和患者依从性的系统综述。它是出版物，其目的是报告那些在知识转化领域最新的研究工作"
US National Center for the Dissemination of Disability Research Library, http://www. ncddr. org/ktinfocenter/. Accessed September 2012	"KT 图书馆旨在向国立残疾与康复研究所（NIDRR）受助者和感兴趣的公众提供关于广泛的知识转化和循证资源的信息"（残疾研究知识转化）

续表

网站名称和网址	包含的材料内容
Research Transfer Network of Alberta（RTNA）Alberta Heritage Foundation for Medical Research, http://www. ahfmr. ab. ca/rtna/index.php. Accessed September 2012	该小组收集并提供他们的出版物，包括会议报告、会议记录和会间讨论。该网站包括从 2010 年起的案例，其中突出展示在亚伯达正在进行的知识转化项目
Research Utilization Support and Help（RUSH）Southeastern Educational Developmental Laboratory, Austin, TX, http://www. researchutilization. org/index.html. Accessed September 2012	这个网站有一个知识转化工具箱，提供残疾和康复相关的资源，还有一个很好的示例项目列表。该工作于 2009 年 5 月 31 日结束，资源未更新
CIHR KT Clearinghouse, University of Toronto http://ktclearinghouse. ca/. Accessed September 2012	另一个可以检索所有领域知识转化实践和研究的工具网站
National Coordinating Centre for Methods and Tools. Public Health Agency of Canada http://www. nccmt. ca/. Accessed September 2012	专注于加拿大和其他地方的公共卫生的一系列工具和方法
Keenan Research Centre-Research Programs Joint Program in Knowledge Translation-Literature, http://www. rdrb. utoronto. ca/. Accessed September 2012	"RDRB（研发资源库）是一个专注于卫生学科继续教育、持续专业发展和知识转化的文献数据库"。其资源全面且涵盖了许多年
Health Systems Evidence-Program in Policy Decision-Making at McMaster University, Canada, http://www. mcmasterhealthforum. org/healthsys-temsevidence-en. Accessed September 2012	"卫生系统证据数据库是一个不断更新的知识库，用于研究卫生系统内的管理、财务和系统内转运的研究证据，以及能够支持卫生系统变化的实施策略。随着时间的推移，卫生系统证据数据库也将包含一个不断更新的知识库，包括这些领域的经济学评价、卫生系统改革的描述和卫生系统的描述"
Health evidence.ca, http://health-evidence. ca/. Accessed September 2012	健康证据数据库是一个关于公共卫生和健康促进干预措施系统综述的免费的和可检索的在线登记处
http://www.nlm.nih.gov/hsrinfo/implementation_science. html. Accessed September 2012	本页包含选择性的链接，这些链接可获得一些样例信息。根据项目质量、作者的权威性、独特性和适当性来选择项目
Implementation Science, http://www. implementationscience. com/. Accessed September 2012	一个开源的同行评审的在线期刊，旨在发表与科学研究方法相关的研究，以促进将研究结果纳入到常规临床健康照护、组织或政策环境中

表 2.3.2　各利益相关群体使用的知识转化活动 / 内容的术语

应用传播	Applied dissemination
应用健康研究	Applied health research
采用最佳实践	Best practices adoption
能力建设	Capacity building
变革实施	Change implementation
变革实施者 / 医师 / 医生行为	Changing provider/physician/doctor behavior
协同发展	Collaborative development
竞争	Competing
复杂的干预	Complex interventions
复杂的科学 / 研究	Complexity science/studies
继续 (医学 / 护理 / 口腔科) 教育	Continuing (medical/nursing/dental) education
协作	Cooperation
吸纳	Co-optation
跨越质量鸿沟	Crossing the quality chasm
革新渗透	Diffusion of innovations
扩散	Dissemination
传播	Effective dissemination
有效的传播	Effectiveness research
有效性研究	Evaluation research
评价研究	Evidence uptake
证据汲取	Evidence based medicine/nursing/practice
循证医学 / 护理 / 实践	Feedback and audit (audit and feedback)
反馈和审核 (审核和反馈)	Gap analysis
差距分析	Gap between evidence and practice
证据与实践的差距	Getting knowledge into practice
把知识付诸实践	Getting knowledge into practice
GRIP	
指南实施	Guideline implementation
影响	Impact
实施	Implementation
应用研究 / 科学	Implementation research/science
实施科学干预 / 策略	Implementation science interventions/strategies

续表

实施研究证据	Implementing research evidence
信息传播与利用	Information dissemination and utilization
创新调试 / 采用 / 扩散	Innovation adaptation/adoption/diffusion
知识 - 行动	Know-do
知识 - 行动的差距	Know-do gap
知识采用 / 借鉴	Knowledge adoption/brokering
知识沟通 / 循环	Knowledge communication/cycle
知识开发和应用	Knowledge development and application
知识扩散 / 传播	Knowledge diffusion/dissemination
知识交流 / 管理	Knowledge exchange/management
知识动员	Knowledge mobilization
知识整合	Knowledge synthesis
从知识到行动	Knowledge to action
知识转移 / 转换 / 转化	Knowledge transfer/transformation/ translation
知识吸收 / 利用	Knowledge uptake/utilization
KSTE	
知识合成、传递与交换	Knowledge synthesis, transfer and exchange
联系与交流	Linkage and exchange
意见领袖	Opinion leaders
患者教育	Patient education
患者安全	Patient safety
研究的普及	Popularization of research
专业行为改变	Professional behavior change
质量保证	Quality assurance
质量改进	Quality improvement
研究能力	Research capacity
研究实施	Research implementation
从研究到行动 / 实践	Research into action/practice
研究调解	Research mediation
研究转移 / 转化	Research transfer/translation
研究利用	Research utilization
科学传播	Science communication

续表

教学	Teaching
技术转让	Technology transfer
第三任务	Third mission
第三次浪潮	Third wave
全面质量保证	Total quality assurance
全面质量改进	Total quality improvement
技术转让	Transfer of technologies
将研究转化为实践	Translating research into practice
转化研究	Translation research
转化研究 / 科学	Translational research/science
传送	Transmission
将研究转化为实践	Turning research into practice
TRIP	
利用	Utilization

　　表 2.3.2 提供了一个与知识转化相关的术语列表，我们在为知识转化资料开发检索过滤器时已经确定了这些术语。这些术语在检索策略中非常有用。维基网站（http：//whatiskt.wikispaces.com/, accessed September 2012）包含这些术语及其定义。我们邀请你，希望以你的知识和经验来提升这个网站。Bzdel 等人 [3] 为寻找知识转化理论和框架提供了独到的见解。另外，可以在因特网和大型数据库中检索已经被命名的理论（例如，技术接受模型 [technology acceptance model, TAM] 或计划行为理论（the theory of planned behavior））的使用情况。上述的知识转化过滤器也有助于确定这些文献。

小结

　　寻找现有的知识和证据是知识 - 应用循环圈的一个重要基础。对于来自多个数据库的现有证据进行总结，以解决知识到行动之间的差距是知识转化的首要任务之一。完成了证据总结之后，参与知识转化工作的人员还需要了解在以前的知识转化项目中使用的方法和工具，以及如何更好地基于知识转化的理论构架来构建新的项目。由于术语及其多学科性质等诸多原因，检索证据总结、各种格式的现有总结以及关于知识转化项目和理论的知识是困难的。除了使用本章中介绍的资源，联系图书馆专业人员和其他有检索经验的人也将帮助你成功地找到资源。

在检索对知识转化研究人员和从业人员重要的资料时，健康研究的主要领域包括为 Medline 和 CINAHL 制作有效的检索过滤器。我们需要更多数据来验证基于互联网资源的提取方法。在检索方面，我们也需要在不同学科间达成共识或形成一套可以接受的知识转化术语定义和描述（例如，工程技术转化相当于美国国立卫生研究院的 T1 研究或 CIHR 的知识转化吗？）。我们还可以开发能够有效检索多个知识转化资源和网站的搜索引擎或策略（见表 2.3.1）。

（刘　卓　袁　翠　译）

参考文献

1. Ely JW, Osheroff JA, Ebell MH, Chambliss ML, Vinson DC, Stevermer JJ, Pifer EA. Obstacles to answering doctors' questions about patient care with evidence: qualitative study. *BMJ* 2002; **324**(7339): 710.
2. Sudsawad P (2007). *Knowledge translation: introduction to models, strategies, and measures*. Austin: Southwest Educational Development Laboratory, National Center for the Dissemination of Disability Research, http://www.ncddr.org/kt/products/ktintro/. Accessed August 4, 2012.
3. Bzdel L, Winther C, Graham P. Knowledge utilization resource guide. September 2004, http://www.kusp.ualberta.ca/en/Resources/KUResourceGuide.aspx. Accessed September 2012. http://www.nursing.ualberta.ca/KUSP/Resources/KU%20Resource%20Guide/KUResourceGuide.pdf). Accessed August 4, 2012.
4. McKibbon KA, Lokker C, Wilczynski NL, Haynes RB, Ciliska D, Dobbins M, Davis DA, Straus SE. Search filters can find some but not all knowledge translation articles in MEDLINE: an analytic survey. *J Clin Epidemiol* 2012; **65**(6): 651–9.
5. Lokker C, McKibbon KA, Wilczynski NL, Haynes RB, Ciliska D, Dobbins M, Davis DA, Straus SE. Finding knowledge translation articles in CINAHL. *Stud Health Technol Inform* 2010; **160**(Pt 2): 1179–83.

第 2.4 章　知识传播
项目成果知识转化

Ian D. Graham，Jacqueline Tetroe，and Michelle Gagnon

学习要点

- 研究结果的证据强度和重要性决定了知识转化方案的级别和程度。恰如其份的知识转化是项目成果知识转化的首要原则。
- 知识传播活动将最终的研究结果用于特定人群。
- 制定知识转化方案时，要尽量谨慎、合理地考虑并总结，重点关注将来使用这些知识的人群的需求。提出的知识转化方案要随着研究结果进行持续更新。
- 研究者应当让相关的知识使用者参与定制知识的过程，并帮助完成研究结果的知识传播。

对研究结果进行知识传播是知识转化过程中一个关键步骤。知识传播通常被认为是在知识产生/合成与知识应用/使用过程之间的一个中间步骤。在准备申请基金以及研究结果发表后要实施计划时，研究者经常会被要求考虑他们的知识转化/传播策略。传统的项目成果或项目知识转化通常需要在同行评审的期刊发表或在适当的会议上报告结果。在某些情况下，传统的项目成果知识转化非常合适[1]。然而，当那些潜在的使用者并不是学术人员或者研究人员的时候，这种方法对于促进他们理解和接受研究结果就不是最有效的策略。

本章节重点阐述以下内容：研究结果进行知识传播的概念框架[2]；研究结果进行知识转化的概述[3]；加拿大国立健康研究所制定知识转化方案的指南[4]，以及 Rx for Change 数据库（http：//www. cadth. ca/resources/rx-for-change，accessed September 2012）。

知识传播开始的时机是什么？

对于制定知识转化方案的范围和程度，要以研究结果的可靠性、有效性、优势以及重要性为指导。遵循的主要原则就是不要过分强调单一、样本量小的研究结果、方法学有缺陷的研究或者证据等级比较低的研究结果。比如，仅根据一项预试验结果就制定一个详细的、多组分的知识转化策略来传播研究结果就不够慎重。在使用一些特别的知识传播方法之前，也要考虑一下该研究结果对于知识使用者的重要意义。也就是说，所有知识转化方案的重点是要审慎地进行知识转化。除此之外，Grimshaw 及其同事认为[3]，知识综合是把单个研究结果在全球证据背景下进行的解读，它应该是知识转化最基本的单元。这就像他们强调的："更多地强调系统综述的结果会增加知识转化活动的'信噪比'，也会增加知识转化活动成功的可能性"（p.3）。知识传播的门槛根据不同的知识使用者可能会不同。

什么是知识传播呢？

Lomas 认为[5]，可以将知识转化活动从概念上分为三种不同的类型：知识扩散（diffusion）、知识传播（dissemination）和知识应用（implementation）。他将知识扩散定义为在被动的、大部分是非计划的、不受控制的而且主要是在同一水平或同行介导的情况下进行的知识传播。也可以认为就是"在潜移默化中发生"的知识传播行为[6]。比如，发表在同行评审期刊或在学术会议上向同行展示研究成果就是这种类型的传播。在这一类知识转化活动中，潜在知识使用者应该能够形成一个他们自己的问题，知道怎样以及去哪里找到相关知识来解决他们的问题，能够找到知识的时候知道怎么使用这些知识，严格地评价知识并应用知识，从而最终解决自己的问题。这是很多潜在的知识用户们非常期待解决的一个问题。

知识传播也可以被叫做知识转换和项目成果知识转化[1,7]，主要侧重于通过有目的地调适研究结果，并向特定目标人群发送信息来传送研究成果[8]。Wilson 及其同事在其综述中将知识传播定义为"一个包括考虑目标人群、应用研究结果的临床情景，以及在适当情况下与更广泛的政策和卫生服务受众进行沟通和互动的有计划的过程，其目的是促进研究在决策过程和实践中的应用"[2]。知识传播可以被理解为"帮助它实现"。

当我们想将知识传播到科研人员以外的人群时，我们可以采用一些更积极的传播方法：通过调适知识和媒体使之适合特定的对象；通过联动和交换机制将研究者和知识使用者联系起来,例如通过侧重传播综合知识体或侧重制定用户驱动的传播策略的小型工作坊;媒体参与;使用知识经纪人;或成立一些包括研究者和知识使用者的临床实践的网络或者社区[9-14]。

我们需要被动的或更加积极的知识传播活动,鼓励甚至越来越多的要求研究者们(以及相关的一些知识用户合作伙伴)将知识传播方案作为课题申请书的一部分(比如加拿大国立健康研究所)。这些方案中要描述传播项目研究结果的计划,传播什么样的知识,传播给谁,怎样传播以及会产生什么效果。本章节将详尽地描述这些内容。

最后,在 Lomas 分类中的最后一个类别是实践或应用知识。实践或应用知识是一个比传播知识更加积极的过程,通过系统的努力来识别和克服一些障碍(在下面的章节中介绍),促进研究结果的采纳。应用知识就是"帮助它发生"。

项目成果知识转化 / 知识传播的基本组成是什么?

Wilson 及其同事在其概况性综述中 [2] 描述了知识传播的概念框架。他们检索了 12 个电子数据库(包括 MEDLINE, EMBASE, CINAHL 和 PsycINFO)及一些个人资助的机构网站,找出符合纳入标准的文献。纳入的文献要求必须包括一个明确的框架或者方案设计,以供研究人员使用,或者能来指导知识传播的活动。最终检索到近 14000 条文献,其中有 44 篇符合纳入标准的论文涉及 33 个概念框架。其中,20 个概念框架是研究者设计的。说服性沟通理论、创新扩散理论及社会营销的某些理论方法成为了 28 个概念框架的基础。

这些理论框架有一些共同的要素:知识传播的信息(包括知识传播的内容,调适内容或内容的本土化,将其传递给观众),知识传播的目的(包括目标受众的特点);谁在进行知识传播(发起者 / 传播者,传播者的可信度),以及传播的媒介(沟通的方式 / 传播的策略)。少部分框架也会包含其他要素:知识传播的情境;识别阻碍因素和促进因素;知识研究者与使用者之间的关联;评价知识传播活动的有效性;成本预算;以及计划实施的知识传播活动。

Wilson 及其同事总结到,概念框架之间存在大量的理论聚合,许多框架倾向于参与性模式,而不是简单的传授者 - 接收者的模式,并逐渐认识到知识传播情境的重要性,而且也更加强调需要研究者和知识使用者之间的互动。

加拿大国立健康研究所发布了一个知识转化方案方面的指南 [4],指南中提供了一个有用的工作表,用来设计知识转化方案(该指南也有一个章节是描述如何设计一个整合的知识转化项目）。指南是建立在 Suzanne Ross，Paula Goering，Nora Jacobsonand Dale Butterill 等专家的工作基础上的。这些专家分别就职于加拿大国立健康研究所、加拿大卫生服务研究基金会（the Canadian Health Services and Research Foundation）、英国国立研究服务传播和组织委员会（UK National Institute for Research Service Delivery and Organization），以及荷兰健康服务研究和发展组织（the Netherlands Organization for Health Research and Development）。其中，Ross 指南建立在查阅一系列知识转化文献的基础上，并被四个合作组织中的三个组织的申请者和评审者试用过。此后该指南被调整以符合加拿大国立健康研究所的知识转化框架和战略基金机会，加入了说明性实例以及同行评议指南。在计划项目成果知识转化方案时，该指南指出了五项要考虑的关键因素：包括目标、受众、策略、专业知识及资源。下面会对这些内容进行详细介绍。

目标

　　确定知识转化的目标，有助于选择更有利于达到目标的知识传播策略。要重点确定知识转化的目标是否为：

- 提高意识／增长知识？
- 提示未来的研究方向？
- 了解／改变态度？
- 了解／改变行为？
- 了解／改变政策？
- 了解／改变临床实践？
- 了解／改变临床技术？
- 或者其他目标？

　　与目标相关的关键问题是：知识转化的目标是否清晰、具体及合理？这些目标是否适用于可能的研究结果，以及未来的知识使用者（请记住每一个受众人群的目标可能会不同，也会根据研究的结果而变化）？提出来的目标要能推动知识传播策略的实施。

受众群体

　　这项要素主要是确定和了解目标受众群体。可以通过问一些问题来了解：将来的受众群体是谁？是以社区为基础的和非盈利的、一般公众的、医务人员／服务提供者、医疗系统的行政人员／管理者、某个行业／风险投资集团、媒体（出版机构、电视媒体等）、患者／消费者、政策制定者／立法人员、私人部门、研究基金资助者、研究者或者其他人员？

需要考虑的最主要问题是：计划是否考虑到了所有潜在的相关知识使用群体？受众群体是否能够根据他们的部门、角色、所承担的责任、决策的需求/机遇进行明确的定位？所提出的知识传播的方案是否能满足目标受众群体，包括他们在研究领域的知识需求，以及使用知识的偏好？

策略

知识传播的策略包括传统的一些措施，比如会议展示、非同行评审出版物、同行评审出版物（开源期刊和出版物），以及基于网络的活动（例如帖子、维基百科、博客、播客等）。

知识传播的策略包括：患者决策支持辅助系统，开展一些新的教育资源/会议、活动、课程、小团队互动会议，通俗语言的概要，利益相关者的摘要简报，提醒，社交媒体（Facebook 和 Twitter），知识经纪人的参与，媒体发布/推广活动，网络和网络系统，患者介导的一些干预措施，工作表现反馈，引领者/意见领袖，经济有关的干预措施，基于艺术的知识转化活动（比如分享研究信息的音乐视频的制定），监督和反馈，以及在其他方法中的实践性团体。

传播策略中主要的问题是：这些信息是否被清楚的识别？这些策略是不是有利于达到知识转化的目标？这些策略是否考虑到了将来知识应用的情境？如果可以，是否有一个方案可以将知识调整为满足每一个特定个体？有没有考虑到有些因素会影响研究结果的适用性，或者知识转化活动计划的有效性？知识转化策略有没有考虑可能会遇到的应用知识的阻碍和促进因素？

专业知识

这个要素主要是考虑需要什么样的专业知识来保证知识转化计划的执行。团队是否具备这样的专业知识，以及个人是否具备这样的专业知识？比如知识经纪人、团队领导者、知识转化专家、沟通专家、健康服务管理者、公共关系专家、志愿者、网站开发者/IT 专家、作家/编辑/视频制作者/摄影师、其他人员？

与这个要素相关的问题包括：为了实现既定的目标，是否所有必要的知识使用者都参与进来？团队执行拟定策略的能力是否有充分的说明？适当的情况下，团队是否计划与目标受众成员进行合作？

资源

有几种资源是需要进行考虑的，包括人力方面，如平面设计师/排版专家、知识转化专家、知识经纪人以及作家，还有一些相关费用，比如，邮费、出版费、电话会议 / 差旅费、网络相关费用和工作坊 / 学术会议 / 网络费用等。资源方面的主要问题是：为实施知识传播策略，是否提供了足够的经济预算支持？由于项目成果知识转化方案会根据项目的持续时间和研究结果进行改变，对于资源方面的要求非常有挑战性，应在方案中明确地提出来。

当计划书提交给基金会的时候，研究结果尚未确定（尽管研究者对研究结果有假设），所以明确知识传播的信息内容或者目标受众人群一般是不可能的。正是由于这个原因，传播方案应当帮助评者了解知识转化方法，而不是提供知识传播的具体信息。一旦有了研究的结果，对项目开始时提出的知识传播方案进行审查非常重要，并且要重新考虑知识转化的目标，基于研究结果，为特定目标人群确定和调整知识，审查知识传播策略，并进行必要的修正。同时，考虑是否有足够的资源完成知识转化方案或计划是否需要扩大或缩小，以及是否需要追加额外的资源。

什么是有效的知识传播策略？

Rx for change 数据库有专门针对专业人员和目标用户的知识转化策略有效评估概要。最近，Grimshaw 及其同事[3]针对知识转化研究结果写了一篇综述，综述了许多试验和研究的结果，提供了可能的中位绝对改善率。这些试验和研究显示，有相当多的证据证明知识传播策略对医务人员（几乎都是医生）的有效性，尽管很多领域缺乏探索（例如，如何调整信息使之更有效），很少有证据关于如何影响知识使用者利用研究结果，以及怎样制定更有效的策略来影响政策制定者和高级健康服务管理者对知识的有效使用。表 2.4.1 提供了本章节中针对这两个来源的一些更为有效的知识扩散和知识传播策略（对这些策略的进一步讨论，可以参考本书后面关于知识转化措施的章节）。

整合性知识传播方法是什么？

知识使用者了解研究结果将会应用到的临床情境和文化，因此，知识使用者在制定和执行知识转化计划方面可能有相当大的价值。这能帮助研究者调整研究信息，使研究结果在语言和格式上均适用于目标人群；能为信息传递人员提供一些深刻的见解；提供一些可能会吸引其同行的有用的知识转化策略；甚至提供一些现有的沟通渠道（例如，时事通讯，学术会议等）来达到他们的目的。所有的研究都适合采用这种整合性知识转化方法来制定方案，不管实际研究是否归属于整合性知识转化研究的标准。

表 2.4.1　有效的知识传播策略的汇总，来源于 Rx for Change 数据库和 Grimshawet 等人的研究 [3]

知识转化策略	定义	目标人群	有效性	成本
教育材料的发放	分发出版或印刷的针对临床照护的推荐意见，包括临床实践指南、视听材料和电子出版物	专业人士	共找到 50 篇综述。其中有 4/4 高质量/重要综述，纳入了足够的策略证明该策略是有效的（来源 Rx for Change 数据库）。12 项随机对照研究，11 项非随机对照研究，中位绝对改善率是 4.3%（波动范围 8%~9.6%）[3]	印刷和分发教育材料相关的成本——一般都是较低的成本
新闻媒体	采用各种不同沟通方式，以确保惠及大量人群，包括电视、收音机、报纸、专栏、传单、小册子、可单独或与其他干预措施结合使用；并根据目标人群的水平进行调整	专业人士	找出了 4 篇综述，报道了大规模媒体干预措施的有效性。其中 1/1 高质量/重要综述，纳入了足够的研究，证明该项策略一般是有效的策略（来源 Rx for Change 数据库）	如果要求购买印刷或广播时间，成本也许会比较低，也许会要求与媒体合作
获取综述或已经调整过的信息	获取综述；通过在线注册，通过注册及获取已经调整过的信息	政策制定者以及高级卫生服务管理者	1 篇综述，包括 1 项随机对照研究，1 项非随机对照研究。没有一项干预措施对全球背景下基于循证证明的决策产生显著影响。调适信息加上获取网上注册的系统综述对公共卫生政策和项目产生显著影响[3]	主要的成本在于注册、维持在线注册，以及选择、评价知识和调整、传播信息方面
教育相关会议	参与学术会议、演讲、工作坊，或受过培训的卫生服务提供者	专业人士	找到 70 篇综述。其中，2/6 的高质量/重要综述有足够的研究得出结论，这项干预措施是有效的。然而其中 3/6 的综述得出了有效和无效的混合结果。（来源 Rx for Change 数据库）	主要的成本在于开发教学材料、指导书及指导学习者

续表

知识转化策略	定义	目标人群	有效性	成本
教育扩展项目（学术细节说明）	在临床实践中请一个受过培训的人提供信息，目的是改变服务提供者的临床实践	专业人士	有81项随机对照研究的中位绝对改善率为6.0%（四分位数波动范围1.8%~15.3%）[3] 有69项随机对照研究，中位绝对改善率为：处方行为4.8%（四分位数范围在3.6%~6.5%）[3] 其他行为：6.0%（四分位数范围3.6%~16.0%）	主要成本在于开发教学材料及细节说明
提供信息或教育	使目标用户了解他们的治疗方案和健康状况。干预措施包括教育，提供信息或促进健康或改善治疗方式。这些干预措施可以提供给个人或小组，以出版物或口头方式，或面对面的交流或远程交流	目标用户	找出了4篇综述。总体来说，并没有足够的证据支持提供信息或教育研究对象的依从性，改变知识及临床结局，一般认为是无效的措施。（来源Rx for Change数据库）共有25项随机对照研究提供了书面信息，但也没有足够的证据证明，提供书面的医疗信息是否能够有效改变人们医疗相关的行为[3]	成本主要在于开发相关材料和指导书上，一般成本比较低
获得技能和能力	这项策略主要是指获得与药物使用相关的技能。干预措施的目的是帮助目标用户提高药物使用方面及健康等多方面的能力，如药物管理和监测方面；或者培训目标用户正确应用处理措施和设备，从而达到治疗的目的	目标用户	有一些证据显示获得技能和能力这项策略可能会提高依从性，改善药物的使用和临床结局，但是研究间的结果不一致，有17项有关自我管理方面的随机对照研究项目，研究发现这项策略在改善疼痛、疲乏和抑郁方面有较小的短期效果（无临床显著性效果），在疾病管理的信心和健康的自我评价方面有积极的影响。但在生活质量和健康服务的使用方面没有影响[3]	成本主要花在开发培训材料、指导书不断与专业人士进来的目标用户的联系

续表

知识转化策略	定义	目标人群	有效性	成本
当地意想领袖	被同行们认为是教育方面有影响力的人物作为信息提供者	专业人士	有18项随机对照研究，中位绝对改善率为12.0%（四分位数范围6.0%~14.5%）[3]	有关的成本主要在于确认思想领袖，对其进行培训以及时间的成本
当地意见达成共识的流程	将这些信息提供者们纳入参与来参与讨论，确保他们认同所选择的重要的临床问题，以及处理这个临床问题的方法是合适的	专业人士	8篇综述评估这项策略的有效性。但是其中没有高质量/重要的综述（来源 Rx for Change 数据库）	成本主要在于专家都能参加的时间成本
联系及交流	联结和发展研究者们之间的关系，以促进他们之间的合作和交流	政策制定者和高级卫生服务管理者	1篇综述中纳入了16项研究。综述中经常提到两种因素对于政策制定者们使用研究网络的大背景下来说是非常重要的，即在政策背景下（比如咨询委员会）以及他们建立的非正式关系的背景下，研究者和政策制定者们的相互交流；研究者与目标官员，社会利益集团以及其他组织的社会信念、价值观、兴趣爱好或者政治目标相匹配[3]	成本主要在于研究者们和政策者们花费的时间，如果有知识经纪人，还包括政策制定者进行研究的成本
目标用户参与系统	这项策略主要是指让目标用户在系统层面上参与决策过程，包括在药物处方和药物使用方面，例如在研究方案设计、处方和政策的决定层面	患者	一项综述研究显示，有一些证据可以证明，目标用户参与进来开发的药物信息资料，能够增加目标用户对药物知识及对副作用的认知，而没有增加目标用户的焦虑是做出有效的策略[3]	成本与目标用户参与的时间有关

续表

知识转化策略	定义	目标人群	有效性	成本
提醒	患者或其接触到一些具体的信息，为其提供了一些口头的、纸面上的或计算机屏幕上的信息，这些信息可以用来帮助他们回忆以往的信息	专业人士	有59篇综述评估评估了常规提醒的有效性。其中，有2/2项高质量/重要综述有足够证据支持这一结论，这项策略一般是有效的（来源于Rx for Change数据库）有28项随机对照研究涉及到计算机提醒，这项策略中位数绝对改善率为4.2%（范围0.8%~18.8%）[3]	成本依据信息传递机制的不同而不同
审计和反馈	是指在某一段特定的时间对卫生服务的临床表现进行的总结	专业人士	找到了35篇综述，评估了审计和反馈这项策略的有效性。其中有2/2项高质量/重要综述有足够证据的研究描述这一结论（来源于Rx for Change数据库）118项随机对照研究，中位绝对改善率为5%（四分位数范围3%~11%）[3]	成本在于信息的收集，分析和传播上，如果对健康信息能够采用电子记录的话，也许成本相对便宜些
患者介导	是指直接从患者身上获得的新的临床信息（以前不容易获得），直接传递给服务提供者。比如通过工具测得的抑郁得得分	专业人士	找到了14篇综述，评估了患者介导的干预策略的有效性。其中，有1/2项高质量/重要综述有足够证据支持得出这一结论，一策略一般是有效的（来源于Rx for Change数据库）	花费的成本跟设备/工具的开发、资料的收集和分析有关

续表

知识转化策略	定义	目标人群	有效性	成本
促进沟通和决策的制定	这项策略是指让目标用户参与药物使用和决策的制定。旨在帮助目标用户制定药物使用的决策，例如，可以让目标用户表达他们关于治疗和护理方面的观点、价值观和偏好。这些策略也有助于与目标用户沟通药物使用和其他一些相关的问题	目标用户	找到了18篇综述，其中15篇为高质量综述。虽然个别综述显示有效趋势，但是总体上，促进沟通和决策这一策略的证据研究结果是不一致的（来源于Rx for Change数据库）可以提高决策辅助——86项随机对照研究。患者知识和风险感知的准确性，减少被动决策的人群的价值观一致；减少决策冲突；使原本选择大手术治疗的患者，更倾向于保守治疗[3] 个体化的沟通——22项随机对照研究，其证据较弱。但是，个体化的风险沟通可以略微增加人们对筛查试验的选择 咨询前的沟通——33项随机对照研究。这项措施增加了患者在咨询期间的提同次数。同样也可能会提高医疗咨询时患者的参与度及满意度[3]	成本是变化的，与决策辅助及风险筛查工具开发和测试有关；也与过程的开发及安排人员为患者决策提供辅助有关；也与风险委员会，培训与专业人士沟通技能有关；此外，策略的持续性也会产生费用

研究展望

未来的研究领域包括如何针对不同人群，调整知识来传播和实施策略；现代媒体的作用，包括一些社会媒体作为知识传播的媒介，不同传播方法的可持续性。未来也需要更多的研究来探索针对专业人员，而不是医生、患者、政策制定者或者高级卫生服务管理者的有效策略。

小结

根据加拿大国立健康研究所提供的知识转化方案指南的建议，发展更加交互式的和经过调整的传播方案时，要考虑以下所列的几个问题。

- 知识转化方案的目标是什么？
- 新知识的优势和重要性是不是符合知识转化的目标？
- 研究的最终使用者是谁？谁会对研究结果感兴趣？
- 研究的主要信息是什么？注意这些信息在不同的最终使用者中会不一样（例如，政策制定者和临床医生们需要的信息就不一样）。怎样使终端用户参与制定关键信息？
- 每一种信息首要的目标人群是谁？
- 这些信息最可靠的传递者是谁，以及在沟通交流这些信息的时候如何让他们参与进来？我们作为研究者，可能不是把所有相关的终端用户联系起来的最佳人选。例如，一个基础研究的科学家就不适合成为邀请临床医生参与讨论相关研究结果的那个人。
- 研究应用中可能的阻碍因素和促进因素是什么？
- 哪些知识转化的策略可以用来促进研究的应用？最终的决定要以证据为基础。
- 如何评价知识转化策略的影响力？
- 项目成果知识转化策略需要什么样的资源？

表 2.4.2　生物医学的知识转化方案举例

项目计划书的知识转化方案	根据研究结果分析调整的知识转化方案
目标	无
• 增加知识 / 提升意识	
• 促进进一步研究	

续表

项目计划书的知识转化方案	根据研究结果分析调整的知识转化方案
目标受众	目标受众
• 遗传学和微生物学研究者	• 公众
	• 科学供应公司销售人员
知识扩散的策略	知识传播的策略
• 同行评议出版物	• 介绍给没有学术背景的观众
• 会议演讲	
人力资源方面要求具备的专业知识	无
• 研究经验	
• 出版经验	
• 演讲经验	
需要的资源	无
• 开源期刊出版费用	
• 会议注册费	
• 差旅费	

表2.4.3 临床医学的知识转化方案举例

项目计划书的知识转化方案	根据研究结果分析调整的知识转化方案
目标	无
• 增加知识/提升意识	
• 促进实践/改变实践	
目标受众	
为脑瘫患者提供服务的人员	无
• 物理治疗师	
• 专业协会	
• 临床管理者/决策制定者	
知识扩散的策略	知识传播的策略
• 在网络上公开项目研究结果	• 互动小组
• 临床会议演讲和工作坊	电话会议
	• 与网络联系人的后续联系

续表

项目计划书的知识转化方案	根据研究结果分析调整的知识转化方案
知识传播	临床应用
• 通俗语言总结 • 电子教材 • 知识中间人的参与	• 调适知识直接传播给医院管理者或直接发布到网络上以提供给所有利益相关者 • 互动干预促进相互交流和使用
多学科研究团队要求具备的专业知识	无
• 学术经验 • 临床医生 / 知识中间人 • 医疗卫生管理人员	
需要的资源	需要的资源
• 知识中间人 • 出版 / 印刷 • 会议注册费用	• 知识传播甚至项目成果转化 • 研究协调员 • IT/ 网络支持 • 电话会议 / 印刷

根据上面的问题，我们列出了一个表格，并且利用这个表格制定我们的项目成果知识转化活动以及可能的时间表。我们也提到该研究方案潜在的阻碍因素，这让我们可以解释一些现象。例如，如果研究结果是阳性或者阴性时，我们可以解释当时发生了什么？这种情况将如何改变方案？当这些研究结果可用时，或者被同行评议过了，我们可以审视表格，对整个过程进行一些必要的调整。

表 2.4.2 和表 2.4.3 均是来源于加拿大国立健康研究所的知识转化方案指南的例子 [4]，其中一个表格反映了生物医学的设计方案，另外一个是临床医学的设计方案。建议一定参考指南，找出这两个例子的完整解释，或者参考阐述卫生服务和公众卫生项目的例子。

（袁　翠　刘　卓　译）

参考文献

1. Graham ID, Tetroe J. CIHR research: how to translate health research knowledge into effective healthcare action. *Healthcare Quarterly* 2007; **10**(3): 20–2.
2. Wilson PM, Petticrew M, Calnan MW, Nazareth I. Disseminating research findings: what should researchers do? A systematic scoping review of conceptual

frameworks. *Implementation Science* 2010; **5**: 91.

3. Grimshaw JM, Eccles MP, Lavis JN, Jill SJ, Squires JE. Knowledge translation of research findings. *Implementation Science* 2012; **7**: 50.

4. Canadian Institutes of Health Research. Guide to knowledge translation planning at CIHR: integrated and end-of-grant approaches. Ottawa: CIHR, 2012, http://www.cihr-irsc.gc.ca/e/39033.html. Accessed September 2012.

5. Lomas J. Diffusion, dissemination, and implementation: who should do what? *Acad Sci* 1993; **703**(1): 226–37.

6. Greenhalgh T, Robert G, Macfarlane F, Bate P, Kyriakidou O. Diffusion of innovations in service organizations: systematic review and recommendations. *Milbank Quarterly* 2004; **82**(4): 581–629.

7. Tetroe J. Knowledge translation at the Canadian Institutes of Health Research: a primer. National Center for the Dissemination of Disability Research Focus 2007; *Technical Brief* No. **18**: 1–11.

8. Graham ID, Logan J, Harrison MB, Straus SE, Tetroe J, Caswell W, *et al.* Lost in knowledge translation: time for a map? *Journal of Continuing Education in the Health Professions* 2006; **26**: 13–24.

9. Lomas J. Using "linkage and exchange" to move research into policy at a Canadian foundation. *Health Aff* 2000; **19**(3): 236–40.

10. Lomas J. The in-between world of knowledge brokering. *BMJ* 2007; **334**(75850): 129–32.

11. Ross S, Lavis J, Rodriguez C, Woodside J, Denis J-L. Partnership experiences: involving decision makers in the research process. *Journal of Health Services Research and Policy* 2003; **8**: 26–34.

12. Walter I, Davies H, Nutley S. Increasing research impact through partnerships: evidence from outside health care. *Journal of Health Services Research and Policy* 2003; **8**: 58–61.

13. Watson D, Barer ML MH, Gagnon ML. Wait time benchmarks, research evidence and the knowledge translation process. *Healthcare Policy* 2007; **2**(3): 56–62.

14. Kothari A, Birch S, Charles C. "Interaction" and research utilisation in health policies and programs: does it work? *Health Policy* 2005; **71**(1): 117–25.

第三篇　应　用　循　环

第 3.0 章　引　　言

Sharon E. Straus

　　行动循环（action cycle）是实施知识的过程。行动阶段源自对 31 个计划行动理论（planned action theory）的综述 [1]。计划行动理论侧重于有计划地、策划医疗保健系统和相关组织的变革（尽管许多政策决策者有针对性的干预措施也可能致力于促进其获得短期内的研究，而非仅仅是促使其关注知识及支持其基于知识的行动而做的努力）。在健康照护系统进行知识转化的所需的过程包括：确定问题及相关研究；将研究本土化；评估知识转化的决定因素；选择、剪裁、实施、监测和评估知识转化干预措施；以及确定评估和保证知识持续应用的策略。

　　知识 - 应用过程可从确定证据与实践间的差距开始（第一节）。然后将那些与确定的问题相关的知识本土化（第二节）。知识的本土化需进一步评估知识转化的促进与阻碍因素（第三节）。后续内容是选择、裁剪、实施知识转化措施（第四节）。第五节讲述的是监测知识应用的策略及知识应用影响等相关内容，及监测和优化知识持续应用的计划。（第六节）行动循环是一个动态和迭代的过程，环环相扣，知识创新漏斗（knowledge creation funnel）可能贯穿每个阶段。第七节将提供实施策略案例及实施建议。

（郭红艳　高尚谦　译）

参考文献

1. Graham ID, Logan J, Harrison MB, Straus SE, Tetroe J, Caswell W, *et al.* Lost in knowledge translation: time for a map? *J Contin Ed Health Prof* 2006; **26**(1): 13–24.

第 3.1 章　确定知识 - 应用差距

Alison L. Kitson and Sharon E. Straus

> **学习要点**
>
> - 确定知识与应用之间的差距是知识实施的起点，这可在利益相关者积极参与进来的同时使用一些工具和技术来达到。
> - 需求评估策略取决于评估目的、数据类型和可用资源。可以从人群、服务提供者组织或健康照护提供者角度出发进行需求评估。

何为"差距"？

知识应用的第一步是评估知识应用需求或测评证据与具体实践、政策制定之间的"差距"[1, 2]。这里的证据，指的是可获取的最佳研究证据[3]。理想状态下，证据应来源于高质量的实践指南或系统评价。

质量指标可作为评估差距的基础[4]。医学研究所（Institute of Medicine）针对患者安全的工作[5]，以及突出护理质量欠缺的研究激发了对质量指标的兴趣[6]。医学研究所（美国）指出，健康照护应该安全、有效、以患者为中心、及时、高效和公平[7]。

质量指标是用于指导监测、评估和改进影响患者结局的护理质量及组织功能的措施。Donabedian 提出了用于考虑照护质量的结构 - 过程 - 结果框架，该框架可用来对质量指标进行分类[8]。质量指标的重要元素包括：描述性陈述；构建及报告测量的数据要素；描述如何收集数据要素的详细要求；测量的目标群体；数据收集和报告的时间；进行构建测量的分析模型；结果的呈现形式；以及支持其使用的证据[9]。与其他任何测量工具一样，质量指标需有效、可信、可行。尽管许多国家都出台了国家战略来收集质量指标，用于在绩效评估情境下作为基准[10]，但目前各国尚无理想的统一质量指标。质量指标可以测量健康照护系统内的结构、过程、结果等相关要素。

质量指标的制定需认真考虑现有的最佳证据，比如从系统评价，以及使用合适的评价程序中总结出的证据。然而，在开发新的质量指标前，应在一定范围内进行详细检索，以确保尚无此类相关指标。例如，Salmond 及其同事[11]完成了一项旨在明确哪些组织因素有助于护理人员在急诊科的良好执业环境的系统评价，结果发现了若干可以使用的骨干员工、组织、患者指标。此外，许多研究者已经探索了"护理敏感指标"（例如，与护理行为直接相关的患者临床结局）。这些指标包括患者安全（跌倒、感染）和皮肤完整性[12]。

当暂无现存的指标时，另一个的途径是应用德尔菲法构建质量指标[13]。该方法涉及几轮对风险 - 效益工具的匿名评分以及在几轮评分之间的当面讨论[4, 14]。目的是涵盖所有利益相关者，这也是关乎指标开发成功与否的关键因素之一。该过程接下来是在真实实践场所中测试新开发的质量指标[14]。另一个类似开发质量指标的方法是运用以研究证据为依据的实践指南。在这种方法中，一组利益相关者基于指南中的推荐来开发指标。我们推荐读者查阅《临床流行病学杂志》（*Journal of Clinical Epidemiology*）中关于质量指标开发方法[15, 16]的详细描述。

表 3.1.1 确定临床实践中的差距的标准

主题选择的标准（确定实践中的差距）：是，否，不适用
说明：针对你们组已经确认的每个临床领域的主题，阅读以下问题，回答"是"或"否"或"不适用"。找出勾选"是"最多的前五个主题。
这是临床关注的领域吗？
这是与老年人有关的领域吗？
有可使用的指南 / 最佳实践 / 标准 / 证据吗？
有描述现状的基线数据吗？
多学科团队小组对此主题足够感兴趣吗？
此课题有当地拥护者吗？
此课题有管理者的支持吗？
此举措与其他本土、区域或国家举措一致吗？
采取举措：可行吗？ 实用吗？ 可取吗？
合乎人意吗？

尽管可以在各种情境中确定实践与政策制定之间的差距，但仍需建立一个选取要改变哪一个目标的过程（表 3.1.1）[14]。选择策略包括考虑疾病负担，如发病率、死亡率、生活质量和花费。此外，需召集所有利益相关群展开讨论。可采用改良的德尔菲法来帮助此过程，尤其可采用 Wiki 技术取得国际同行间的共识[17]。积极促进确定实践和过程中的差距既是一项需要证据整合、指标开发等知识的技术性工作，也需要良好的人际间及团队处理能力[18-21]。

虽然我们不会提供关于指标制定和选择方法的大量细节，但我们强调

最终使用者参与的重要性。我们鼓励读者认真考虑参与质量指标制定以及
选择要改变的护理差距目标的专家小组人选。这个小组成员应包括每个相
关利益者——患者、家属、临床医生以及管理者。不管您是在国家层面、组
织层面还是在本地层面开展此项工作，原则都是一样的：确保从各个角度
（患者、利益相关者、研究证据和当地审计数据等）收集证据，还应让利益相
关者参与识别并将知识差距排序。

如何衡量差距？

　　有许多方法可以测量"差距"的大小和性质。这些方法包括运用常规方
法收集患者数据进行需求评估（例如整个社区的健康需求评估）；使用临床
数据库来识别服务利用中的模式；当地监测行为的审查数据，用质量和安
全数据来表明趋势，特别是跌倒、感染以及其他不良事件的数据。我们将概
述如何使用这些类型的数据，并在卫生系统的不同层面对其进行举例说明。

　　需求评估是确定现状与所需知识、技能、态度、行为、结局之间差距的
大小、性质的系统过程。需求评估的策略取决于评估目的、数据类型和可
用资源。需求分类包括感觉的需求（人们说他们需要什么）、表达的需求（通
过行动表达）、规范性需求（由专家定义）和比较性需求（与他人比较）[22]。
我们可以从人群、提供服务组织或医疗照护提供者的角度，以及是否从主
客观两个方面进行需求评估来考虑这个问题[23]。

在人群层面测量差距

　　人群层面，我们可以使用客观评估测量的流行病学数据来考虑人群
需求。管理数据库（administrative database）有时被称为"医疗报销数据库"
（claims database），是管理和医疗报销服务的副产品[24]。管理数据库通常包
括诊断（ICD-10）、处置过程、实验室检查、费用以及一些人口学资料等方面
的信息。具有此类功能数据库还有很多，小到区域性，如安大略卫生部和长
期护理数据库（Ontario Ministry of Health and Long-term Care）[25]，大到国家性
数据库，如医疗保险条款和分析审核文件（MedPAR）。此类数据库已用于确
定心血管疾病合并糖尿病患者危险因素的治疗不足[26]，以及老年患者苯二
氮䓬类药物滥用[27]。但是，必须考虑此类数据库的不足。第一，它们并非为
研究而开发，因此，可能未包括如疾病严重度等差距分析所需信息[28]。第
二，疾病编码可能不完整，由于页面有限无法输入次要诊断，管理数据库可
能未能涵盖重要合并症的所有相关信息[24]。第三，在管理数据库中，只能
找到有编码的事件[24]。第四，管理数据库可能不包括所有人口。例如，美

国国家老年人医疗保险制度（Medicare）仅包括 65 岁及以上老年人的信息以及部分 65 岁以下残疾人和全部需要肾替代治疗的终末期肾病患者信息。

一项在南澳大利亚人群健康研究中阐述了常规数据库的局限性[29]。LINKIN 项目已经着手进行人口普查，以明确社区人口健康服务需求的程度，并将其与卫生服务实际使用情况相对照。通过比较健康服务需求与服务利用，研究团队将与当地利益相关者合作，重新设计核心卫生服务区域[30, 31]。

临床数据库也用作差距分析。临床数据库包括做过一定手术或确诊为某种疾病的患者的登记信息。例如，英国的国家心脏外科、血管疾病科和结肠直肠癌数据库[32]。这些登记机构可能有与管理数据库相互补的数据，包括关于次要诊断和合并症的更多信息。因此，有时可将临床数据库与管理数据库联合使用，以获取实践差距的其他细节[32]。然而，一些研究显示管理数据库与临床数据库存在一定的差异性[33]。使用这些数据库时存在的局限性包括缺乏信息的准确性。

从组织层面测量差距

组织层面的需求评估可由医院或诊所级别进行。许多国家的医院需要由认证机构，如健康照护组织认证联合委员会（JCAHO）收集感染控制、死亡率、约束使用等方面的信息[34]。这些数据源可用作收集差距信息。随着医院和社区电子病历信息系统的使用日渐增多，电子病历信息数据库也可用于提取差距评估数据[35]。可通过预设标准，以病历审查方式回顾和评估健康记录。病历审查中，根据审查标准衡量临床护理记录，审查标准的定义为"一种系统性制定的说明，可用来评估特定健康照护决策、服务、结局的适宜性"[36]。理想的审查标准应基于质量指标的有效证据，包括客观测量，例如在心血管事件高危患者中实现血压和血糖的控制标准。

考虑病历审查时也可使用 Donabedian 结构 - 过程 - 结果照护质量模型[8]。例如，如果我们想分析重症监护病房患者深静脉血栓（DVT）的预防问题，结构性测量包括该机构是否制定了 DVT 预防策略，过程性测量包括 DVT 预防处方，如在重症监护病房应用肝素，结果性测量包括这些患者 DVT 发生风险。如果从过程层面来评估这些患者 DVT 发生率需要非常大的样本量，这是使用过程性测量的重要优势之一。完成病历审查的其他可行策略可从 NorthStar 获取，NorthStar 是一项欧洲提出的关注质量改进的倡议[37]。表 3.1.2 显示了我们在完成基线测量时可考虑的方法。

纸质医疗记录比电子医疗记录更为常用，但其准确性欠佳。Rethans 发现纸质医疗记录虽报告了诊断检验信息，但经常省略咨询细节[38]。此外，纸质医疗记录往往缺乏标准化，并且模糊不清[39]。电子医疗记录可能在给药和诊断检验方面存储了更准确的数据 [40]。个人健康记录的出现提供了另外一个潜在数据源；然而，患者可能不会将个人信息提供给研究者或临床医生使用。此外，这些数据可能不够详细 [41]。所以，进行病历审查时一个很关键的问题是考虑数据的隐私性和安全性。各个区域和国家对于应用数据的隐私管理规定不尽相同。有的机构视审查为标准护理流程的一部分，因此不受机构审查要求的约束。任何项目启动前，都需对审查过程进行伦理审查。

表 3.1.2　开始审查病历时需要考虑的问题

实践和预期临床实践之间比较的问题	是/否/不确定
在测量之前	
• 是否得到了利益相关者的足够的兴趣和参与？	
• 是否选择了适当的主题？	
• 是否确定了合适的人群、技术和资源？	
• 是否考虑过伦理问题？	
测量什么	
• 标准该是明确的还是含蓄的？	
• 标准是否涉及照护的结构、过程或结果？	
• 标准是否对于促进护理质量改善有足够影响？	
• 适合的目标水平是什么？	
如何测量	
• 信息是否可获取？	
• 如何确定合适的患者样本？	
• 样本量应多大？	
• 如何选择具有代表性的样本？	
• 如何收集信息？	
• 如何解读信息？	

资料来源：转载自 NorthStar(www.rebeqi.org)[37]，经英国阿伯丁大学卫生服务研究所许可

从护理提供者层面测量差距

从护理提供者层面来讲，可使用几种方法进行需求评估，包括病历审查 [39]、能力评估和反思性实践。通过标准化患者 [42] 或视频记录 [43] 直接观察护理服务提供者的表现。同样，能力评估包括知识问卷，可以作为资格认证的一部分进行考核，例如美国内科医学会 [44] 的认证要求的一部分，或通过完成临床实例考核 [45]。反思性实践也是值得考虑的方法，它通过临床医生运用其临床实践经验，强化学习机会或学习档案，也支持从临床经验

中确定和记录需求[46]。Sibley 及其同事研究发现,临床医生更倾向于围绕熟知领域进行学习,而回避不熟悉的领域,内科医生自我评估的系统评价也得出了同样的结论[47,48]。

为何存在差距?

尽管审计是获取实践差距信息的途径,但必须注意,这种方式往往认为临床医生对实践差距应负责任,但实际上行动差距反映的是系统问题,而不仅仅是照护提供者的问题[49,50]。正因如此,我们需要越过实践差距的证据来确定"原因"。为了说明这一点,我们运用经典理论来解释,当人们学习完成任务及停止有意识的思考时会发生什么。与之相矛盾的是,常规化理论(也称为常规化过程理论)用于解释新观点是如何引入实践的。May 及其同事[50] 指出,当一种新的实践变成常规,则其不再存在挑战性且可持续下去。

Van de Ven[51] 认为,在探索开发新知识并将其转化为实践的过程中,我们低估了自己对人类行为的了解程度;即人类对非常规问题的注意力存在问题。同样,经验证明,大多数人认为处理复杂问题、记住复杂信息非常具有挑战性[52,53]。相比之下,大多数人对常规任务的处理轻车熟路。一旦掌握了某项任务,人们不会将注意力集中于重复完成该任务。执行重复性任务的技能被压制在潜意识下,允许人们只关注重复性任务中的事物而忽略了重复性任务的总体表现[54]。结果是,大多数人做的最频繁的却是他们考虑最少的。如果对这些常规任务的影响没有评价方法,那我们可以想象,人们在可接受的标准、规范和知识库等方面的表现可能发生"漂移"。

March 和 Simon[55] 指出,对现有条件的不满刺激人们寻求改进,当得到令人满意的结果时,人们将停止探索。令人满意的结果根据个体的期望水平(即他们内在的价值系统),以及过去工作中所有的成败经验被概念化下来[56]。另一个必须从社会和心理认知学角度阐述的问题是,个体无意识地适应缓慢变化的环境的倾向性,使得他们在不自知的情况下忍耐极度的(或可能存在危险的)变化[55]。这种对恶化的环境的无意识的适应,是所有系统的特征,例如工人忍耐不适(精神上和生理上)的阈值不断提高。当不满(在人际关系、行为、态度、自我价值等方面)达到某种程度,他们不会采取行动纠正或缓解这种局面,因为他们不知道已经从当初的原点"漂移"了多远。萌生新想法或引入新知识的机会被错过,问题演变成糟糕的状况,在这种极端的情况下,灾难在所难免,因为系统已经远远"漂移"出其从例行工作中得到反馈的能力范围[57]。

在群体和组织层面,惯性、一致性与不同偏好被列入个体局限性的范围。[59] 大组织内的流程和系统成为"规则",组织内的成员以此"规则"来评估自己的行为。如果这个等级制度里,无人反对,不断下降的状况将理所当然的出现。对组织熵属性的是赤裸裸的描述在组织相关理论文献中越来越司空见惯[58, 59]。然而,在以专业为驱动的健康照护系统里,我们可能意识不到传统思维的普遍性和潜在的负面影响,以及我们不能创造性和客观地思考日常流程。我们应该承认以下三个现实:

- 大多数人(包括专业人士)习惯"自动驾驶",对花了他们大部分时间完成的工作缺乏反省性思考。那么,我们应该如何在临床常规中养成反思习惯,以完善病历讨论、辩论、对话和评判性研究?
- 大多数人会无意识地适应日益恶化的环境,或忍受为了"迎合大众"而逐渐降低的标准。长此以往,这种现象可能导致不安全、不道德的实践,因为医疗服务系统中的人可能没有意识到自己的行为已经变为一种潜在的威胁。那么,我们应该设定怎样的个体、团队、系统考评和平衡标准,以用来识别情境和(或)文化变得开始对患者和员工"不健康"或有害?
- 必须采取积极的策略来应对这种自然趋势,即承认常规化的工作导致不加评判的行为,在一个不加批判、毫无质疑的工作环境中,个人和团队将不自觉的适应不断恶化的情况。那么,应该投入多少工作时间用于涉及全院职工积极改进活动中?

研究展望

未来的研究领域包括:验证如何将常规数据用于激发服务提供中差距的确认,如何将人群健康需求评估与服务利用相对应,然后解决服务中的差距和重复;探索团队和整个系统如何发展和保持持续学习的氛围,以降低"思想僵化"的影响。

小结

确定照护中的差距是知识转化的起点。有一系列的结构要求,例如有可靠、有效、全面的数据库来源,以直接评估所需行动(证据中所述)与实际行动(常规数据所描述)之间的差距。以此类数据为起点,但其在质量、全面性及可及性等方面并非没有自身限制。

除了结构性的数据要求之外,还存在一些过程方面的挑战。包括从哪个层面收集数据(国家、系统或是局部地区;条件或特定人群),以及核心利益相关者不同的观点。数据总是需要被解释,这一现实意味着,数据的解释是一个社会过程,需要多个利益相关者参与其中。当某一系统中的人群能更自主地参与当地问题解决,并能自主决策,那么他们将更积极地寻找常规问题[49] 的创造性的解决方案,并将知识转化到临床实践中。这些要求有助于确保知识 - 应用差距是诸多利益相关者之间动态的意见交换,团结一致改进健康照护水平及自身实践水平。

(郭红艳　高尚谦　译)

参考文献

1. Graham ID, Logan J, Harrison MB *et al.* Lost in knowledge translation: time for a map? *J Cont Ed Health Prof* 2006; **26**: 13–24.
2. Kitson, AL, Wiechula, R, Salmons S, Jordan, Z. *Knowledge translation in healthcare.* Philadelphia: Lippincott Williams & Wilkins, 2012.
3. Straus SE, Richardson WS, Glasziou P, Haynes RB. *Evidence based medicine: how to practice and teach it.* Edinburgh: Elsevier, 2005.
4. Wenger NS, Roth CP, Shekelle P and the ACOVE Investigators. Introduction to the assessing care of vulnerable elders-3 quality indicator measurement set. *J Am Geriatr Soc* 2007; **55**: s 247–52.
5. Institute of Medicine. *To err is human.* Washington: National Academy Press, 1999.
6. McGlynn EA, Asch SM, Adams J. *et al.* The quality of health care delivered to adults in the United States. *New Engl J Med* 2003; **348**: 2635–45.
7. Institute of Medicine. *Crossing the quality chasm: a health care system for the 21st century.* Washington: National Academy Press, 2001.
8. Donabedian A. The quality of care: how can it be assessed? *JAMA* 1988; **260**: 1743–8.
9. Lambie L, Mattke S, Members of the OECD Cardiac Care Panel. *Selecting indicators for the quality of cardiac care at the health systems level in OECD countries.* Paris: OECD Technical Paper, 2004.
10. http://www.oecd.org/dataoecd/28/35/33865450.pdf. Accessed August 2012.
11. Salmond, S, Begley, R, Brennan, J, Saimbert A. Comprehensive systematic review of evidence on determining the impact of Magnet designation on nursing and patient outcomes: is the investment worth it? *JBI Library of Systematic Reviews/Health Management and Assessment*, 2009; **7**(26): 1119–1291.
12. Green T, Kelloway L, Davies-Schinkel C, Hill M, Lindsay M. Nurses' accountability for stroke quality of care: part one: review of the literature on nursing sensitive patient outcomes. *Can J Neurosci Nurs* 2011; **33**(3): 13–23.
13. Shekelle P. The appropriateness method. *Med Dec Making* 2004; **24**: 228–31.
14. Rosengart MR, Nathens AB, Schiff MA. The identification of criteria to evaluate prehospital trauma care using the Delphi technique. *J Trauma* 2007; **62**: 708–13.
15. Stelfox T, Straus SE. Developing quality indicators, part 1. *Journal of Clinical Epidemiology* (in press).
16. Stelfox T, Straus SE. Developing quality indicators, part 2. *Journal of Clinical Epidemiology* (in press).
17. Gupta S, Wan FT, Newton D, Bhattacharyya OK, Chignell MH, Straus SE. WikiBuild: a new online collaboration process for multistakeholder tool development and consensus building. *J Med Internet Res* 2011; **13**: e108.

18. Harvey, G, Loftus-Hills, A, Rycroft-Malone, J, Titchen, A, Kitson, A, McCor-mack, B, Seers, K, Getting evidence into practice: the role and function of facili-tation. *J Adv Nurs* 2002; **37**(6): 577–88.

19. Kitson, AL, Rycroft-Malone, J, Harvey, G, McCormack, B, Seers, K, Titchen, A, Evaluating the successful implementation of evidence into practice using the PARiHS framework: theoretical and practical challenges. *Implement Sci* 2008; **3**: 1.

20. Wiechula, R, Kitson, A, Marcoionni, D, Page, T, Zeitz, K, Silverston, H. Improv-ing the fundamentals of care for older people in the acute hospital setting: facili-tating practice improvement using a Knowledge Translation Toolkit. *Int J Evid Based Healthc* 2009; **7**(4): 283–95.

21. McLiesh, P, Mungall, D, Wiechula, R, Are we providing the best possible pain management for our elderly patients in the acute-care setting? *Int J Evid Based Healthc* 2009; **7**(3): 173–80.

22. Gilliam SJ, Murray SA. *Needs assessment in general practice.* Occasional Paper 73. London: Royal College of General Practitioners, 1996.

23. Lockyer J. Needs assessment: lessons learned. *J Cont Educ Health Pfor* 1998; **18**: 190–2.

24. Zhan C, Miller MR. Administrative data based patient safety research: a critical review. *Qual Saf Health Care* 2003; **12** (suppl II): ii58–ii63.

25. www.ices.on.ca. Accessed August 15, 2012.

26. Shah BR, Mamdani M, Jaakkimainen L, Hux JE. Risk modification for diabetic patients. *Can J Clin Pharmacol* 2004; **11**: 239–44.

27. Pimlott NJ, Hux JE, Wilson LM, *et al.* Educating physicians to reduce benzodi-azepine use by elderly patients. *CMAJ* 2003; **168**: 835–9.

28. Feinstein AR. ICD, POR, and DRG: unsolved scientific problems in the nosol-ogy of clinical medicine. *Arch Intern Med* 1988; **148**: 2269–74.

29. Hoon-Leahy C-E, Newbury JL, Kitson AL, Whitford DJ, Wilson A, Karnon J, Baker J, Beilby JJ: The LINKIN health census process: design and implementation. *BMC Health Services Research* 2012; **12**. Sep 18; 12:321.doi: 10.1186/1472-6963-12-3321.

30. Kitson A, Powell K, Hoon E, Newbury J, Wilson A, Beilby J Knowledge Transla-tion within a population health study: the conceptual development of the Co-KT Framework. *Implementation Science*, under review.

31. Powell K, Kitson A, Hoon E, Newbury J, Wilson A, Beilby J Applying the co-creating Knowledge Translation framework to community-based research: a study protocol. *Implementation Science*, under review.

32. Aylin P, Bottle A. Use of administrative data or clinical databases as predictors of risk of death in hospital: comparison of models. *BMJ* 2007; **334**: 1044–8.

33. Gorelick MH, Knight S, Alessandrini EA *et al.* Lack of agreement in pediatric emergency department discharge diagnoses from clinical and administrative data sources. *Acad Emerg Med* 2007; **14**: 646–52.

34. www.jointcommission.org. Accessed June 20, 2008.

35. Rubenfeld GD. Using computerized medical databases to measure and to improve the quality of intensive care. *J Crit Care* 2004; **19**: 248–56.

36. Institute of Medicine. *Guidelines for clinical practice. from development to use.* Washington: National Academy Press, 1992.

37. www.rebeqi.org. Accessed August 15, 2012.

38. Rethans J, Martin E, Metsemakers J. To what extent to clinical notes by general practitioners reflect actual medical performance? A study using simulated patients. *Br J Gen Pract* 1994; **44**: 153–6.

39. Jennett P, Affleck L. Chart audit and chart stimulated recall as methods of needs

assessment in continuing professional health education. *J Cont Educ Health Prof* 1998; **18**: 163–71.

40. Linder JA, Bates DW, Williams DH. Acute infections in primary care: accuracy of electronic diagnoses and electronic antibiotic prescribing. *J Am Med Inform Assoc* 2006; **13**: 61–6.

41. Harvey G, Kitson A, Munn Z. Promoting continence in nursing homes in four European countries: the use of PACES as a mechanism for improving the uptake of evidence-based recommendations. *International Journal of Evidenced-Based Healthcare* 2012; **10**(4): 388–96.

42. Peabody JW, Luck J, Glassman P, *et al.* Comparison of vignettes, standardized patients and chart abstraction. *JAMA* 2000; **283**: 1715–22.

43. Shah SG, Thomas-Gibson S, Brooker JC, *et al.* Use of video and magnetic endoscopic imaging for rating competence at colonoscopy: validation of a measurement tool. *Gastrointest Endosc* 2002; **56**: 568–73.

44. www.abim.org/exam/moc. Accessed August 15, 2012.

45. Dresselhaus TR, Peabody JW, Luck J, Bertenthal D. An evaluation of vignettes for predicting variation in the quality of preventive care. *J Gen Intern Med* 2004; **19**: 1013–8.

46. Dornan T, Carroll C, Parboosingh J. An electronic learning portfolio for reflective continuing professional development. *Med Educ* 2002; **36**: 767–9.

47. Sibley JC, Sackett DL, Neufeld V, *et al.* A randomised trial of continuing medical education. *N Engl J Med* 1982; **306**: 511–15.

48. Davis DA, Mazmanian PE, Fordis, M, *et al.* Accuracy of physician self-assessment compared with observed measures of competence: A systematic review. *JAMA* 2006; **296**(9): 1094–102.

49. Kitson AL. The need for systems change: reflections on knowledge translation and organizational change. *J Adv Nurs* 2009; **65**(1): 217–28.

50. May CR, Mair F, Finch T, Macfarlane A, Dowrick C, Treweeks S, Rapley T, Ballini L, Ong BN, Rogers A, Murray E, Elwyn G, Legare F, Gunn J, Montori VM. Development of a theory of implementation and integration: normalization process theory. *Implementation Science* 2009; May 21: 4–29.

51. Van de Ven A. Central problem in the management of innovation. *Management Science* 1985; **32**(5): 590–607.

52. Johnson PE. The expert mind: a new challenge for the information scientist. In Bemmelmans MA (ed.), *Beyond productivity: information systems development for organisational effectiveness.* Netherlands: North Holland Publishing, 1983.

53. Van de Ven A, Hudson R. Managing attention to strategic choices. In Pennings J (ed.), *Strategic decision making in complex organisations.* San Francisco: Jossey-Bass, 1983.

54. Lewin KT, *et al.* Level of aspiration. In Hunt J McV (ed.), *Personality and the behavior disorders.* New York: Ronald Press, 1944.

55. March JG, Simon H. *Organisations.* New York: Wiley, 1958.

56. Helson H. Current trends and issues in adaptation level theory. *American Psychologist* 1964; **19**: 23–68.

57. Van de Ven A. Problem solving, planning and innovation, part 2: speculations for theory and practice. *Human Relations* 1980; **33**: 757–79.

58. Argyris C, Schon D. *Organisational learning: a theory of action perspective.* Boston: Addison-Wesley, 1978.

59. Miller E. *From dependency to autonomy: studies in organisation and change.* London, Free Association Books, 1993.

第 3.2 章　知识本土化调适

Margaret B. Harrison, Ian D. Graham, Beatrice Fervers, and Joan van den Hoek

> **学习要点**
>
> - 指南调适是在实践中开始实施证据的一种方式,用于制定本土方案,并提供将外部证据本土化的过程。
> - ADAPTE 提供了调适的方法学模板,CAN-IMPLEMENT 是指南调适和实施中的实用性指导,包括过程和辅助因素。

为什么要将临床实践指南本土化?

　　运用最佳证据是提供高质量健康照护的基础要素,临床实践指南(第 2.2 章)是循证实践的重要工具。而高质量的指南是提高照护质量的重要工具。指南提供已经形成具体的实践推荐的整合性的证据。自 21 世纪初以来,指南的制定得到了政府和专业组织的推动和支持。许多国家在国家和(或)区域层面有基础建设,致力于整合证据、制定指南和激励机制,旨在支持以目前指南推荐为指导的实践[1]。由于政治情境、医疗卫生体系的不同,这些举措会有不同的背景和目标。例如,英国国民医疗保健制度(National Health Service, NHS)有基础设施和奖励机制来提供以实践指南为指导的健康照护。国家机构如英国国家卫生与临床技术优化研究所(National Institute for Health and Clinical Evidence, NICE)致力于整合证据、制定指南,并在 NHS 范围内使用。为了评估指南在医疗卫生系统的采纳和执行现状,NHS 在全区域内进行审查。尽管做了上述努力,评价实施策略的结果显示,总体实践情况仍未达到预期的程度[2]。

　　尽管指南可能是被认为是必需的,但是单独的实践指南不能充分保证实践和决策是基于循证的基础上的。从健康照护的角度来理解,采纳证据是一项复杂且具有挑战性的工作。仅仅简单的信息传播不能达到证据在实践中的有效实施,而且还需要其他方面的大量努力,以及附加说明以供决策时使用 [3]。有效的指南推荐意见与照护实践的差距可能被许多因素放大。例如,健康照护提供者可能不具备实施推荐措施所需的技能和经验,或者执业环境中没有相应的设施或人力来实施指南推荐。其他挑战包括,由于文化或其他因素推荐意见不被当地患者及照护者接受。虽然相比基础研究,指南能以更实用的形式向使用者和医疗机构提出建议,但非常关键的一步是将指南本土化以符合使用情境的需要。

虽然国家性和国际性机构已经对改进指南的质量和严谨性作出了重大努力 [4-6],但在如何更好地将指南本土化、适用于临床情境方面的投入甚少。根据具体临床情境制定实践指南,可能有助于提高接受程度和依从性。有研究 [7-9] 表明,这个过程中知识使用者的积极参与能很大程度的改变临床实践。因此,许多国家对(跨)国家循证实践指南的本土化很感兴趣,在一些区域甚至成为强制措施 [10-15]。对于一些省/地区管辖区而言,由于缺乏时间、专业知识和资源,重新制定指南并不可行。所以,充分利用已有的高质量指南,可替代重新制定指南的过程 [16-18]。

对已有的高质量指南进行本土化的调适,可减少重复工作,提高指南的适用性。在本土化环境下应用指南的推荐意见,其适用性及照护组织所需的改变是不同的 [19]。重要的是,指南调适是证据在实践中应用的第一步,并且需要通过提高终端知识使用者责任感,以促进证据的本土化吸收。这是以行动为导向的促进证据实施的具体要素。然而,将指南进行本土化的改编,有改编后的指南偏离原始证据的风险,从而带来对指南中推荐意见质量和有效性的质疑。本章列出了将指南评价、调适以适用本土情境的系统的参与式方法(整合型知识转化),同时保证指南的质量和有效性。无论证据以知识整合、患者决策协助系统或者临床实践指南等哪种形式呈现,终端知识使用者必须考虑如何将其调适到本土情境中。可运用同样的原则,确保在证据实施前要充分考虑本土因素。

如何将临床实践指南本土化?

指南调适是证据在实践中应用的第一步。通过主动的调适过程,保留循证推荐意见完整性的同时,评价已有指南,并对其进行调适,使其适应本土情境。即使是相同的证据,在不同的组织、区域或文化环境下,形成不同的指南推荐意见是很正常的 [4, 5, 16-18, 20]。指南调适过程中,考虑和处理与临床情境、特定需求、优先顺序、立法、政策和资源等有关的具体的健康照护问题。

　　理想状态下,指南调适是一项系统性、参与性的对已有指南进行评价和调适的过程。根据其性质,指南改编以有形、有意识的方式,告知当地从业者循证健康照护的原则。利用本土数据和环境,例如人口数量和特征、健康照护实践范围、与现有照护和服务模式的一致性等,来评估外来证据。本土的"证据"有助于更好地吸收和使用指南。

　　除加拿大的少数研究[7, 18]外,文献中暂没有有效的指南调适过程方法[20]。加拿大此领域的工作被整合成为一项国际首创,称为 ADAPTE 协作网(www.ADAPTE.org,2012 年 9 月访问)。研究人员、指南制定者、实施者和使用者通力协作,通过更有效的制定和应用临床实践指南,增强研究证据的使用。ADAPTE(指南实施)过程,旨在促进更为有效、高质量的指南调适,使其更有可能在实践中实施。虽然已调查了使用者和潜在使用者对过程方面的看法[21],但仍未进行过正式实地验证。

　　加拿大一项癌症照护举措对多个团队应用 ADAPTE 法的过程开展了实地调查。终端知识使用者参与指南调适的过程,以解决与本土环境中相关的健康照护问题。这种实践的前提是,以建立透明的标准为目标,遵循 ADAPTE 严谨、可复制的原则,具体原则如下:

- 尊重指南开发过程中循证原则[7]
- 使用可靠的、一致性的工具,来保证改编后的指南的质量[5]
- 主要利益相关者参与,以提高指南调适的接受程度和责任感,最大限度促进其应用[10]
- 调适过程中考虑具体情境,确保与本土实践和政策相符[22]
- 公开透明地记录,以提高改编的指南推荐意见的可信度[4, 23]
- 运用灵活格式以满足特殊需求和环境需要[1, 24]
- 尊重、认可原指南资料

何为调适过程?

　　表 3.2.1 展示了指南调适 ADAPTE 过程中的 24 个步骤。基于用户群经验和需求,来建立并改造 ADAPTE 流程,从而衍生了 CAN-IMPLEMENT 资源。网址 http://www.cancerview.ca/cv/portal/Home/TreatmentAndSupport/TSProfessionals/ClinicalGuidelines/GRCMain/GRCGD/GRCGDGuidelineAdaptation,2012 年 9 月访问。这种方法已被重新设计、简化,同时保持 ADAPTE 原有过程的基本步骤及严谨性。CAN-IMPLEMENT 包括将指南逐步调适的三个阶段(表 3.2.2):阶段 1:识别、确定实践问题;阶段 2:构建解决方案;阶段

3：方案的实施、评价和可持续性。ADAPTE 的 24 个步骤被合并成为第一阶段的 4 项主要活动，并增加了一个新的元素——"呼吁行动"，以帮助新成立的群组明确指南调适计划的驱动力，并审查组织情境。实施计划与评价方面的迫切需求引起了另外两个阶段：阶段 2 明确关注了情境调适，阶段 3 强调了指南吸收及结果的评价。除了重新架构过程，CAN-IMPLEMENT 还纳入了许多新的工具和模块，增加了关于促进因素重要性的讨论，以及为初级开发者或无法接触到图书馆专家的人员提供了基础的检索策略。CAN-IMPLEMENT 还在流程中增加了管理维度的内容，扩展了领导者及指南调适发起者的策略支持，也就是，它不仅阐述了"做什么"，还重视基础结构的作用性，强调"如何"完成任务。使用者支持包括可打印的指导、快速参考指导工具包、图书馆增刊。Cancerview 电子学习网站还提供了交互式教程，网址http://www. cancerview. ca/cv/portal/Home/ParticipateAndConnect/PCProfessionals/Collaborating/eLearningTools，2012 年 9 月访问。

表 3.2.1　ADAPTE 指南调适过程

阶段 I：准备阶段

准备模块

步骤 1　建立组织委员会、工作小组、资源小组

　2　依据标准选定主题

　3　核查改编是否可行

　4　确定必要的资源和技术

　5　完成准备阶段的工作，包括，职责范围、利益冲突声明、共识形成过程、认可机构、指南作者、传播与实施的策略

　6　书写调适计划

阶段 II：调适

确定模块的范围和目标

步骤 7　运用 PIPOH 原则确定 / 澄清照护问题

检索、筛选模块

步骤 8　检索指南及其他相关文件

　9　筛选检索到的指南—记录特征 / 内容

　10　使用 AGREE 工具删除检索出的大量质量低的指南

评估模块——使用提供的工具

步骤 11　评价指南质量

　12　评价指南**现实性**

　13　评价指南内容

14	评价指南的一致性
15	评价建议的可接受性和适用性

决策和选择模块

步骤 16　回顾评价过程

　　17　选择指南和建议，进行指南调适

制定模块

步骤 18　准备指南调适的草稿

阶段Ⅲ：定稿

外部评审、确认模块

步骤 19　外部审查——指南目标观众

　　20　咨询认证机构

　　21　咨询源指南开发者

　　22　确认源文件

后续规划模块

步骤 23　制订指南调适的后续计划

最终成品模块

步骤 24　生成最终指南文件

表 3.2.2　根据 CAN-IMPLEMENT 的指南调适及实施计划

阶段 1	**确定、澄清实践问题**
步骤 1	呼吁行动
步骤 2	指南编制计划
步骤 3	检索、筛选指南 / 证据
步骤 4	评价和选择
步骤 5	草稿、修订、签署认可（调适）推荐
阶段 2	**构建解决方案**
步骤 1	将知识本土化（实践与系统）
步骤 2	评估创新、使用者和实践环境中的障碍和促进因素
步骤 3	选择、裁剪实施措施
阶段 3	**实施、评价和可持续性**
步骤 1	监测知识使用，评价实施过程
步骤 2	评价结果（患者、实践及系统）
步骤 3	促进变革，维持知识应用

这三个阶段是被纳入了更广泛的"知识 - 应用"过程框架——知识 - 应用循环圈(图 3.2.1)。知识调适始于外部知识 / 证据进入这个应用循环圈。知识转化通常由实践话题或问题激发。CAN-IMPLEMENT 第 1 阶段中,采用严格的过程识别、评价、调适现有知识,以弥补实践差距。第 2 阶段中,选定的知识进一步与本土实践环境 / 情境相结合。调适之后,知识激活指的是调适的知识(例如指南推荐意见)在目标实践和系统中整合的阶段。通过知识裁剪过程中的实施和策略调整,评估关键的阻碍和促进因素,克服已识别的挑战。阶段 3 中,监测采纳水平,一旦应用水平达到目标阈值,则可评价结果。指南调适过程中存在"前瞻性思考"的机会,并且在最后阶段加以实施。本土情境中的资源和机会在第 1 阶段和第 2 阶段中被充分识别,并付诸实施。我们实地研究小组用了 24 个月来调适一部指南。小组成员在日常工作时间外开展调适工作,以及经验的缺乏,在很大程度上延长了时间,在调适过程中,引发的很多关于实施的思考和计划,也随着指南调适的推进产生了一定效益。

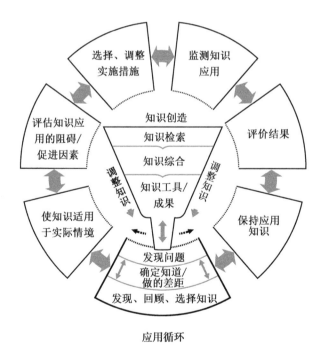

应用循环

图 3.2.1　整合指南调适和实施的知识 - 应用循环圈。经 John Wiley and Sons 的许可,引自 Graham ID, Logan J, Harrison MB, Straus SE, Tetroe J, Caswell W, Robinson N. Lost in knowledge translation: time for a map? J Contin Educ Health Prof. 2006; 26(1): 13-24

小结

本章介绍了如何调适指南，以适用于本土情境的过程。在考虑知识整合实施或患者决策协助时，可使用相同的原则。ADAPTE 提供了指南调适的明确的方法，尤其对于经验丰富、资源充足的专家团队。CAN-IMPLEMENT 是更具体的举措，包括所需的促进因素及方法学支持、管理和记录过程工具以及明确的传播与实施方法，提供了更深入的过程和方法。这对于缺乏指南调适经验，尤其进行指南调适的临床一线工作人员是有用的。使用 ADAPTE 和 CAN-IMPLEMENT 的一个非常重要的益处是，它们将复杂的过程转变成了具体的、可操控的阶段和步骤。CAN-IMPLEMENT 是指南调适的整合型知识转化方法。其参与式的属性，促进了采纳最佳循证意见的同时，考虑本土需求、环境及开始实施计划的机会等问题。指南评价过程和指南本土化过程应该严谨、系统、结构化，以便能在指南评价、并且要有利益相关者的参与。所有决策及理由都应记录在案，包括方法学和过程（例如，检索策略、指南评价结果、推荐意见分析、利益相关者反馈等）的重要细节，保证过程透明、可复制。

在组织指南调适中的另一好处是，能在实施者、决策者及其他人员等利益相关者中达成共识。对于参与已有指南评审或本土指南草案提供反馈的人而言，指南调适本身是一种没有压力的、有益的、知识更新的过程。运用 ADAPTE 或 CAN-IMPLEMENT 等方法进行指南调适，可避免指南调适背离循证初衷，并且重视本土化的过程。ADAPTE 或 CAN-IMPLEMENT 指导用户确定证据临床应用或政策实践过程中潜在的障碍。通过积极地吸引最终知识使用者，参与指南推荐意见的评审和讨论任何所需的组织的改变，促成健康照护人员、管理者、决策者之间沟通、协作的文化氛围。这种氛围对于克服实施过程中的障碍十分关键。

一般来说，指南调适过程中存在着诸多潜在挑战，包括缺乏高质量指南的来源，指南在某些情境中的适用受限，不同目标用户群体对调适过程的接受程度难以预测，或调适过程复杂性，大量的指南中可能存在有不同的推荐等。其他障碍可能包括缺乏专业知识及临床人员的参与。

研究展望

ADAPTE 目前在国际范围内广泛使用，未来的研究领域应关注用户体验，并确定其在不同情境（即指南开发者、一线工作者等）中提高指南调适的实用性和有效性。CAN-IMPLEMENT 是一种共同参与式的、整合型的知识转化工具,用于指南调适和实施。其参与式属性,要求最终用户参与整个过程中的每个步骤。这促进他们理解、重视指南调适步骤,并且愿意实施调适的指南。通过鼓励他们接受调适的指南,以促进指南的实施过程。CAN-IMPLEMENT 及其资源同样需要持续的检测和完善。尚需评估有效且高效的介绍和培训 ADAPTE 及 CAN-IMPLEMENT 的方法,例如网上、工作坊及其他形式。

（郭红艳　高尚谦　译）

参考文献

1. Burgers JS, Grol R, Zaat JO, Spies TH, van der Bij AK, Mokkink HG. Characteristics of effective clinical guidelines for general practice. *British Journal of General Practice* 2003; **53**: 15–19.

2. Grimshaw J, Thomas RE, MacLennan G, Fraser C, Ramsay CR, Vale L *et al*. Effectiveness and efficiency of guideline dissemination and implementation strategies. *Health Technology Assessment* 2004; **8**: iii–iv–72.

3. Toman C, Harrison MB, Logan J. Clinical Practice Guidelines: Necessary but not sufficient for evidence-based patient education and counseling. *Patient Education and Counseling* 2001; **42**: 279–87.

4. GRADE, Working, Group., Grading quality of evidence and strength of recommendations. *British Medical Journal* 2004; **328**: 1490–7.

5. The AGREE, Collaboration. Development and validation of an international appraisal instrument for assessing the quality of clinical practice guidelines: the AGREE **Project**. *Quality of Safety Health Care* 2003; **12**: 18–23.

6. Institute of, Medicine. Clinical–Practice–Guidelines–We–Can–Trust, 2011, http://www.iom.edu/Reports/2011/Clinical-Practice-Guidelines-We-Can-Trust. Accessed September 2012.

7. Harrison MB, Graham ID, Lorimer K, Friedberg E, Pierscianowski T, Brandys T. Leg-ulcer care in the community, before and after implementation of an evidence-based service. *Canadian Medical Association Journal* 2005; **172**: 1447–52.

8. Ray-Coquard I, Philip T, Lehmann M, *et al*. Impact of a clinical guidelines program for breast and colon cancer in a French cancer centre. *JAMA* 1997; **278**: 1591–95.

9. Ray-Coquard I, Fervers B, Haugh M, Brouwers M, Browman G, Philip T *et al*. Prototype for a regional cancer network: Impact of clinical guidelines program on medical practice. *British Journal of Cancer* 2002; **86**: 313–21.

10. Fretheim A, Schunemann HJ, Oxman AD. Improving the use of research evidence in guideline development: 3. Group composition and consultation process. *Health Research Policy* 2006; **4**: 15.

11. Dogherty EJ, Harrison MB, Baker C, Graham ID. Following a natural experiment of guideline adaptation and early implementation: a mixed-methods study of facilitation. *Implementation Science* 2012; **6**: 7–9.

12. G-I-N Adaptation Working, Group. The Adapte Collaboration. 2012, http://www.g-i-n.net/activities/adaptation. Accessed September 2012.

13. Han JY, Choi-Kwon S. Adaptation of evidence-based surgical wound care algo-

rithm. *Journal of Korean Academy of Nursing* 2011; **41**: 768–79.

14. Harstall C, Taenzer P, Zuck N, Angus DK, Moga C, Scott NA. Adapting low back pain guidelines within a multidisciplinary context: a process evaluation. *Journal of Evaluation in Clinical Practice* 2012 July 29. doi: 10.1111/j.1365-2753.2012.01848.x.

15. Pantoja CT, Ferdinand OC, Saldias PF, Rojas OL, Balcells MME, Castro LR, *et al.* The adaptation methodology of a guideline for the management of adults with **community**-acquired pneumonia. *La Revista Medica de Chile* 2011; **139**: 1403–13.

16. Graham ID, Harrison MB, Brouwers M, Davies BL, Dunn S. Facilitating the use of evidence in practice: evaluating and adapting clinical practice guidelines for local use by health care organizations. *Journal of Obstetric, Gynacological & Neonatal Nursing* 2002; **31**: 599–611.

17. Graham ID, Harrison MB, Brouwers M. Evaluating and adapting practice guidelines for local use: a conceptual framework. In. Pickering S, Thompson J (eds), *Clinical Governance in Practice*. London: Harcourt; 2003, pp. 213–29.

18. Graham ID, Harrison MB, Brouwers M, Davies BL, Dunn S. Adapting national and international leg ulcer practice guidelines for local use: the Ontario Leg Ulcer Community Care Protocol. *Advances in Skin and Wound Care* 2005; **18**: 307–18.

19. Burgers JS, Cluzeau FA, Hanna SE, Hunt C, Grol R. Characteristics of high quality guidelines: Evaluation of 86 clinical guidelines developed in ten European countries and Canada. *International Journal of Technological Assessment in Health Care* 2004; **19**: 148–57.

20. Fervers B, Burgers JS, Haugh M, Latreille J, Mlika-Cabanne N, Paquet L, *et al.* Adaptation of clinical guidelines: a review of methods and experiences. *International Journal of Health Care* 2006; **18**: 167–76.

21. Fervers B, Burgers JS, Voellenger R, Brouwers M, Browman GP, Graham I, *et al.* ADAPTE collaboration guideline adaptation: an approach to enhance efficiency in guideline development and improve utilisation. *BMJ Quality and Safety* 2011; **120**: 228–36.

22. Verkerk K, Van Veenendaal H, Severens JL, Hendriks EJ, Burgers JS. Considered judgement in evidence-based guideline development. *International Journal of Quality Health Care* 2006; **18**: 365–9.

23. Shiffman RN, Shekelle P, Overhage JM, Slutsky J, Grimshaw J, Deshpande AM. Standardized reporting of clinical practice guidelines: a proposal from the Conference on Guideline Standardization. *Annals of Internal Medicine* 2003; **139**: 493–8.

24. Grol R, Dalhuijsen J, Thomas S, Veld C, Rutten G, Mokkink H. Attributes of clinical guidelines that influence use of guidelines in general practice: observational study. *British Medical Journal* 1998; **317**: 858–61.

第3.3章 障碍因素

第3.3a章 障碍因素和促进因素
识别与测量障碍因素及促进因素的策略

France Légaré and Peng Zhang

学习要点

- 对于对知识应用感兴趣的人而言,知识应用的障碍和促进因素是其需要考虑的最重要因素之一。
- 许多用于评估障碍因素和促进因素的分类法、框架和工具已被研发,在知识-行动项目中应被运用。
- 要对现存的分类法、框架和工具达成共识,以支持在不同情境下比较的有效性。

引言

如果我们想解决以下问题,在临床实践中有效的知识转化是必要的:①提高健康信息可及性 [1];②患者在临床决策中角色扩展 [2];③对新治疗方法和技术的预期管理 [3];④提高患者安全 [4]。到目前为止,我们都知道应用研究团队在临床层面所做的知识转化的努力收效甚微 [5]。尽管知识-应用循环圈(knowledge-to-action cycle)的每一阶段在确保有效的知识转化过程中都很重要,本章则重点介绍评估知识应用过程中的障碍及促进因素相关的具体挑战。本章评论/观点是基于指南研究中心知识转化资源交换(Knowledge Translation Resource Clearinghouse of the Keenan Research Centre)的一项研究,这是圣米迦勒医院和多伦多大学医学院的联合项目(http://ktclearinghouse. ca/tools/science, 2012 年 9 月访问)。

本章第一部分讨论的是健康照护中知识应用的障碍及促进因素的重要性。第二部分简要介绍了该领域几个模式的演变,以强调概念模式与评估障碍和促进因素的相关性。接下来的部分回顾障碍和促进因素的相关测量工具,本章最后部分总结了从各种研究中所得的经验教训,并指出未来需要进一步研究的领域。

为什么障碍因素和促进因素对于知识应用很重要?

截止到 2012 年 8 月,在 PUBMED 数据库中使用 "barriers(障碍因素)" 和 "barriers(障碍因素)AND implementation(实施)" 作为检索词检索,分别检索到 57665 和 4359 篇文献。这些文献经常提到在 "能力信念" 背景下的知识应用的障碍及促进因素,"能力信念" 在知识应用中起到至关重要的作用。"能力信念" 包括感知行为控制的概念,即由计划行为理论提出的行为决定因素(第 4.2 章讨论)[6]。一篇对 78 个使用社会认知理论(该理论认为,个体认知 / 思维是现实世界中可观察到的刺激和反应之间的干预过程)确定影响健康照护人员的行为的研究综述中,作者发现认知因素与预测健康照护专业人员的意图和行为最相关的是能力信念和意图 [7]。他们的研究结果使作者提出了一个基于对能力信念、用来研究医疗健康照护专业人员的行为和意图的整合理论框架。他们假设在非意志行为中,能力的信念有直接影响意图和行为的可能。此外,最近发表的一项 Cochrane 综述指出,"针对前瞻识别的障碍因素的干预比没有干预或者采用指南更容易改善专业实践"[8]。换句话说,在现有的所有社会认知概念中,"知识使用的障碍和促进因素" 是预测健康照护人员行为和意图的最好的变量之一。

评估知识使用的障碍及促进因素的概念模式有哪些?

概念模式代表一组概念(描述现象的心理图像的词汇)和将概念转化为有意义的结构的命题(关于概念的陈述)[9]。可能包括研究、实践和教育的一般准则。每一个世界观成为带有狭窄的关注点的传统形成的理论,都必须通过实验加以驳斥 [10]。因此,概念模式很少是静态的,它应随着新证据出现而演变。健康照护领域中知识使用情境下的障碍及促进因素,其相关的概念框架应该帮助研究人员从以下几个方面打破传统思维,如确定研究问题,提出可检验的假设,使用有效且可靠的工具评估结果,从研究结果中得出结论。实用的框架可确保研究人员详细制定基于理论的干预措施,以期促进知识在临床实践中的有效应用 [11]。

在健康照护领域中，经常被引用的知识使用的障碍及促进因素概念模型之一是临床实践指南改进框架（Clinical Practice Guidelines Framework for Improvement）[12]。该框架基于医生对临床实践指南依从性障碍因素的大量文献而构建，旨在测量医生的知识、态度和行为[6]。基于系统性归总证据的方法[13]，临床实践指南被定义为用系统性方法制定出来的，针对特定临床情况帮助临床医生和患者，做出恰当处理的指导性意见[14]。在5658篇可能符合条件的文献中，Cabana和他的同事（1999）收录了76项已发表的研究，这些研究都描述了至少一个阻碍医生依从临床实践指南的障碍因素。合计起来，文献共报告阻碍医生遵从临床实践指南的293个潜在因素，包括对指南存在的意识（承认临床指南存在的能力）（n=46），对指南推荐意见的熟悉程度（能正确回答指南相关内容问题的能力）（n=31），对推荐意见的认同程度（即赞同推荐意见）（n=33），自我效能（即感觉有能力落实推荐意见）（n=19），结果预期（即遵从指南中推荐意见可改善患者结局或过程结局的感知）（n=8），克服既往实践惯性的能力（即感觉自身能够打破常规）（n=14），以及缺乏遵从推荐意见的外部障碍因素（即对阻碍推荐意见的使用自身外部因素的感知）（n=34）[12]。

研究人员在特定临床情境里评估知识应用障碍因素的研究中，对临床实践指南改进框架作了进一步扩展，[15, 16]。例如，在一项研究中，障碍因素被定义为在临床实践中限制或制约实施共同决策的因素。每种类型的障碍因素都被赋予一个特定的定义，并且增加了知识使用的潜在促进因素[16]。促进因素则被定义为，促进或帮助在临床实践中实施共同决策的因素。考虑促进因素是一个重要的进步，因为我们往往忽略一点，同一因素既可以是障碍因素也可视为促进因素，这正体现了同时全面理解两者的重要性[17, 18]。表3.3a.1列出了在健康照护领域中知识使用（此例中为共同决策）的每个潜在障碍和促进因素的定义。此表可用于指导关于研究成果应用（research utilization）的质性研究中个体访谈或焦点团体访谈的内容分析。

另一个经常提到的关于在健康照护中知识使用的障碍及促进因素的概念框架，是"健康服务领域研究成果应用的行动促进"（PARiHS）。PARiHS框架包含证据、情境和促进因素3个核心元素，三者在一个连续体上由高到低排列。其命题是：为了保证证据成功实施，需要明确所用证据的性质、临床情境的性质以及确保成功的变革过程所需的促进因素的类型。它最初作为一个未命名的框架，发表于1998年，是从作者实践改进和指南实施的经验中归纳而来[19]。2002年，原作者发表了包含第一次出版内容的改良版的框架，命名为PARiHS。证据的概念性探究发表于2004年[20]，丰富了PARiHS框架的三大核心元素。Kitson及其同事在2008年进一步阐明了

PARiHS 框架 [21, 22]，侧重基于 PARiHS 开发诊断和评价工具的需要 [22]。之后
PARiHS 成为在实施规划期间评估障碍因素和促进因素以及确定干预策略
有效性的工具 [23-25]。

表 3.3a.1　知识使用（以共同决策为例）的障碍和促进因素的分类及其定义 a[16]

知识	
缺乏意识	不能正确地认识到共同决策的存在（shared decision making，SDM）
不熟悉	不能正确回答共同决策（SDM）的内容，并且自我报告缺乏了解
遗忘	无意中忘记执行共同决策（SDM）[49]
态度	
不同意共同决策的具体内容	
● 证据的解释	不相信共同决策（SDM）的具体内容有科学证据支持
● 缺乏适用性	
患者的特点	不同意 SDM 在特定患者群体中的适用性
临床情境	不同意 SDM 在特定临床情境中的适用性
● 询问患者参与决策的首选角色	不同意 SDM 的具体内容，如询问患者在决策中的首选角色
● 询问患者关于支持或不当的压力	不同意 SDM 的具体内容，如询问患者关于支持和（或）不当的压力
● 询问 / 清楚患者价值观	不同意 SDM 的具体内容，如询问患者价值观
● 不具成本效益	认为 SDM 一旦实施花费将增加的直觉
● 对开发者缺乏信心	对那些负责制定或提出 SDM 的人缺乏信心
整体不同意	
● "太食谱化" - 太严格而不适用	不同意 SDM，因为它太不自然
● 自主权的挑战	不同意 SDM，因为认为它是对专业自主权的威胁
● 偏见	认为作者有偏见
● 不实用	不同意 SDM，因为它不清楚或者不具操作性
● 整体上不同意使用这个模式（未指出原因）	整体上不同意 SDM 模式（未具体指出）
缺乏预期	
● 患者结局	认为实施 SDM 不能改善患者结局
● 健康照护流程	认为实施 SDM 不会改善健康照护流程

续表

• 感觉	认为实施 SDM 会导致困难的感觉和（或）没有考虑现存的感觉
缺乏自我效能	不相信自己能实施 SDM
缺乏动机	缺乏实施 SDM 或者改变习惯的动机

行为

外部障碍

• 患者相关因素	
患者的喜好	感觉实施 SDM 无法兼顾患者的喜好
• 创新的共同决策相关的因素	
不可测	认为 SDM 不能在有限范围内测试
不兼容	认为 SDM 与个人方法不一致
复杂性	认为 SDM 太难理解和使用
不可观察	实施 SDM 结果的可视性差
不可传播	SDM 认为不可能彼此创建和共享信息，以便达到对 SDM 的相互理解
增加不稳定性	认为使用 SDM 会增加不稳定性（例如，缺乏可预测性、结构及信息）
不灵活	缺乏灵活性，以致在用户采用或实施过程中不可更改
• 环境相关因素	
时间压力	缺乏足够时间来实施 SDM
缺乏资源	缺乏足够资源和人员来实施 SDM
组织约束	缺乏组织支持
缺乏服务机构	缺乏实际的或可供选择的健康照护服务来实施 SDM
缺乏补偿	缺乏相应的补偿来实施 SDM
认为增加责任事故可能性	实施 SDM 会增加法律行为的风险
与患者分担责任[b]	实施 SDM 会因与患者分担而免除健康照护人员责任

[a] 作者 2009 年修订

[b] 仅作促进因素评估分类

资源：修正自 [16] Legare F, O'Connor AM, Graham ID, et al. Primary health care professionals' views on barriers and facilitators to the imple mentation of the Ottawa Decision Support Framework in practice. Patient Educ Couns 2006；63：380-90 with permission from Elsevier.

　　最近，Michie，van Stralen 和 West 基于对 19 个框架的系统评价，提出了
"行为改变轮"（Behavior Change Wheel）理论，这是为确定促进行为改变因素
而建立综合性框架的另一个尝试[26]。与其他分类法不同，行为改变轮使用
更广泛的分类并且提供识别影响行为改变因素的干预建议。行为改变轮的
核心的三个必要条件是能力、机会和动机（作者称之为"COM-B 系统"）。中
心圈描述了 9 个主要的干预功能：教育、说服、激励、强迫、训练、约束、环
境改造、建模和授权。外圈描述了 7 类政策：财政措施、指导方针、环境 / 社
会规划、传播 / 营销、立法、服务条款和监管。这个框架涵盖了行为改变可
能涉及的全部机制，包括内部（生理和心理）和外部环境改变[26]。

评估知识使用障碍和促进因素的方法和工具有哪些？

　　尽管采取本土化过的调适，干预识别的障碍因素比没有采取干预或者
没有应用指南更容易提高专业实践，最近在 Cocharane Review 发表该主题
论文的作者也强调需要进一步开发用于确定障碍因素和针对性的剪裁干预
的方法。为确定知识使用的障碍及促进因素（也称为决定因素），研究者常
常使用质性研究方法，如与健康照护专业人员或其他相关知识使用者的一
对一和（或）焦点组访谈[27-31]。其他多种方法包括工作坊讨论、观察促进因
素、网上调查、实施研究人员头脑风暴、审查记录、障碍及促进因素分析和
专家共识[8, 32]。大多数研究使用 1~2 种质性方法评估障碍及促进因素；最
初他们应用这些方法目的是理解现象，而不是对现象进行测量。访谈和焦
点组的资料收集经常设计成开放式的，以便研究参与者用自己的话自由地
表达自己的想法。有些研究使用德尔菲法（Delphi）在其各自的知识使用情
境中识别和验证障碍及促进因素[33, 34]。有些量性研究的方法，如多因素分
析有关的调查问卷，也有可能使用观察性数据库以确定与潜在决定因素有
关的知识使用障碍因素和促进因素[35, 36]。Meta 分析从统计学角度分析影响
研究异质性的潜在决定因素，也有助于确定知识使用的障碍及促进因素[8]。
每个知识使用的环境都具有组织、专业、个人和文化的特殊性。识别特定
障碍及促进因素代表了确定识别知识转化为实践和决策的决定因素的一种
方法。正是在这种情况下，今天人们对研发工具有相当大兴趣，这些工具
可以有效且可靠地评估知识应用的障碍因素和促进因素，可供众多尝试知
识使用实践的用户使用。

　　基于临床实践指南改进框架，有研究者开发了一个名为"实践指南相
关态度（Attitudes Regarding Practice Guidelines）"的工具，来评估手卫生指南
依从性的障碍因素，并且在 21 个传染科临床医生中测试[37]。该工具采用李

克特 6 级评分法,包含两个部分:对实践指南的总体态度声明和关于手卫生指南的具体声明。调查进行了两次,中间间隔两周。结果发现其重测信度系数为 0.86,标化克朗巴哈 α 系数为 0.80[37]。然而,作者的结论是工具需要进一步测试和调适,还需将其转化为古英语以测量一般人群对指南依从性的潜在障碍因素。

Wensing 和 Grol 开发了另一种用于评估知识使用障碍及促进因素的工具[38]。该工具应用于荷兰 12 项不同的实施研究中[38]。首先,他们使用文献分析和实施专家的焦点小组访谈来识别可能的变革障碍因素。第二,他们进行了验证研究以测试调查问卷的心理测量特征。问题涉及创新(即临床实践指南)特征、护理提供者特征、患者特征和临床情境特征。在一项涉及 329 名医生的全科医疗预防心血管疾病的研究中,他们发现,根据调查问卷确定的自我报告障碍因素解释了自我报告表现的 39%。该工具有荷兰语和英语版本。

在精神健康领域,G.A. Aarons 探讨了态度在接受创新中的作用,并提出了可能影响循证实践(EPB)态度或被其影响的组织及个人因素模式[39]。这个循证实践态度量表(Evidence Based Practice Attitude Scale,EBPAS)包含四个维度:呼吁循证实践的态度、采用循证实践的要求、总体上对创新的公开程度和感知现存工作流程与循证实践要求差异性[40]。EBPAS 的总体 Cronbach'α 信度较好(α=0.77),子量表 α 的范围从 0.9 到 0.59[39]。

护理临床实践中,BARRIERS 量表基于四个关键维度来评估研究结果使用的障碍因素,这四个维度是(a)护士、(b)环境、(c)研究和(d)展示[41]。量表由上述 4 个关键维度的子量表及 29 个条目构成。每个子量表按照创新传播理论命名:(a)采纳者的特征(即护士的科研价值观、技能和意识);(b)组织的特征(即组织环境的障碍及局限);(c)创新特征(即研究的质量);和(d)传播特征(即研究结果的呈现和可获得性)。BARRIERS 量表已经完成德语、泰语、韩语、法语、土耳其语和瑞典语的翻译和测试[42,43]。有趣的是,将这个量表翻译成瑞典语的研究团队额外增加了一个条目,将英语作为瑞典护士的一个障碍因素,因此指出障碍评估工具需要跨文化调适。该量表作为方法学工具,在确定研究结果使用的障碍因素的一些类型上是有用的,但所确定的障碍因素是一般性的和宽泛的,难以将其应用于特定的知识使用情境[42]。此外,它没有确定组织性障碍因素,而组织情境被广泛地认为是健康照护机构中成功实施研究证据的重要影响因素[20,44]。

C. A. Estabrooks 及其同事基于 PARiHS 框架开发了亚伯达组织环境测评工具(Alberta Context Tool,ACT),包括测量健康照护领域组织环境的八个维度。英语版 ACT 量表的初步验证是在加拿大 7 所儿科医院的 764 名护士(752 份有效问卷)参与完成的。ACT 有李克特 5 级和李克特 6 级评分法两个版本;原量表包含 76 个条目,简化版包含 56 个条目。ACT 的 8 个核心组织环境维度为:①领导力;②文化;③评价;④社会资本;⑤结构和电子资源;⑥正式互动;⑦非正式互动;⑧组织松弛(包含三个子概念:人力、空间和时间资源)[45]。ACT 包含的 13 个因素的克朗巴哈 α 系数 0.54~0.91,其中 4 个因素低于通常可接受的 0.7 以下。每个因素还显示出从工具性研究使用的最低水平到最高水平平均得分增加的趋势,表明结构的有效性。该工具的优势在于其简洁性(适合在繁忙的医疗卫生环境中完成),以及其组织环境维度的可调适性[24]。

2007 年 J.Wright 及其同事提出了一个工具,以确定在老人康复机构中促进或阻碍以人为中心的失禁护理管理的情境指标[46]。2009 年该工具被命名为情境评估工具(Context Assessment Instrument, CAI)[23]。CAI 包含 37 个条目,采用李克特 4 级评分法,总分表示情境对变化的接受度。CAI 的五个维度包括协作性实践、循证实践、对人的尊重、实践界线和评价。整个问卷的克朗巴哈 α 系数估算值为 0.93。五个维度的内部一致性评分较好,范围从 0.78 到 0.91。重测得分显示研究结果可靠,焦点组参与者认为该工具具有实用性[23]。

组织变革准备度评估(Organizational Readiness to Change Assessment, ORCA)也值得一提。ORCA 包含 77 个条目,采用李克特 5 级评分法。ORCA 由来自退伍军人缺血性心脏病质量提升研究组的研究人员开发,用于质量改善活动中评估场所准备度。该工具也基于 PARiHS 框架,包含三个领域:证据、情境和促进因素。除少数例外,大多数因子和分量表信效度良好[25]。量表的证据、情境和促进因素信度的克朗巴哈 α 系数分别为 0.74、0.85 和 0.95。证据的三个分量表信度稍低[25,45]。

通过知识使用者对知识使用决定因素的认知直接输入来评估障碍及促进因素被认为是一种整合性知识转化(iKT)方法,因为:①实践具有参与性的本质;②理解和认识知识使用者观点的愿望。进一步的做法可以涉及潜在的知识使用者,对解决他们已经确定的障碍及促进因素提出建议性的干预措施。此潜在知识使用者的参与和建议可帮助计划组织干预措施,这将在本篇下一部分中进一步描述。

研究展望

尽管目前众多的研究都侧重于评估健康照护实践中知识使用的决定因素,但仍面临许多挑战,也需要更为严谨的研究。首先,多个框架和工具的使用可能不便于研究人员在不同情境之间进行有效比较。因此需要将报告知识转化中的障碍及促进因素进行标准化[12,47,48]。我们还需要区分,知识使用的障碍及促进因素与能力信念、特定社会认知结构以及其他任何被认为影响知识使用的因素之间的差别。其次,仅识别障碍因素的模式是不够的,因为同一因素可被认为具有障碍和促进双重属性。第三,在评估知识使用障碍和促进因素时,研究人员应使用标准化、信效度良好的工具。然而,仍需在不同的临床以及文化背景下调适和测试现有的工具。最后,根据行为改变轮(Behavior Change Wheel)理论,关于选择恰当的干预措施解决特定的障碍和(或)促进因素方面,还需要更多的研究作为支撑。只有这样,才能充分解决研究结果与实践之间的差距。

小结

在现有的社会认知结构中,"知识使用的障碍和促进因素"可能是最能预测医疗卫生专业人员的行为和意图的因素。虽然目前有许多评估知识使用决定因素的研究,但急需将研究转化为临床实践的障碍及促进因素的标准化报告。此外,研究人员需要考虑,在评估知识使用障碍及促进因素时运用标准化的、信效度良好的工具。需要进一步的研究如何选择恰当的干预措施,解决特定的障碍和(或)促进因素,"行为改变轮"可能为本方面的研究提供一个值得关注的方法。

(高尚谦　郭红艳　译)

参考文献

1. Woolf SH, Chan ECY, Harris R, *et al.* Promoting informed choice: transforming health care to dispense knowledge for decision making. *Ann Intern Med* 2005; **143**: 293–300.

2. Kiesler DJ, Auerbach SM. Optimal matches of patient preferences for information, decision-making and interpersonal behavior: evidence, models and interventions. *Patient Educ Couns* 2006; **61**: 319–41.

3. van Steenkiste B, van der Weijden T, Timmermans D, *et al.* Patients' ideas, fears and expectations of their coronary risk: barriers for primary prevention. *Patient Educ Couns* 2004; **55**: 301–7.

4. Mighten AL. Shared clinical decision making: a model for enhancing patient safety and quality care. *Kans Nurse* 2007; **82**: 10–11.

5. Grimshaw JM, Thomas RE, MacLennan G, *et al.* Effectiveness and efficiency of guideline dissemination and implementation strategies. *Health Technol Assess* 2004; **8**: ii–iv, 1–72.

6. Ajzen I. *Attitudes, personality and behavior.* Molton Keynes: Open University Press, 1988.

7. Godin G, Belanger-Gravel A, Eccles M, *et al.* Healthcare professionals' intentions and behaviours: A systematic review of studies based on social cognitive theories. *Implement Sci* 2008; **3**: 36.

8. Baker R, Camosso-Stefinovic J, Gillies C, *et al.* Tailored interventions to overcome identified barriers to change: effects on professional practice and health care outcomes. *Cochrane Database Syst Rev* 2010: CD005470.

9. Fawcett J. *Analysis and evaluation of conceptual models of nursing*, 2nd edn. Philadelphia: Davis Company, 1988.

10. Popper K. *The logic of scientific discovery*. London: Routledge Classics, 2002, repr.

11. Eccles M, Grimshaw J, Walker A, *et al.* Changing the behavior of healthcare professionals: the use of theory in promoting the uptake of research findings. *J Clin Epidemiol* 2005: **58**: 107–12.

12. Cabana MD, Rand CS, Powe NR, *et al.* Why don't physicians follow clinical practice guidelines? A framework for improvement. *JAMA* 1999; **282**: 1458–65.

13. Burgers JS, Grol RPTM, Zaat JOM, *et al.* Characteristics of effective clinical guidelines for general practice. *Br J Gen Pract* 2003; **53**: 15–19.

14. Field MJ, Lohr KN. *Guidelines for clinical practice: from development to use.* Washington: Institute of Medicine, 1992.

15. Espeland A, Baerheim A. Factors affecting general practitioners' decisions about plain radiography for back pain: implications for classification of guideline barriers – a qualitative study. *BMC Health Serv Res* 2003; **3**(1): 8.

16. Legare F, O'Connor AM, Graham ID, *et al.* Primary health care professionals' views on barriers and facilitators to the implementation of the Ottawa Decision Support Framework in practice. *Patient Educ Couns* 2006; **63**: 380–90.

17. Graham ID, Logan J, O'Connor A, *et al.* A qualitative study of physicians' perceptions of three decision aids. *Patient Educ Couns* 2003; **50**: 279–83.

18. Kennedy T, Regehr G, Rosenfield J, *et al.* Exploring the gap between knowledge and behavior: a qualitative study of clinician action following an educational intervention. *Acad Med* 2004; **79**: 386–93.

19. Kitson A, Harvey G, McCormack B. Enabling the implementation of evidence based practice: a conceptual framework. *Qual Health Care* 1998; **7**: 149–58.

20. Rycroft-Malone J, Harvey G, Seers K, *et al.* An exploration of the factors that influence the implementation of evidence into practice. *J Clin Nurs* 2004; **13**: 913–24.

21. Helfrich CD, Damschroder LJ, Hagedorn HJ, *et al.* A critical synthesis of literature on the promoting action on research implementation in health services (PARIHS) framework. *Implement Sci* 2010; **5**: 82.

22. Kitson AL, Rycroft-Malone J, Harvey G, *et al.* Evaluating the successful implementation of evidence into practice using the PARiHS framework: theoretical and practical challenges. *Implement Sci* 2008 Jan 7; **3**: 1. doi. 1186/1748-5908-3-1.

23. McCormack B, McCarthy G, Wright J, *et al.* Development and testing of the Context Assessment Index (CAI). *Worldviews Evid Based Nurs* 2009; **6**: 27–35.

24. Estabrooks CA, Squires JE, Cummings GG, *et al.* Development and assessment of the Alberta Context Tool. *BMC Health Serv Res* 2009; **9**: 234.

25. Helfrich CD, Li YF, Sharp ND, *et al.* Organizational readiness to change assessment (ORCA): development of an instrument based on the Promoting Action on Research in Health Services (PARIHS) framework. *Implement Sci* 2009; **4**: 38.

26. Michie S, van Stralen MM, West R. The behaviour change wheel: a new method for characterising and designing behaviour change interventions. *Implement Sci* 2011; **6**: 42.

27. Peters-Klimm F, Natanzon I, Muller-Tasch T, *et al.* Barriers to guideline implementation and educational needs of general practitioners regarding heart failure: a qualitative study. *GMS Z Med Ausbild* 2012; **29**: Doc 46.

28. Lester R, Hamilton R, Charalambous S, *et al.* Barriers to implementation of isoniazid preventive therapy in HIV clinics: a qualitative study. *AIDS* 2010; **24** Suppl 5: S45–8.

29. Hermens ML, van Splunteren PT, van den Bosch A, *et al.* Barriers to implementing the clinical guideline on borderline personality disorder in the Netherlands. *Psychiatr Serv* 2011; **62**: 1381–3.

30. Champion VL, Leach A. Variables related to research utilization in nusing: an empirical investigation. *J Adv Nurs* 1989; **14**: 705–10.

31. Larisch A, Oertel WH, Eggert K. Attitudes and barriers to clinical practice guidelines in general and to the guideline on Parkinson's disease: a national survey of German neurologists in private practice. *J Neurol* 2009; **256**: 1681–8.

32. Lugtenberg M, Burgers JS, Besters CF, *et al.* Perceived barriers to guideline adherence: a survey among general practitioners. *BMC Fam Pract* 2011; **12**: 98.

33. Gagnon MP, Shaw N, Sicotte C, *et al.* Users' perspectives of barriers and facilitators to implementing EHR in Canada: a study protocol. *Implement Sci* 2009; **4**: 20.

34. Brauer P DL, Davidson B. Nutrition in primary care: using a Delphi process to design new interdisciplinary services. http://www.dietitians.ca. Accessed August 8, 2012.

35. Perez X, Wisnivesky JP, Lurslurchachai L, *et al.* Barriers to adherence to COPD guidelines among primary care providers. *Respiratory Medicine* 2012; **106**: 374–81.

36. Aarons GA. Transformational and transactional leadership: association with attitudes toward evidence-based practice. *Psychiatr Serv* 2006; **57**: 1162–9.

37. Larson E. A tool to assess barriers to adherence to hand hygiene guideline. *Am J Infect Control* 2004; **32**: 48–51.

38. Wensing M. Methods to identify implementation problems. In Grol R, Wensing M, Eccles M (eds), *Improving patient care: The implementation of change in clinical practice*. Oxford: Elsevier Butterworth Heinemann, 2005. pp. 109–21.

39. Aarons GA. Mental health provider attitudes toward adoption of evidence-based practice: the Evidence-Based Practice Attitude Scale (EBPAS). *Ment Health Serv Res* 2004; **6**: 61–74.

40. Aarons GA. Measuring provider attitudes toward evidence-based practice: consideration of organizational context and individual differences. *Child Adolesc Psychiatr Clin N Am* 2005; **14**: 255–71, viii.

41. Funk SG, Champagne MT, Wiese RA, *et al.* BARRIERS: the barriers to research utilization scale. *Appl Nurs Res* 1991; **4**: 39–45.

42. Bostrom AM, Kajermo KN, Nordstrom G, *et al.* Barriers to research utilization and research use among registered nurses working in the care of older people: does the BARRIERS Scale discriminate between research users and non-research users on perceptions of barriers? *Implement Sci* 2008 May 1; 3: 24. doi:10.1186/1748-5908-3-24.

43. Kajermo KN, Nordstrom G, Krusebrant A, *et al.* Perceptions of research utilization: comparisons between health care professionals, nursing students and a ref-

erence group of nurse clinicians. *J Adv Nurs* 2000; **31**: 99–109.

44. Meijers JMM, Janssen MAP, Cummings GG, *et al.* Assessing the relationships between contextual factors and research utilization in nursing: systematic literature review. *J Adv Nurs* 2006; **55**: 622–35.

45. Newhouse RP. Instruments to assess organizational readiness for evidence-based practice. *J Nurs Adm* 2010; **40**: 404–7.

46. Wright J, McCormack B, Coffey A, *et al.* Evaluating the context within which continence care is provided in rehabilitation units for older people. *Int J Older People Nurs* 2007; **2**: 9–19.

47. Davis DA, Taylor-Vaisey A. Translating guidelines into practice: systematic review of theoretic concepts, practical experience and research evidence in the adoption of clinical practice guidelines. *CMAJ* 1997; **157**: 408–16.

48. Saillour-Glenisson F, Michel P. Individual and collective facilitators of and barriers to the use of clinical practice guidelines by physicians: a literature review. *Rev Epidemiol Sante Publique* 2003; **51**: 65–80.

49. Holmes-Rovner M, Valade D, Orlowski C, *et al.* Implementing shared decision-making in routine practice: barriers and opportunities. *Health Expect* 2000; **3**: 182–91.

第 3.3b 章　制定针对障碍及促进因素的知识转化干预措施

Heather Colquhoun，Jeremy Grimshaw，and Michel Wensing

学习要点

- 在知识 - 行动循环圈中关键的一步是制定针对障碍因素的干预措施
- 有效的制定针对障碍因素的干预措施对理解干预措施有效与否的原因上起到重要作用
- 目前少有制定针对障碍因素的干预措施系统方法

在 3.4a 章，Wensing 及其同事概述了在选择及剪裁针对行为改变的障碍和促进因素的干预措施时不可规避的一些挑战。尽管存在这些挑战，探讨障碍和促进因素是知识到行动进程中关键的步骤之一[1]。根据确定的障碍因素选择针对性的干预措施，以解决、减轻或减少障碍因素的影响，是在健康照护中促进知识使用的关键方面。同样，应根据已确定的促进因素，选择针对性的干预措施来加强其影响。知识转化干预措施通常包括多个组成部分，以确保解决可能影响干预措施效果的各种障碍及促进因素。

要明确制定针对障碍及促进因素的干预措施的另一个原因，是确保能够理清干预措施和预期的改变结果之间的因果关系。如果没有清楚地了解预期的改变结果，以及所选择的干预措施会产生这种变化的原因，那么就很难从（成功和不成功的）干预措施中学习到什么，也很难在下一轮中制定出更有效的干预措施[2, 3]。拙劣的干预措施计划偶然也会成功，这就可能导致对此干预措施有效性的不正确的假设和结论。虽然人们普遍认为干预措施需要解决关键障碍及促进因素，但对于如何做到这一点却并不清楚。

举个康复领域循证实践的例子。系统评价表明，康复治疗师使用卒中治疗的最佳实践的依从性很差[4, 5]。针对卒中作业治疗（occupational therapy）的研究结果显示，预期评估使用率仅为 1%~27%[6, 7]，预期干预依从性仅为 15%~58%[6, 7]。研究者确定了影响康复治疗师使用卒中最佳实践的许多障碍因素，例如对应用研究的能力缺乏信心，以及对研究的理解能力不足[8]。因此，摆在我们面前的挑战是如何制定针对性的干预措施来提高康复治疗师的信心和技能。一篇关于卒中证据转化为康复实践策略的系统评价提供了知识转化最佳方法的有限证据，结果表明积极的知识转化干预措施更可能有效[8]。虽然有用，但此类证据摘要不能为我们提供具体的干预措施，也不能为解决关键障碍及促进因素的干预措施提供指导。现在需要的是一种根据障碍及促进因素制定针对性干预措施的系统方法，而且系统评价常缺乏此类信息，例如干预措施的内容、潜在的障碍因素、采取了何种促进因素、干预在何种情境中开展等。

　　不管采用哪种方法制定针对性的障碍及促进因素干预措施，重要的是建立的假设途径应具有三个明确要素：干预措施要解决的障碍和（或）促进因素是什么，为什么选择这个干预措施，以及它怎样产生预期变化[3]。仅凭某一措施既往被采取过或主观上认为其可行就选择它，这种做法并不可取[9]，这样也不能并且可能不会产生最优化的干预措施。这种做法俗称为ISLAGIATT（it seemed like a good idea at the time，有时看似是好主意）原则，这种做法不可能产生已经证明有效的概括性的干预措施[9]。此外，障碍及促进因素可存在于多个层面。根据障碍发生在患者、医护服务提供者还是团队或组织的水平，制定与其级别相一致的干预措施。

　　现有多种计划模型用于制定干预措施[10, 11]。例如，French 等人开发了一个有用而普适的干预措施制定过程[11]。他们的研究概述了制定干预措施的系统性的 4 个步骤：（a）确定哪些人需要做出行为改变；（b）使用理论框架确定需要解决哪些障碍及促进因素；（c）选择消除障碍因素和强化促进因素的干预措施；（d）确定如何测量行为改变。本章将通过描述四种制定针对性措施的 4 种方法，重点介绍上述第 3 个步骤。

　　"剪裁干预措施"和"制定针对障碍因素和促进因素的干预措施"的概念相似。关于"剪裁干预措施"，在最新 Cochrane Update 中，作者将剪裁定义为"旨在改善专业实践的策略，该策略被计划性地考虑到预先确定的障碍因素进行改变"[12]。在 3.4a 章，Wensing 及其同事拓展了剪裁的概念，认为还应包括剪裁的强度和阶段，但还是和 Cochrane 综述中的给出的剪裁的一般性定义保持一致。本章将使用术语"制定针对障碍因素和促进因素的干预措施"，考虑到它与剪裁同义。

制定针对障碍因素和促进因素的干预措施的基本概念是什么？

　　本章描述的制定针对障碍因素和促进因素的干预措施方法，前提是假设已经使用第 3.3 章中描述的方法,确定了障碍及促进因素。然而,有几种综合性方法,既包括了确定障碍及促进因素的方法,也包括了制定措施的内容。我们会在这种特殊情况出现时加以说明,本章重点是介绍制定针对障碍及促进因素的干预措施的步骤。

在知识转化领域,针对障碍及促进因素制定干预措施的方法还处于初期阶段。相关的系统方法很少,也鲜有证据证明某种方法有效且优越[12]。这里介绍的方法是基于其在文献中的普遍性及其方法的清晰性。本章将概述 4 个制定针对障碍及促进因素干预措施的方法,两个常规类型的[13],两个是基于理论的。尽管文献中有很多用于描述知识转化干预措施设计分类的方法,如内隐理论(implicit theory)[9]、常规方法[14]、基于理论的方法[15]、探索性调研[16]和实用主义[17,18]。本章节介绍常规方法和基于理论的方法。常规方法是那些不同程度上应用内隐理论及合理的实践判断,来确定相关的障碍及促进因素的方法,但在这个过程中没有明确的理论框架为指导[17,18]。基于理论的方法则明确使用理论及其相关的解释和预测来指导干预措施的制定[3]。所描述的常规方法在本质上是参与式的,两种基于理论的方法更多地由研究者驱动。

常规方法

半结构访谈方法

半结构访谈方法使用个体访谈、头脑风暴和(或)焦点组访谈来制定针对障碍因素及促进因素的干预措施。虽然不是纯粹的质性研究,这种方法类似于质性的参与式方法。尽管缺乏明确的实施指导,但是这类方法在实践中已广泛使用[16]。Wensing 及其同事正在进行一项在慢性疾病中旨在开发使用半结构访谈的方法制定针对性的干预措施,并验证其有效性的研究[18]。这个国际项目针对五个不同国家的五种不同的慢性病:在荷兰针对心血管疾病,在英格兰针对肥胖,在挪威针对抑郁症,在波兰针对慢性阻塞性肺病,在德国则针对合并疾病。项目使用结构和非结构小组访谈的方法收集不同利益相关者(包括知识使用的研究人员、质量改进人员和医生)的意见和建议。所用的具体的方法有:(a)开放式访谈方法(个体和小组访谈),参与者确定和评价潜在的知识转化干预措施,将已知的障碍及促进因素与临床实践相结合;(b)结构式访谈,以概述实施和研究证据的障碍及促进因素的清单为导向,由连接潜在可能的干预措施与已知的障碍及促进因素的模板为指导。这种方法的一个关键方面是在制定针对障碍及促进因素的干预措施过程中,强大的知识使用者的参与。挑战是缺乏使用这些方法的系统方法,包括如何呈现干预方案的方式上没有明确的指导(见框 3.3b.1)。

框 3.3b.1

例子:半结构访谈方法[19]

　　这个研究小组制定了一项干预措施,用于提高退伍军人药物滥用障碍诊所对抑郁症识别及治疗指南的依从性。该项目专门为诊所的服务者设计,是质量改进研究计划(QUERI)系列的一部分。在确定特定地点的障碍及促进因素之后,通过开发小组座谈完成干预制定。这些小组由精心挑选的当地的人员组成,这些人乐于助人、热情、受尊重、乐于参与。主要研究人员与当地赞助单位共同选择相应的人员。这些小组成员在 5 个月内多次会面。他们与主要研究者一起,通过反复讨论的解决问题方法制定相应的干预措施。向小组提供实施步骤说明,所有讨论都针对研究目标,讨论内容以障碍及促进因素、知识转化措施、抑郁症管理及治疗经验性证据为导向。主要研究者在促进小组讨论方面发挥了关键作用,并汇总研究团队在早期确定当地障碍及促进因素时的关键知情人访谈和现场观察中收集的信息。访谈当地工作人员、实施专家、临床专家和患者。最终的干预措施要听取小组以外的专家意见。目前正在研究确定的最终干预措施的效果,初步研究表明研究人员和利益相关者参与过程增加[20]。

计划 - 执行 - 研究 - 行动(PDSA)方法

　　计划 - 执行 - 研究 - 行动(Plan-Do-Study-Act, PDSA)是在持续质量改进领域发展的快速循环方法[21, 22]。重点在于持续的改进循环,它是多学科的,侧重于实施全面和局部的干预措施,并旨在调整组织内部的流程以引起变革。基于 Langley 改进模式[22],该过程始于三个关键问题的思考:要完成什么,如何区分改变与改进,可以做出哪些改变以实现预期的改进。最后一个问题很大程度上可在 PDSA 循环中找到答案:计划(设定目标、预测、谁来做、做什么),执行(实行计划,记录),研究(分析、比较、总结发生了什么),行动(需要做什么改变,下一个周期将要做什么)。干预措施与障碍及促进因素的对应关系在本方法中体现的并不明确,主要是通过最终用户(多学科团队)在计划目标、预测及其相关活动的商讨中实现。需要重点关注所涉及的团队成员及其对组织中阻碍变革的障碍因素的了解。在这个快速循环中鼓励小的变革,以及评估是否实现了这些变革目标,实现或者没实现的原因,然后做出如何进行下一个周期的决定。继续循环直到实现预期的变革目标。使用 PDSA 方法,人们很快就知道正在进行的事情是否有效,因此,大规模的错误不太可能发生。另一个优点是该方法让终端用户参与到干预措施的设计过程中。该方法的挑战是此过程需要强有力的多学科团队的积极参与,以及终端用户必须对变革的障碍和促进因素有彻底和准确的理解。此外,快速和多循环的变革可能限制评估的强度和力量,并更难以确定变化归因于何种特定的干预措施。这种方法也倾向于更重视终端用户的隐性知识,而不是基于有效干预的证据(见框 3.3b.2)。

框 3.3b.2

例子:计划 - 执行 - 研究 - 行动(PDSA)方法[23]

这项研究利用 PDSA 方法进行项目改进,使拥有 14 000 名患者的英国社区实现 48 小时内重复处方处理的目标。作者概述了他们使用 3 个关键改进问题和 PDSA 框架作为结构的过程,使得他们非常清楚如何使用该方法以及在每个步骤发生了什么。多学科小组成员包括 1 个实践者、1 个实践管理者、3 个接待人员和 1 个外部赞助者。所有的参与人员都很重视要解决的问题,并充分理解现存工作流程和步骤的局限性。他们的第一个任务是达成一个共同目标。下一步,在 3 个月内进行了 4 次头脑风暴,基于重复处方现有流程创建了多个流程图,然后重点评估关键问题领域和潜在解决方案。这一阶段增加了对重复处方现有执行情况的审查。基于头脑风暴,确定了 4 个关键领域,为发生的变革奠定了基础。制定了三管齐下的策略来解决以下 4 个问题,包括电子处方系统、优先处方流程以及使关键处方文书工作更符合照护需求。通过 3 个 PDSA 循环的质量改进,他们取得了积极的效果,完成了预期的目标。

基于理论的方法

制定干预措施筹划图

制定干预措施筹划图(Intervention Mapping)[24, 25] 最初是在循证健康促进项目中提出的。基于健康促进项目若有理论指导则更容易成功的道理,这个方法强调使用社会和行为科学的理论。该过程包括以线性方法呈现的五个迭代步骤。第一步,制定与障碍因素相关的项目目标(通常每个障碍因素都有多个目标);第二步,选择基于理论的干预措施和相关实施策略来实现制定的项目目标;第三步,将这些方法和策略调适为清晰可行的干预措施；第四步和第五步包括方案的采纳、实施、持续和评价。第二步和第三步中，制定针对障碍因素的相应干预措施。这两个步骤涉及选择由理论支持的，并且被参与者认为是与行为改变的障碍或问题最相关的干预措施，将这些技巧与实践策略相关联以改变预期健康行为相关的障碍因素，然后将这些技巧和策略整合进连贯的干预措施。例如，一项可影响自我效能的基于理论的干预技术可成为范例（即提供观察案例），使用这种方法的实用策略是将其制作成视频供他人参照[24]。

Kok 建议三种方法来选择有助于解释行为变化问题的理论：（a）基于问题的方法：检索文献中关于行为改变问题的具体理论；（b）基于概念的方法：建立与问题相关文献中的解释性因素的清单，将清单与看似可用的理论衔接；（c）基于通用理论的方法：考虑现有的可能有用的通用理论。

制定干预措施筹划图提供了一个循序渐进的干预措施设计过程，该过程确定重要的障碍因素，并使用理论将干预措施与障碍因素联系起来。虽然该过程使用理论可以识别障碍因素和促进因素，但是干预措施筹划图的目标设定重点是确定障碍因素。制定干预措施困难之一是，建议的可选理论的方法相当普通，挑选能准确确定关键问题的理论仍然是一个挑战。

框 3.3b.3

例子：制定干预措施筹划图[26]

本章对如何使用干预措施筹划图来制定本土化的裁剪计划解决二级卒中预防问题做了详细描述。作者选择了这个方法是因为他们认为它是理论与实际的干预措施设计的有机结合。为了指导干预措施的制定以及使干预内容与障碍因素相一致，研究团队将慢病护理模式（chronic care model）与社会心理学中的行为改变理论（Theory of Planned Behavior, TPB）相结合作为指导框架。慢病护理模式引导了基于系统的决策，例如获得基于社区资源和纳入患者自我管理原则。团队使用 TPB，旨在根据当地社会道德规范及感知行为、包括改变来制定干预措施。因此形成的多元干预措施包括临床提醒、患者培训和教育的标准化清单，以及患者支持和同伴项目的开发。补充文件包括对每个项目目标及与之相匹配的、基于理论的技术、制定干预措施的实施策略的完整总结。例如，激励患者调整他们的生活方式的目标，包括的技能有角色扮演以提高医护服务人员的技能（感知行为控制），和与之相关实施策略包括培训医护服务人员的动机性访谈。这项干预措施的评估还在进行中，尚未完成。

行为改变方法矩阵[27]

行为改变方法矩阵(behavior change technique matrix)旨在促进基于理论的干预措施的制定,这些干预措施清楚地阐明了干预措施与障碍及促进因素之间的因果路径关系[27]。矩阵是基于专家共识和系统评价形成的 53 种有效行为改变技术的清单,与行为的具体决定因素(障碍及促进因素)相互对应。在以往的题为"理论域框架(Theoretical Domains Framework)"的研究中,行为的决定因素被划分为 11 个领域[28]。这 11 个领域总结了行为的决定因素,是它在基于专家共识以及从 128 个对行为改变至关重要理论中提取的 33 个概念架构。这 11 个领域是:知识;技能;社会 / 专业角色和身份;能力信念;关于成果的信念;动机和目标;记忆、注意力和决策过程;环境条件和资源;社会影响;情感;行为调节。这个矩阵将有效干预措施与这些行为或障碍的决定因素相对应。例如,如果障碍因素与社会影响有关,则矩阵将给出鼓励、压力、支持和其他人的行为榜样的建议干预措施。如果障碍因素与个人能力信念有关,矩阵将给出动机性访谈、自我对话、自我监控、任务分级、演习和反馈等建议干预措施。虽然没有必要为了使用矩阵而使用理论域框架来确定障碍及促进因素,但是不这样,挑战依旧存在。在确定任何障碍 / 促进因素前,都需要首先将其与理论域框架中的 11 个领域相匹配,但是这种做法的系统过程不明确[27]。理论域框架已经扩展到了 14 个领域[29],但是干预措施矩阵仍然是基于原来的 11 个领域。这种方法将行为改变的大量的科学简化为行为改变技术的分类法,可用于设计那些能良好阐明因果途径的复杂干预(见框 3.3b.4)。

框 3.3b.4

例子:行为改变方法矩阵[11]

French 等人开发了含有四个步骤的设计干预措施的系统方法。其中第三步,制定针对障碍及促进因素的干预措施,是通过使用行为改变方法矩阵实现的。被称为 IMPLEMENT 试验,这种干预提高解决了在日常一般实践中腰痛治疗中对指南的依从性,干预措施的设计关注理论、证据和实际现实。与大多数主要关注障碍因素的其他方法不同,本研究对强化增强促进因素给予同样的关注。此外,作者还考虑了障碍和促进因素在选择解决问题的过程中是否可以修改。French 首先考虑了干预措施的内容(实施的内容),然后是实施模式(技术如何实施)。使用确定的障碍及促进因素,使用矩阵设计他们的干预措施的构建版块。然后利用研究团队各个利益相关者(研究人员和临床医生)的经验,以及支持腰痛治疗干预措施的试验证据,进行进一步的干预措施的制定。由此产生的干预措施包括两个促进互动小组工作坊,包括教学讲座和小组讨论。对于使用 DVD 为那些未能参加工作坊的医护服务人员,可通过观察 DVD 了解干预措施的内容。DVD 创新性地收录来自工作坊的镜头。该试验研究的结果表明在行为模拟实践中提高了对指南的依从性[30]。

设计干预措施的挑战有哪些?

制定针对障碍及促进因素的干预措施通常会形成模块化的干预措施,很少会提供为实施做好全面的、准备好的干预措施。模块化干预措施的类型在一定程度上取决于使用了哪些方法来制定针对障碍因素及促进因素的干预措施。例如,使用行为改变方法矩阵会形成一系列行为改变方法清单,如角色扮演、建模、言语劝说。使用半结构式访谈可能会形成的一系列干预措施有审查和反馈或教育。有一系列推荐的方法或技巧是有用的,但仍然需要确定如何在干预措施中运用这些方法。例如,我们知道了干预应注重建模,这是干预措施设计很重要的第一步;但是,还是必须决定何时、何种程度、由何人实施及何种行为? 有些设计干预措施的方法包含将其修订为可行和实用的干预措施的步骤[24],但是关于如何具体做到这一点,很少有明确的指导。

知识转化干预措施往往很复杂,涉及多种干预措施的组合,所有这些措施可能由多种因果机制共同起作用[30]。这些干预往往还需要许多人实施,这进一步增加了知识转化干预措施的复杂性[31]。这在某种程度上是由于需要借助多重干预措施解决多种障碍因素。为了充分的设计、报告和学习知识转化干预研究,系统的制定针对障碍及促进因素的干预措施因此变得至关重要。在制定和报告干预措施时,一种可取的做法是考虑实施模式(干预形式和来源)[32],以及有效成分(因果途径改变的基础)。改善干预措施的内容,可以通过使用干预措施制定和评价研究工作组(Workgroup for Intervention Development and Evaluation Research, WIDER)的推荐意见来实现[3],但这不一定有助于有效地连接干预措施与障碍及促进因素。

研究展望

虽然目前已有一些针对障碍因素及促进因素制定相应干预措施的方

法，但是仍需针对更广泛的情境，提出更多的干预措施设计方法。当然，在常规及理论方法两方面需要更系统的方法。同样重要的是，需要证据证明这些方法是否能产生有效的干预措施，以及评价哪些方法在哪些情况下更有效。虽然一般证据表明某些方法是否有效（例如参见糖尿病护理和持续质量改善的系统综述[33]），与任何这些个别方法有关的具体证据不明显，使得这些方法获得认可具有挑战性。需要将知识使用者的参与与制定针对障碍及促进因素的干预措施相结合的最佳方法，以及需要研究考虑如何将常识方法与基于理论的方法相结合。研究需要包括测量与干预措施相对应的障碍及促进因素，以便评估其相关性，需要更多的指导来确定哪些障碍和促进因素是最重要的目标，以及在干预中能够充分解决多少障碍及促进因素。该领域还将受益于与模块化的干预措施相关的一致的术语：构成干预措施的所有模块的全面列出将有利于设计和报告。

（高尚谦　郭红艳　译）

参考文献

1. Grol R. Successes and failures in the implementation of evidence-based guidelines for clinical practice. *Medical care* 2001; **39**(8): 1154.

2. Eccles M, Grimshaw J, Walker A, Johnston M, Pitts N. Changing the behavior of healthcare professionals: the use of theory in promoting the uptake of research findings. *Journal of Clinical Epidemiology* 2005; **58**(2): 107–12.

3. Michie S, Fixsen D, Grimshaw JM, Eccles MP. Specifying and reporting complex behaviour change interventions: the need for a scientific method. *Implementation Science* 2009; **4**(1): 40.

4. Menon A, Bitensky NK, Straus S. Best practice use in stroke rehabilitation: From trials and tribulations to solutions! *Disability & Rehabilitation* 2010; **32**(8): 646–9.

5. Dumoulin C, Korner-Bitensky N, Tannenbaum C. Urinary incontinence after stroke identification, assessment, and intervention by rehabilitation professionals in Canada. *Stroke* 2007; **38**(10): 2745–51.

6. Korner-Bitensky N, Desrosiers J, Rochette A. A national survey of occupational therapists' practices related to participation post-stroke. *Journal of Rehabilitation Medicine* 2008; **40**(4): 291–7.

7. Menon-Nair A, Korner-Bitensky N, Ogourtsova T. Occupational therapists' co-identification, assessment, and treatment of unilateral spatial neglect during stroke rehabilitation in Canada. *Stroke* 2007; **38**(9): 2556–62.

8. Menon A, Korner-Bitensky N, Kastner M, McKibbon K, Straus S. Strategies for rehabilitation professionals to move evidence-based knowledge into practice: a systematic review. *Journal of Rehabilitation Medicine* 2009; **41**(13): 1024–32.

9. The Improved Clinical Effectiveness through Behavioural Research Group (ICE-BeRG). Designing theoretically- informed implementation interventions. *Implementation Science* 2006 Feb 23; **1**(4).

10. Heinen MM, Bartholomew LK, Wensing M, Kerkhof P, Achterberg T. Supporting adherence and healthy lifestyles in leg ulcer patients: systematic development

of the Lively Legs program for dermatology outpatient clinics. *Patient Education and Counseling* 2006; **61**(2): 279–91.

11. French SD, Green SE, O'Connor DA, McKenzie JE, Francis JJ, Michie S, *et al.* Developing theory-informed behaviour change interventions to implement evidence into practice: a systematic approach using the Theoretical Domains Framework. *Implementation Science* 2012; **7**(1): 38.

12. Baker R, Camosso-Stefinovic J, Gillies C, Shaw EJ, Cheater F, Flottorp S, *et al.* Tailored interventions to overcome identified barriers to change: effects on professional practice and health care outcomes. *Cochrane Database Syst Rev* 2010; Isssue 3, Art. No.: CD005470. DOI: 10.1002/14651858.CD005470.pub2

13. Oxman AD, Fretheim A, Flottorp S. The OFF theory of research utilization. *Journal of Clinical Epidemiology* 2005; **58**(2): 113.

14. Bhattacharyya O, Reeves S, Garfinkel S, Zwarenstein M. Designing theoretically-informed implementation interventions: fine in theory, but evidence of effectiveness in practice is needed. *Implementation Science* 2006; **1**(1): 5.

15. Michie S, Prestwich A. Are interventions theory-based? Development of a theory coding scheme. *Health Psychology* 2010; **29**(1): 1.

16. Wensing M, Bosch M, Grol R. Developing and selecting interventions for translating knowledge to action. *Canadian Medical Association Journal* 2010; **182**(2): E85–E88.

17. Oxman AD, Fretheim A, Flottorp S. The OFF theory of research utilization. *Journal of Clinical Epidemiology* 2005; **58**(2): 113.

18. Wensing M, Oxman A, Baker R, Godycki-Cwirko M, Flottorp S, Szecsenyi J, *et al.* Tailored implementation for chronic diseases (TICD): a project protocol. *Implementation Science* 2011; **6**(1): 103.

19. Curran GM, Mukherjee S, Allee E, Owen RR. A process for developing an implementation intervention: QUERI series. *Implementation Science* 2008; **3**(1): 17.

20. Stetler CB, Mittman BS, Francis J. Overview of the VA Quality Enhancement Research Initiative (QUERI) and QUERI theme articles: QUERI series. *Implementation Science* 2008; **3**(1): 8.

21. Grol R, Baker R, Moss F. Quality improvement research: understanding the science of change in health care. *Quality and Safety in Health Care* 2002; **11**(2): 110–11.

22. Langley GJ, Moen R, Nolan KM, Nolan TW, Norman CL, Provost LP. *The improvement guide: a practical approach to enhancing organizational performance.* San Francisco: Jossey-Bass, 2009.

23. Cox S, Wilcock P, Young J. Improving the repeat prescribing process in a busy general practice. A study using continuous quality improvement methodology. *Quality in Health Care* 1999; **8**(2): 119–25.

24. Kok G, Schaalma H, Ruiter RAC, Van Empelen P, Brug J. Intervention mapping: protocol for applying health psychology theory to prevention programmes. *Journal of Health Psychology* 2004; **9**(1): 85–98.

25. Bartholomew LK, Parcel GS, Kok G, Gottlieb NH. *Intervention mapping: designing theory- and evidence-based health promotion programs.* Mountain View: Mayfield Publishing Company, 2001.

26. Schmid AA, Andersen J, Kent T, Williams LS, Damush TM. Using intervention mapping to develop and adapt a secondary stroke prevention program in Veterans Health Administration medical centers. *Implementation Science* 2010; **5**(1): 97.

27. Michie S, Johnston M, Francis J, Hardeman W, Eccles M. From theory to intervention: mapping theoretically derived behavioural determinants to behaviour

change techniques. *Applied Psychology* 2008; **57**(4): 660–80.

28. Michie S, Johnston M, Abraham C, Lawton R, Parker D, Walker A. Making psychological theory useful for implementing evidence based practice: a consensus approach. *Quality and Safety in Health Care* 2005; **14**(1): 26.

29. Cane J, O'Connor D, Michie S. Validation of the theoretical domains framework for use in behaviour change and implementation research. *Implementation Science* 2012; **7**(1): 37.

30. French S, McKenzie J, O'Connor DA, Grimshaw J, Michie S, Francis J, *et al.* Evaluating a theory-based intervention to improve the use of an evidence-based practice guideline for the management of acute low-back pain: the IMPLEMENT cluster randomised controlled trial. Low Back Pain Primary Care Research Forum X. 1-6-2009.

31. Craig P, Dieppe P, Macintyre S, Michie S, Nazareth I, Petticrew M. Developing and evaluating complex interventions: the new Medical Research Council guidance. *BMJ* 2008; **337**: a1655.

32. Webb TL, Sniehotta FF, Michie S. Using theories of behaviour change to inform interventions for addictive behaviours. *Addiction* 2010; **105**(11): 1879–92.

33. Tricco AC, Ivers NM, Grimshaw JM, Moher D, Turner L, Galipeau J, *et al.* Effectiveness of quality improvement strategies on the management of diabetes: a systematic review and meta-analysis. *Lancet* 2012; **379**(9833): 2252–61.

第 3.4 章　选择知识转化干预措施

第 3.4a 章　知识转化干预措施的制定与选择

Michel Wensing, Marije Bosch, and Richard Grol

学习要点

- 知识转化(KT)干预措施需要针对特定的实践决定因素,就像临床治疗要针对一个诊断的健康问题。
- 知识转化干预措施的研究证据可以提供一些指导,但没有明确地说明应该执行什么干预措施。
- 知识转化干预措施的选择仍然是一门"艺术",可以通过勾勒出 KT 过程目标的结构化方法得到支持,确定实践的相关决定因素,将知识转化干预与这些因素相连接。
- 剪裁的知识转化的干预措施并不总是有效,部分原因是剪裁的方法在不同的研究之间相差很大。
- 多组分的知识转化干预措施(multi-component KT interventions)可能会解决一系列实践的决定因素,但是多组分的知识转化干预的定义目前不明确。

很多研究表明慢性心力衰竭治疗中存在很大差异。例如,在初级保健中,10% 到 50% 的国家使用 β 受体阻滞剂,50% 到 75% 的国家使用血管紧张素转换酶抑制剂(ACE-I)[1]。国家指南推荐的不同不足以解释这种现象[2]。合并症是一些治疗差异的解释之一,但 14% 与患者特征相关的处方与证据不符[3]。一项对心力衰竭指南依从性决定因素的研究显示很多家庭医生发现很难改变由一位心脏病专家发起的治疗[4]。滴定 ACE-I 的剂量是困难的,对已经使用利尿剂的患者或在目前的药物治疗中病情稳定的患者中启

用 ACE-I 是一个障碍因素[4]。假设这些研究结果可以推广到特定性临床背景下,我们如何尝试改善慢性心力衰竭的初级保健? 我们如何选择干预措施,将知识从实践指南和研究结果转化为实践?

我们可能会考虑采取包括医生的培训(例如学习滴定 ACE-I 剂量)或利用领导者意见影响心脏病医师的处方习惯和方式等的干预措施促进研究的使用。我们也可以考虑为遵循指南推荐对心力衰竭患者进行治疗的医生提供财务奖励。或者我们更好地告知患者和家庭成员相应的心力衰竭的护理,希望他们在将来找健康专家就诊时会要求这种治疗。理想的情况下,知识转化干预措施的选择是基于,各种干预措施的效力和效率研究证据。但是,这一证据不能明确地指导我们在所有情境和环境下做出决策,所以,除了"科学",我们还需要一些选择或设计知识转化干预措施的"艺术"(见框 3.4a.1)[5]。

框 3.4a.1

例子:一种生活方式项目"有活力的腿(lively legs)"[19]

该项目旨在为就诊于荷兰医院皮肤科的小腿溃疡患者,开发一种生活方式的计划。该项目的一个核心特征是有一个专业护士可以提供咨询,并帮助患者找到可选择的改善生活的方式。研究人员使用干预措施筹划图来制订计划,干预图是一种来自健康促进领域的技术方法。项目的初步结果显示有积极作用,研究人员预期此计划更广泛的实施,决定邀请指导小组展开头脑风暴,评估在荷兰皮肤科病房实施本项目的潜在的障碍因素,并制定针对障碍因素的解决措施。期间举行了两次会议,其中有六名来自不同学科的人员参与了这个患者小组。会议持续了一个半小时。参会者被要求使用预结构表,分别考虑涉及以下层面的可能的相关因素:患者层面、护士水平、社会交往层面、组织的水平,最后是更广泛的结构层面,如立法。所有收集上来的因素被列在黑板上,目的是确定哪些因素是最重要的和可修改的。要确定哪些因素是最重要的,参与者必须把这些因素分为三类。重要的因素有护士缺乏对溃疡的知识,以及护士和支持服务之间的沟通不畅。随后,参与者集思广益确定实施策略,选择那些看起来最有希望克服障碍,从而实现目标的策略。虽然这两个群体确定了不同层次的目标,但是选择教育策略主要是为了解决上述这些因素。

回顾知识转化干预措施相关的证据不在本章讨论范围，相反，我们总结了其他合成的证据[5,6]。很多评价知识转化干预措施的研究表明，现有研究的严谨性和质量是混杂的，因而这些干预措施在其他患者，健康提供机构和健康照护系统中的通用依然是个问题。研究证据表明知识转化干预措施的影响是可变的，总的来讲，效应值大小适中。因此，目前对知识转化干预效果的研究证据，只能部分地指导实施者选择最佳干预措施。如下一般性结论是从现有的文献中得出的：

- 现有的大量研究证据集中在专业的干预措施，如各种教育计划、审计和反馈及计算机决策支持。专业表现的整体绝对变化通常不超过选定结果的 10%，但这种变化可以与选定的结果在临床上或经济上相关。

- 被动的教育干预措施，如成文的指南，教学讲座和会议，如果单独使用，不太可能改变专业行为。积极的教育干预措施，如对外拓展访问和专业人士的质量圈，更有可能引起改变。在教育项目中使用现代技术（例如远程教育）也可以有效，但目前缺少对临床过程和结果产生影响的数据。

- 能把信息带到接近决策点的专业的干预措施，如决策支持，可能更有效，特别是在预防和检查处方的开具领域。

- 以患者为导向的干预措施，如前期咨询问卷或决策辅助工具，在某些情况下可以支持质量改进，但是目前对于这些干预措施对护理质量影响的理解有限。

- 组织的干预措施，如提高患者的护理团队和综合服务系统，在某些情况下可以影响临床结果和效率。但它们对知识转化的影响还不清楚，它们似乎特别能提高效率和患者的满意度。

- 对患者或专业人员的财务奖励措施的变化影响医疗保健使用的数量，这可能与质量改进有关（例如预防服务量）。他们在临床决策和实践模式适宜性上的影响并不是很清楚。此外，这些干预措施的可持续性的证据有限。

选择知识转化干预措施的"艺术"至少在一定程度上可以使用结构化程序。许多实施专家建议，需要一个在不同层次上来解决专业人士、患者、团队、组织和更广泛的健康保健系统的结构化方法[6]。计划改变的结构化方法已经在多个科学学科得到发展，包括：干预措施映射、营销、PRECEDE（Predisposing, Reinforcing and Enabling Constructs in Educational Diagnosis and Evaluation）/PROCEED（Policy, Regulatory, and Organizational Constructs in Educational and Environmental Development）、品管圈、变革管理、组织发展、社区发展和卫生技术评估[7]。这些结构化的方法是否导致更好的知识吸收，以及哪种组成成分是最相关的，仍然是未知的。计划变革模式或多或少地提出相同的步骤或阶段，尽管这些步骤的数量变化很大[8, 9]。本章旨在提供选择针对相关实践的决定因素的知识转化干预措施的概述和指导。

入门：知识转化的目标是什么？

选择知识转化干预措施的重要一步是选择知识转化项目的具体目标。目标设定可能有助于有效的行为改变[10]。通常不太可能去很细致地分析和解决每个目标，因此必须考虑优先目标。最终，目标应与患者、人群和社会的结局相关。比如，改善心力衰竭治疗的目标包括较高的生存率（例如，由于更好地使用 ACE-I 和 β- 受体阻滞剂）和更低的医疗保健费用（例如，由于住院次数的减少）。许多知识转化干预措施的目标通过在治疗或医疗服务的其他方面的具体改变来明确（例如，更多 ACE-I 和 β 受体阻滞剂的处方）。期望这种改变能带来更好的结果。理想状态下，强有力的研究证据支持这一期望，但在现实中，往往这样的证据有局限性。例如，许多关于心衰治疗有效性的证据是基于住院患者的，可能不适用于初级保健的心力衰竭患者。

我们可以采用一些选择知识转化干预措施目标的方法，譬如，德尔菲法（Delphi procedure）[11]。例如，一项研究表明，在初级保健机构中诊断有尿路感染的儿童中，大约有 30% 未使用抗生素[12]。因此，我们邀请了九位家庭医生仔细考虑对于这些患者，知识转化项目应该针对初级保健哪些方面。研究使用德尔菲法，在首轮收到了 22 个潜在目标的书面问卷。要求九位家庭医生评估这些目标的临床相关性，并针对目标用自己的话发表评论，在第二轮，我们报告了首轮的结果，并提供了一些修订的目标。最后一轮有七个目标，包括"所有年龄小于六个月伴有（疑似）尿路感染的儿童转往二级医疗机构进行治疗"和"所有尿路感染的儿童在完成抗生素治疗后的 3~5 天必须有随访，使用试纸或尿培养检测尿液。"

可用来衡量措施实施的指标是什么？

需要把目标限定在具体指标上，指标可以用来衡量实施的程度。我们可以通过分析临床指南或其他实践推荐，以确定这些指标。该指标应具有良好的可测量性，得到关键利益相关者支持，并且可行性高。质量指标的详细讨论见第 3.1a 章。目前，最佳实践是利益相关者小组通过结构化的德尔菲法评价可用的证据，随后则是在实践中进行检验[8]。例如，一项心血管风险管理的欧洲初级保健项目,使用了两轮 Delphi 法选择指标[13]。共有来自 9 个国家的 101 位家庭医生(占被邀请者的 80%)参与了这两轮的程序。从最初的 650 个指标中,提取出了 202 个指标,其中有 44 个被评为有效(22%)。这些指标涵盖生活方式(8),临床表现(27)和照顾的组织方面(9)。开发了用于测量这些指标的工具,包括病历审查的数据提取工具和用于家庭医生的调查问卷[14]。

实践的潜在决定因素是什么?

目标一旦确定,大部分计划模式建议实施者分析每个选定目标的实践决定因素(也称为:变革的障碍或阻力)。第 3.3 章中讨论了确定实践的决定因素的各种不同的方法[8]。简单地说,它们大致可分为两类。第一类包括由专业人士、患者及其他人员报告的确定实践的决定因素的方法,包括访谈、问卷调查及团体方法。可以做得相对简单或更系统,但缺点是,报告的因素可能在现实中对知识转化很少或根本没有影响。例如,改变心力衰竭治疗的决定因素的研究,如上所述,基于半结构化问卷[4]。研究发现,家庭医生一般是基于四个决定因素开出 ACE-I 或优化 ACE-I 剂量的处方。但是,家庭医生认为的决定因素和 ACE-I 处方的之间没有显著的关系。

第二类包括实践差异的分析或随时间变化的决定因素。这种方法需要大的观测数据集和统计方法分析患者的医疗保健服务的变化。心力衰竭治疗的差异与合并症的研究是一个很好的例子[3]。另一个例子是一项在医院环境下指南应用研究的探索性的 Meta 回归分析,该研究发现了一些组织因素影响知识转化干预效果的证据[15]。这种方法的局限性是,通常在一个课题中只能检验少数几个潜在的实践决定因素。

如何将知识转化干预措施与这些决定因素联系起来?

一旦选定了目标,并且确定了实践的决定因素,下一步是将具体的知识转化干预措施与这些障碍联系起来。这个过程类似于临床治疗是针对一个健康问题的诊断[6]。例如,一个旨在减少消化不良患者不合理地长期使用质子泵抑制剂的课题中只是针对这样一个特定问题:重复处方的常规供给,未经评估和讨论其对患者的有用性。我们在一项随机试验中成功使用了一项措施是给患者一封通知他们停药的信件[16]。另一项研究发现,一些非特异性下腰痛的患者拒绝进行身体活动建议和避免被动理疗。因此,我们为医生开发和测试了培训会议,其中包括沟通技巧培训。一项随机试验表明,这对护理专业行为和患者的满意度有积极的影响,但对患者的功能状态或请病假并没有积极的影响[17]。

将知识转化干预措施与决定因素联系起来可能是知识转化项目设计方案中最具创造性的一步,因为如何进行明确的指导是具有挑战性的。"为相关决定因素调整干预措施"的概念通常以一种随意的表达方式,但事实上它具有不同的维度。这些措施包括:

- 调整的强度:在人群层面(例如国家项目中的所有参与者)、实践层面(例如,外访对所有的需求进行评估)和临床工作人员层面(例如,采用一些访谈法)将干预措施与决定因素进行匹配。
- 调整阶段:在改进项目的设计阶段(当规划干预措施时)和项目的交付阶段(当运行项目时)将干预措施与决定因素相匹配。
- 考虑的选项范围:选择实施干预的主要类型(例如,专业教育或财务奖励)vs选择的干预措施的优化(例如,专业教育内容,财务激励预算)
- 干预措施作为量身定制干预的一个组成部分的纳入或排除原因:考虑可感知的影响/重要性(为什么干预措施产生或没有产生重大影响)和可行性/干预的组成部分的成本。

探索性和理论启发性的方法都可以使用。探索性的方法尽量避免什么会起作用的隐含假设,而提倡使用"开放的思维"。在很多情况下,小组常常用某类头脑风暴针对某个问题发现尽可能多的解决方案[18]。框3.4a.1提供了这种方法的例子[19]。传统头脑风暴之外,另一种选择是在线头脑风暴,利用网络平台,让会员们匿名输入他们的想法,同时向所有参与者提供匿名想法的分布情况。我们的经验是,参与者建议的实施干预措施的类型可以是不足为奇的,他们倾向于提出他们所知道的,如持续的专业教育和信息技术解决方案。在这个过程中,广泛的利益相关者的参与可以提高知识转化项目的成功、提高参与度和兴趣主动性。

另外,理论是用来了解决定实践差异和变化的因素[20, 21]。框3.4a.2提供了这种方法的一个例子[22]。一个运用理论的"常识"是考虑所选择的目标,并决定哪种理论建议的干预措施影响变革的决定因素。这个决定可以在小组中采纳,所以这种方法在实际上与上述的探索方法相近。基于心理学理论的一个结构化的方法已经提出了针对个别临床工作人员的干预措施[23]。选定知识转化干预措施后,就需要在"干预模拟试验"的基础上进行细化[24]。模拟实验的目的是在模拟的情况下,通过使用书面方案和(或)自我报告的方式,测试一个或多个选定的干预措施的执行情况。模拟实验使用真正的卫生专业人员,但模拟措施(例如,自我报告的问卷)及潜在的所有干预组分的一个子集除外。

没有强有力的研究证据推荐这两种方法中的任何一个。我们建议结合探索性和基于理论的方法来选择和剪裁干预措施。探究性的方法可能有助于考虑事先未预料到的问题。但是,使用理论可能有助于扩展考虑因素的范围,因此将会减少忽略重要问题的可能。

框 3.4a.2

例子:量身定制的实施抑郁症指南的干预[22]

本研究的目的是确定使用心理学理论,量身定制的方法以克服变革中的障碍是否比单纯在全科医师中传播抑郁症指南实施更加有效。为了验证这一假设,英国的 1239 名全科医生受邀参与了这项研究。同意参加研究的人群被分为干预组和对照组。在接受指南传播六周后,对干预组的每位医生进行了深入访谈,以确定他们实施过程中的障碍,访谈被录音和转录。对于有关障碍变革的每个评论,评论者都给出了一种解释个体行为变化方面的心理学理论,并在研究人员之间进行讨论,直至在哪一个具体的理论能最好的解释所观察到的障碍方面达成共识。然后使用该理论选择相应的实施方法,例如,"如果全科医生表示在评估自杀风险和不确定性问题的使用形式上产生焦虑,那确定的理论将是自我效能。在这种情况下,实施方法可能包括为全科医生在会诊时提供自杀风险评估问题模板。"如果实施者面临几个障碍,他/她也会收到几种实施方法。最常见的解释观察到的障碍的理论是变革的准备(许多实施者没有考虑到变革行为的需求)和自我效能(即医生感觉不能胜任询问自杀风险或讨论服药依从性)。就变革准备的相关因素而言,实践者在意向阶段给出了反馈。自我效能感的相关因素方面,组织教育拓展访问,引用和反馈能够讨论自杀风险的医生的话。此外,通过同行小组讨论、临床专家外访以及与他人的实践进行比较反馈,以解决社会影响理论相关因素。通过教育外访和伴随着证据提醒的反馈对认知失调理论的相关因素进行解决。最终,组织障碍被提及(虽然研究人员没有要求它们),但在这项研究中不能得到解决。干预并没有增加遵守所有指南建议的依从性。

在决定使用一个单一的或多组分的知识转化干预措施的时候，应该考虑哪些因素？

其中一个重要的决定是涉及使用一个单一或多面的知识转化干预措施。假设往往是多组分的干预措施解决了大量的实践决定因素，因此更有效。然而，研究证据并没有明确支持这种说法[5]。一个复杂的因素是，对什么是"单一干预措施"的定义还不清楚。比如，外访包括指导、动机、改进规划和实际帮助，很难构成一个单一的干预措施。多组分的干预措施包含不同类型的专业教育（如，讲座、材料和工作坊）仍然只解决缺乏知识。我们建议，如果多组分的干预措施能解决不同类型的行为改变的决定因素，那多组分比单一的干预措施更加有效。由于他们往往需要更多的资源，我们需要对多组分干预的有效性（可行性和可持续性）进行评估。

研究展望

有必要对剪裁方法进行研究比较。例如，在一项针对慢性疾病的大型研究项目中，需要评价根据实践的决定因素剪裁知识转化干预措施的不同方法[29]。感兴趣的关键领域是（a）开放式访谈法与结构化（理论指导的）访谈的比较和（b）不同类型的参与者间的比较，如临床工作人员、知识转化专家和其他人员。这些比较的直接结果包括知识转化干预的范围和细节，方法的可接受性，和所涉及的资源。最终的结果涉及量身定制的实施干预措施对临床过程和结果的影响，这些干预措施是基于不同的方法开发的。

小结

知识转化干预措施的选择仍然是一门依据科学的"艺术"，意味着在知识转化干预措施的选择上，基于实践的经验和创造力是重要的。然而，科学可以辅以结构化的方法，这有助于考虑一系列全面的实践和干预措施决定因素，以及实施知识干预措施的有效性的相关证据。

如何全面和系统地分析变革的决定因素还有待观察。剪裁知识转化干预措施的附加价值尚未得到证实。一项针对剪裁与非剪裁的干预措施的有效性的系统评价，并没有显示出前者干预决定因素的附加价值[25]。然而，这一结论的主要原因是，在评估的决定因素是如何影响纳入文献干预措施的选择上，缺乏足够的细节。纳入一些相同研究的探索性综述（explorative review）发现，尽管在变革决定因素的研究中考虑了更广泛的实践决定因素，但是很多知识转化干预措施的选择主要集中在卫生专业人员的认知因素，如知识差距（knowledge gaps）。

　　许多知识转化项目是繁忙工作环境中的程序化活动，因此他们的目标应该是以尽可能低的成本获得最佳的效果。知识转化干预措施不应只是旨在改善医疗保健服务，而是应持续改进。实践者和管理者有充分的理由对系统的、资源 - 消耗的方法持有批判精神。对于如何设计知识转化项目，特别是在知识转化实践和选择干预措施的决定因素之间的联系方面需要更多的研究。研究人员面临的一个挑战是确定可检验的假说，即使在某种程度上是特例的情况下，以及在解决多个问题和利益相关者的复杂知识转化项目中。卫生政策制定者面临改善医疗保健需求的短期需求，因此需要设计切实的知识转化项目。也应该投资知识转化研究以提高知识转化干预措施的持续影响[27, 28]。

（李　伟　张建霞　译）

参考文献

1. Cleland JG, Cohen-Solal A, Aguilar JC, Dietz R, Eastaugh Folllath F, Freeemantle N, Gavazzi A, van Gilst WH, Hobbs FD, Korewicki J, Madeira HC, Preda I, Swedberg J, Widimsky J. Management of heart failure in primary care (the IMPROVEMENT of Heart Failure Programme): an international survey. *Lancet* 2002; **360**: 1631–9.

2. Sturm HB, Van Gilst WH, Swedberg K, Hobbs FDR, Haaijer-Ruskamp FM. Heart failure guidelines and prescribing in primary care across Europe. *BMC Health Serv Res* 2005; **5**: 57.

3. Sturm HB, Haaijer-Ruskamp FM, Veeger NJ, Baljé-Volkers CP, Swedberg K, Van Gilst WH. The relevance of comorbidities for heart failure treatment in primary care: a European study. *Eur J Heart Failure* 2006; **8**: 31–7.

4. Kasje WN, Denig P, De Graeff PA, Haaijer-Ruskamp FM. Perceived barriers for treatment of chronic heart failure in general practice: are they affecting performance? *BMC Fam Med* 2005; **6**: 19.

5. Grimshaw J, Thomas RE, Maclennan G, Fraser C, Ramsay CR, Vale L, Whitty P, Eccles MP, Matowe L, Shirran L, Wensing M, Dijkstra R, Donaldson C. Effectiveness and efficiency of guideline dissemination and implementation strategies. *Health Technol Assess* 2004; **8**(6): iii–iv, 1–72.

6. Grol R, Wensing M, Eccles M. *Improving patient care: the implementation of change in clinical practice*. Oxford: Elsevier, 2004 (new edn 2013).

7. Grol R, Bosch M, Hulscher M, Eccles M, Wensing M. Planning and studying improvement in patient care: the use of theoretical perspectives. *Milbank Quarterly* 2006; **85**: 93–138.

8. Grol R, Grimshaw J. From best evidence to best practice: effective implementa-

tion of change in patients' care. *Lancet* 2003; **362**: 1225–30.

9. Graham ID, Tetroe J; KT Theories Research Group. Some theoretical underpinnings of knowledge translation. *Acad Emerg Med*. 2007; **14**(11): 936–4.

10. Locke EA, Latham GP. *A theory of goal setting and task performance*. Englewood Cliffs: Prentice Hall, 1991.

11. Linstone HA, Turoff M. *The Delphi Method: techniques and applications*. Reading: Addison-Wesley, 1975.

12. Harmsen M, Wensing M, Braspenning JCC, Wolters R, Van der Wouden JC, Grol R. Management of children's urinary tract infections in Dutch family practice: a cohort study. *BMC Fam Pract* 2007; **13**: 8: 9.

13. Campbell S, Ludt S, Van Lieshout J, Wensing M, Grol R, Roland M. Quality indicators for the prevention and management of cardiovascular disease in primary care in nine European countries. *Eur J Cardiovasc Prev Rehab* 2008; **15**: 509–15.

14. Wensing M, Ludt S, Van Lieshout J, Campbell S, Roland M, Szecsenyi J, Grol R. European Practice Assessment of Cardiovascular risk management (EPA Cardio: Protocol of an international observational study in primary care. *Implem Science* 2009; **4**: 3.

15. Dijkstra R, Wensing M, Thomas R, Akkermans R, Braspenning J, Grimshaw J, Grol R. The relationship between organizational characteristics and the effects of clinical guidelines on medical performance in hospitals, a meta-analysis. *BMC Health Serv Res* 2006; **6**: 53.

16. Krol N, Wensing M, Haaijer-Ruskamp F, Muris J, Numans M, Van Balen J, Schattenberg G, Grol R. Patient-directed strategy to reduce prescribing for patients with dyspepsia in general practice: a randomised trial. *Alim Pharm Therap* 2004; **19**: 917–22.

17. Engers AJ, Wensing M, Van Tulder MW, Timmermans A, Oostendorp R, Koes BW, Grol R. Implementation of the Dutch low back pain guideline for general practice: a randomized trial. *Spine* 2005; **30**: 595–600.

18. Osborn AF. *Applied imagination: principles and procedures of creative problem solving*, 3rd revd edn. New York: Charles Scribner's Sons, 1963.

19. Heinen MM, Bartholomew LK, Wensing M, Van de Kerkhof P, Van Achterberg T. Supporting adherence and healthy lifestyles in leg ulcer patients: systematic development of the Lively Legs program for dermatology outpatient clinics. *Patient Educ Counsel* 2006; **61**: 279–91.

20. Eccles, M, Grimshaw J, Walker A, Johnston M, Pitts N. Changing the behaviour of healthcare professionals: the use of theory in promoting the uptake of research findings. *J Clin Epidemiol* 2005; **58**: 107–12.

21. Sales A, Smith J, Curran G, Kochevar L. Models, strategies, and tools: theory in implementing evidence-based findings in health care practice. *J Gen Intern Med* 2006; **21**: S43–9.

22. Baker R, Reddish S, Robertson N, Hearnshaw H, Jones B. Randomised controlled trial of tailored strategies to implement guidelines for the management of patients with depression in general practice. *Br J Gen Pract* 2001; **51**(470): 737–41.

23. Michie S, Van Stralen MM, West R. The behavior change wheel: a new method for characterizing and designing behaviour change interventions. *Implem Sci* 2011; **6**: 42.

24. Bonetti D, Eccles M, Johnston M, Steen N, Grimshaw J, Baker R, Walker A, Pittls N. Guiding the design and selection of interventions to influence the

implementation of evidence-based practice: an experimental simulation of a complex intervention trial. *Soc Sci Med* 2005; **60**: 2135–47.

25. Shaw B., Cheater F., Baker R., Gillies C., Hearnshaw H., Flottorp S., Robertson N. Tailored interventions to overcome identified barriers to change: effects on professional practice and health outcomes. *Cochrane Database of Systematic Reviews* 2005; Issue 3, Art. No.: CD 005470. DOI: 10.1002/14651858.CD005470.
26. Bosch M, Van der Weijden T, Wensing M, Grol R. Tailoring quality improvement interventions to identified barriers: a multiple case analysis. *J Eval Clin Pract* 2007; **13**: 161–8.
27. Grol R, Berwick DM, Wensing M. On the trail of quality and safety in health care. *BMJ* 2008; **336**: 74–6.
28. Tetroe JM, Graham ID, Foy R, Robinson N, Eccles M, Ward J, Wensing M, Durieux P, Légaré F, Nielson CP, Adily A, Porter C, Shea B, Grimshaw J. Health Research Funding Agencies' Support and Promotion of Knowledge Translation: An International Study. *Milbank Quarterly* 2008; Mar (1): 125–55.
29. Wensing M, Oxman A, Baker R, Godycki-Cwirko M, Flottorp S, Szecsenyi J, Grimshaw J, Eccles M. Tailored Implementation for chronic diseases (TICD): a project protocol. *Implem Sci* 2011; **6**: 103.

第 3.4b 章　正式的教育性干预措施

Dave Davis, Nancy Davis, and Nathan Johnson

学习要点

- 教育是一个广泛的、整体性术语：它让人联想起传统的教学活动中，经常与激发、启用和加强策略相伴，卫生专业人员的有效教育可以看作是一种干预。
- 大组会议——传统或正式的继续教育（CE）的主体——也可以通过关注严格的需求评估，并通过增加学习过程中的互动性和参与性使继续教育更有效。
- 其他有希望的干预措施：小组学习、质量驱动的活动、实践社区、远程教育。
- 最后，对自主学习的理解越来越好，可以通过增加组合学习和知情的自我评估来辅助。

　　"教育"有很多含义，虽然它的格式塔（gestalt）——尤其是在继续教育（continuing education, CE）让人想起在酒店或会议场举行的大型团体会议，显示出对临床工作人员业绩或医疗保健结局的效果有限。事实上，"教育"比说教式的大群体会议范围更广。例如，美国医学协会（American Medical Association, AMA）将继续教育定义为"医师学习和保持其能力的任何方法"——很显然，是一个比参加短期课程更全面的概念[1]。本章通过介绍教育干预措施，旨在促进卫生专业人员将最佳证据融入实践的做法。它包括教育干预措施通常被视为正式的"CE"或持续专业发展（continuing professional development, CPD）。其他章节建立在第 3.4a 章提供的概述，他们描述了教育和 KT 干预，如学术细节（3.4a 章）、审计和反馈（3.4d 章）及提醒者（3.4a 章），这些都是广义的"教育"。在这里，在第 4.3 章将讨论介绍一个较为完整的教育理论。

　　本部分具体包括：医师学习和教育的理论基础；有效的群组方法（large

group methods）的概述；采用高（低）技术策略的正式教育创新；最后，继续
教育和卫生职业教育（health professional education）的未来趋势。

教育的作用是什么？

卫生专业人员学习的原因是由许多外力驱动的。外力包括：医学知识
的爆炸、专业团体对继续教育的兴趣、继续教育"学分"作为知识和能力保
持的证明以及制药和其他商业利益的巨大兴趣，认为继续教育是影响医生
实践的手段。也包括监管力量：现在执照和认证委员会需要定期参与教育
的证明，至少在美国，再认证的过程，已经形成了一种更加积极有效的继续
教育形式 [2]。当然也有许多内在的力量在起作用，包括大部分医护人员的
固有的职业意识。

很多学者对医生和其他健康保健工作者"如何"学习的问题也已进行
了广泛的研究。例如，20 年前，Fox 及其同事询问了 300 多名北美的医生，
了解他们哪些做法发生了变革以及促使变革发生的推动力 [3]。经历过任何
变革的医生描述了大量变革的形象，例如，全科医生需要更自如地应对种
族人群。变革的力量是多样的。尽管传统教育经历发生了变化，更多的是
自我（例如，最近的个人经验）或从改变医疗的外部因素，例如人口统计资
料（例如，越来越多的老年患者），患者的需求和其他问题，如财政约束或实
践需要。最后，变化可以是较小范围的"调整"或适应（例如，在已知和规定
的一类药物中加入新药），也可以是更大层面的"重新定向"，例如采用一种
全新的实践方法。

来自开创性研究的类似例子也反映了核心的学习原则。Schon 描述了
学习的内部过程和"反思"，这表明有效的学习机制仅次于从临床经验中形
成的自我评价和意识，从而形成新的、扩展的能力或"精通区" [4]。Candy 对
自主学习者的特征的描述也值得阐述 [5]。这些特征包括：惩罚和激励；分析
能力；反思和自我意识的能力；好奇心；开放性和灵活性；独立和自给自足；
良好的信息检索技能；良好的一般学习能力。虽然这些属性可能看来理想
化，但在知识转化过程中，制定和执行实施方案时牢记它们是重要的。

实施战略是关于卫生专业和（或）系统的变革，也一直是近几十年的研
究课题 [6]。Rogers[7] 称之为创新决策过程，Prochaska 和 Velicer[8] 称之为跨理
论模型。特别是对于医生，Pathman[9] 使用的模式包括四个阶段：认知 - 赞
同 - 采用 - 遵守，用来描述医生在他们了解、同意、开始采用、然后完全采用
新的临床过程是如何进展的。当考虑教育干预措施的效果时，这些学习的
"阶段"也很重要。

教育的过程是什么?

　　教育是一种影响行为改变和提高实践效果的手段,从而实现知识到实践的转化。在当前相对自主的实践背景下,它可以为实施者提供实现变革的唯一手段。Green 的 PRECEDE 模式提供了一个非常有用的结构来理解、制定和应用有效的教育干预措施[10]。该模式采用的元素,其特征在于预处理(准备变革)、促进(促进或支持在预处理阶段获得的变革)和强化(一旦发生变革时支持变革)。在这个模式中,预处理的方法可能包括邮寄指南、教学讲座、会议和圆桌会议,这些方法可能会使学习者更容易吸收知识。患者教育材料和其他工具(如流程图),可能会促使变革。最后强化策略包括提醒或审查和反馈,有助于固化变革。至少有一个系统评价支持这个模式[11],让我们考虑调整教育干预措施的学习阶段,如表 3.4b.1 所示。同样,Grol 描述了采取多方面干预的潜力,例如,将更多传统方法(变革倾向的)与诸如促进并反馈(向卫生专业人员或患者)提醒等办法相结合以加强变化[6]。

表 3.4b.1　医生学习和变革阶段的教育干预措施的例子

学习/变革的连续体	意识	认同	采用	依从
变革的元素: 教育干预的可能角色	准备: 会议、讲座、圆桌会议、印刷材料	促使策略: 小组学习活动;课堂互动	工作坊;在会议上分发的材料;审查和反馈	强化: 审查与反馈;提醒

　　把这些特征和学习者遵循新实践的过程(Pathman 意识 / 依从模式)相结合,提供了一个即使不确切,但有用的制定教育干预措施的框架。首先,一些系统评价发现,大多数教学会议[11, 12]或邮寄的材料[13],只使用一种技术,是很难引起实践改变的。但是,这一发现可能低估了这样的传统方法,因为他们经常在诱发变革上发挥着至关重要的作用,而其自身不影响变革。例如,卫生专业人员不知道新的证据,会议、印刷材料和圆桌会议可提醒他们新的发现、治疗方式或指南。其次,如果学习者意识到一个新的发现或指南,但是并不认同它,小组学习或在会议上增加互动体可以使学习者受到同伴影响[14, 15],也是增加讨论和可能达成共识的强有力的预测因素。再次,如果这个问题是采用一个新的手段或沟通技能,或复杂的护理模式,更

深入的研讨会或互动,在线学习经验可能有助于变革[15]。最后,一旦该过程被采纳,基于系统的干预措施,如提醒、审查和反馈,被认为可以促进可持续发展[16]。表 3.4b.1 基于早期的实施模式,概述了这些原则[17]。

可以用什么样的教育干预措施来实现知识转化?

大组会议

学员众多的教育活动是司空见惯的,尽管有证据表明这种单纯说教式的教育干预措施对行为改变的效果微乎其微。但是,一些研究[11,12,18-20]提出相对实用和有效的策略,来提高在大型会议模式下,对行为以及健康照护结局的影响,这些策略包括:更精准和客观的需求评估[18]、增加互动[19]和教育方法多样化[12]。

确定需求和设定目标

有足够的证据(和越来越多地意识)表明推动继续教育的内容不仅是学习者的需要,而且也是他们的患者或医疗保健系统的需要[12]。可是,只考虑系统或患者的需求,忽略卫生专业人员的学习风格和习惯,会对学习过程的理解有误,可能不会改变专业实践。相比之下,尽管有证据表明临床医生可能自我评估欠佳,但是继续教育策划者经常仅使用主观需求评估,[21,22]而客观确定的差距可能会更紧密地将继续教育过程与结果联系起来。主观需求评估策略包括问卷调查、焦点小组、结构化个人访谈和日记或日志。第 3.1 章对以上内容进行了更详细的描述。为了消除这些方法所固有的自我评估缺陷,并建立一个更合适的需求评估策略,可以使用客观工具,包括知识和(或)技能评估、病历审查、同行审查、卫生专业实践的观察,实践模式和医生表现的报告[23,24]。

结合主观和客观需求评估的结果可用来制定教育活动的目标。为了推进知识转化的理念,继续教育与本科和(毕业后)研究生教育,已经从制定这些学习目标(学习者在学习结束时应该知道什么)转向制定行为目标(作为学习结果,学习者应该做什么?)。

安排大组会议格式化

多种策略可以促进开展有效的正式的群组继续教育。它们包括:增加会议的互动性,在活动框架内采用多种方法,并使用其他策略来增加其覆盖面和影响[12]。

多种方法

正如第 3.4a 章所述,目前尚未有明确的证据表明多组分干预措施比单组分干预措施更能获益。然而,我们有理由相信,在解决不同类型的变革障碍时,多组分的干预措施可能比单组分的干预措施更加有效。在正式的继续教育活动背景下,最新的证据表明,在活动范围内使用的多种方法可以促进知识吸收和实践转化 [12, 25]。该方法可以是在以下几个方面。第一,正式会议可以使用各种演示媒体(例如,音频来呈现心脏的声音、真正的或标准化的患者或视频、小组讨论一个主题相互冲突的观点、辩论缺乏共识的突出问题、通过测验确定学习需求或结果)。第二,鉴于知识是发生实践变革的必要而非充分条件,在一个标准的继续教育活动中实践"推动者"可能是有用的。例子包括患者护理提醒者、方案和流程表、患者教育材料、挂图和其他可在活动结束后在实践中使用的措施 [12]。第三,继续教育活动可能会使用临床场景和小短片,以提高教育材料的相关性和适用性。小短片通常来自实际的临床病例,经过修改以保护患者的隐私,并用来举例说明病史、诊断或管理的细节 [26]。它们促进反思和互动,有许多方法来呈现这种情况或临床故事:可以用纸质小病例提示诊断或管理讨论、标准化患者可以呈现高度可信的临床表现和病史、视频和音频中角色扮演和复杂的模拟技术可能会增加相关性并增加学习潜力 [12]。

　　研究显示用中断或排序分阶段的学习体验方法,能增加效果 [12]。例如,两个 3 个小时的工作坊每隔一个月举行一次(相比一次性 6 小时的工作坊),让学习者从第一次工作坊中掌握信息后应用于工作环境,然后在第二次工作坊中讨论这个过程与强化学习。每周或每月的循环临床查房是中断学习过程的最好的例子。

互动性

　　有相当明确的关于效果的证据支持 [19],互动能增加听众之间或学员与授课者之间的交流。有几种方法可以做到这一点:

- 授课者与学员之间的互动:策划人员可以增加讲座的问答环节,把讲座分成 10 分钟的授课之后,随后提问与答案 [26] 和(或)使用观众反应系统 [27]。最后一个选择可以采用技术来调查观众对所提出问题的反应或使用科技含量较低的彩色编码卡(虽然不是匿名)。
- 学员之间的互动:临时讨论小组(buzz group)- 由他们在通常安静的学员中所发出的噪音而命名,允许学员与其身边的学员进行讨论。在两个学员的互动基础之上,采用滚雪球及金字塔的方式发展到 4~6 人小组,并最终涉及所有学员参与。有一个名为"思考 - 配对 - 分享(think-pair-share)"的例子,首先练习反思(例如,一个安静的时刻让学员思考一个特定的案例),然后与邻近的参与者讨论想法,最后与更多的观众分享。

小组学习

　　卫生专业人员的小组学习是由本科教育中基于问题的学习方法发展而来的众多创新方法之一。此方法 5~10 人为一个小组,并采用了许多有效的继续教育原则(案例短片、相关小组讨论、同行互动以及高度的交互性)。小组成员定期会面,通常没有专家,由他们自己的成员组织协调。在加拿大和欧洲,已经证明这些团体在能力和表现方面都有显著的影响,尤其是在循证材料的整合上,并且在很大程度上依赖于大学的影响[15, 28]。虽然有些群体是非正式的和自发组织的,大部分群体是国家能力维护和继续教育项目,如专业许可机构的一部分[29]。

远程教育技术

　　虽然正式的、在场的继续教育仍然是主要的知识转化工具,但是,还有其他方法可以完成知识转化。例如,使用网络、视频或音频访问学者演讲节目。与现场同仁不同的是,这些活动必须是互动的,以吸引学习者和提高影响力,并尽可能采用交互式案例和其他方法刺激学习者使用批判性思维及解决问题。最近的研究表明,参加在线继续教育课程后,医生的知识和知识保留增加[30],如果设计合理,在影响医生行为改变方面,可能会比现场的活动更优[31]。

自主学习

　　某些卫生专业人员具有偏向自主选择的学习风格偏好或者对逻辑的需要。包括能提供临床信息的传统的知识来源,如教科书、专著、临床实践指南和期刊。助力自主学习重要的进展包括印刷或电脑自我评估程序的出现,为学习者阅读材料和回答问题的能力提供反馈。作品集学习(portfolio-based learning)[34, 35]也是自主学习的一个重要工具,它源于艺术家或摄影师收集作品的概念。然而,比简单累积代表作品更为复杂的是,代表作品集的目的是记录由临床医生进行的教育活动、质量文件(图表审查、程序日志、或实践成就的里程碑)、确定学习差距、学习计划的例子和用于满足以上内容的目标和资源,以及其与实践和健康照护结局相关的其他数据。代表作品集可以用于自我反思、自我评价和学习,或以一种教育方式使用——提供与同行或其他导师的对话或用于再许可、再认证、修正和其他需求问题。

继续教育的当前和未来趋势是什么?

继续教育在其构建、提供和使用上更加全面和综合尚存在多种趋势和挑战,以提供持久和长期的临床工作人员的学习。理解知识转化的背景很重要,这些因素包括:

- 继续教育结构的变化:从传统上,认为继续教育是一个信息传递工具转变到一个更完整的,在更加复杂的健康照护世界下发生的对学习过程的复杂理解。
- 越来越注重健康照护的结局和表现:使用表现评估来规划和评估继续教育。这种转变使继续教育规划者更加关注 Moore4-6 级评价模式(表 3.4b.2),而不是关注以前低水平的工作。
- 保持执照和认证:与临床医师对继续教育的参与相关的传统"学分"观念,越来越多地受到许可证委员会、专业社团和认证委员会的质疑,证据表明了传统继续教育的"失败"。虽然传统的基于时间的学分可作为参与继续教育的证明,但在证明转化中保持能力或提高表现方面尚不足够。伴随向更有依据的自我导向的、基于实践的学习,评论家认为,应该为证明实践改进活动提供更有用的学分体系。在美国和加拿大,这一概念引入到执照维持和认证中 [37, 38]。

表 3.4b.2　继续教育 / 持续专业发展的结局 [36]

分级	结局	指标
1	参与度	出席率 / 出勤人数
2	满意度	参与者的满意度
3a	学习:陈述性的	了解
3b	学习:程序性的	了解如何做
4	能力	能展示如何做;在教育环境中观察
5	表现	在实践中表现的变化
6	患者的健康	患者健康状况的变化
7	人群健康	人群健康状况的变化

- 增加电子通讯手段的使用:取代和(或)加强卫生专业学习 - 在线学习资源、社交网络、美国医学会描述的混合式实践和学习方法作为"护理点(Point of Care)"的学习 [39-41]。

- 新出现的疾病状态：在面对严重的流行病如大流行性流感（pan-flu）和生物恐怖主义问题的时候，我们需要快速反应教育技术。在这一事件中，这些疾病状态需要以下技术，如短信、传真网络、电子邮件、推特（Twitter）及包含"推送"概念的技术或护理点学习的其他手段[42]。
- 跨专业学习：日益明显的是，传统的仅针对医生的大多数"继续教育"活动需要重新思考和修改，这是鉴于日益复杂的健康照护机构环境，以及认识到护理质量显然是一个多专业团队的活动[43]。在这种情况下，需要认真考虑和关注各种学习要求、风格、实践角色和卫生专业人员角色的其他独特维度。同样可以说，正如临床指南的开发越来越多地考虑纳入患者及公众成员的参与和投入一样，继续教育的规划和发展也需要考虑。
- 慢性疾病管理：健康研究人员提出了在人口老龄化，许多患有合并症的情况下改善慢性疾病管理的必要性。这些需求显示了在推动知识转化的教育方面的前途——创造有意义的跨专业的教育倡议，传播和整合复杂的护理方法，护理点学习资源和其他方法。

研究展望

　　健康照护服务有赖于多方位的研究，继续教育起着重要作用。在问责制以及证明能力和表现作为 CHE 参与结果的时代，其中几个方面变得非常重要。包括：学习者的问题（自我评估和自我导向学习的核心特质，还是可以被教导？如果是后者，怎样能最好的实现？）、交流工具（什么知识转化媒介最好用？例如，移动技术为媒介的教育信息比传统的教育更有效）、学习的情境或背景对学习和知识运用有何影响（例如学习是如何通过薪酬模式的支持，或与信息技术和电子健康记录资源的联系？）。最后，继续教育研究的一个大问题是证据的吸收，其中变量包括问题的性质、复杂性、兼容性以及所要采用证据的强度和质量。

（李　伟　张建霞　译）

参考文献

1. American Medical Association. http://www.ama-assn.org/. Accessed, March 2008.
2. Holmboe ES, Lynn L, Duffy FD. Improving the quality of care via maintenance of certification and the web: an early status report. *Perspectives in Biology and Medicine*. 2008; **51**(1): 71–84.
3. Fox RD, Mazmanian PE, Putnam W. *Changing and learning in the lives of physicians*. New York: Praeger Publishers, 1994.

4. Schön DA. *The reflective practitioner: how professionals think in action*. London: Temple Smith, 1983.
5. Candy, PC. *Self-direction for lifelong learning*. San Francisco: Jossey-Bass, 1991.
6. Grol R, Wensing M, Eccles M. *Improving patient care: the implementation of change in clinical practice*. London: Elsevier, 2005.
7. Rogers E. *Diffusion of innovations*, 5th edn. New York: Free Press, 2003.
8. Prochaska JO, Velicer WF. The transtheoretical model of health behaviour change. *Am J Health Promot* 1997; **12**: 38–48.
9. Pathman DE, Konrad TR, Freed GL, Freeman VA, Koch CG. The awareness-to-adherence model of the steps to clinical guideline compliance: the case of pediatric vaccine recommendations. *Med Care* 1996; **34**: 873–89.
10. Green LW, Kreuter MW. *Health promotion planning: an educational and ecological approach*, 4th edn. New York: McGraw Hill, 2005.
11. Davis DA, Thomson MA, Oxman AD, Haynes RB. Changing physician performance. A systematic review of the effect of continuing education strategies. *JAMA* 1995; **274**: 700–5.
12. Marinopoulos SS, Dorman T, Ratanawongsa N, Wilson LM, Ashar BH, Magaziner JL, *et al.* Effectiveness of continuing education. *Evid Rep Technol Assess*. 2007; **149**: 1–69.
13. Wagner TH. The effectiveness of mailed patient reminders on mammography screening" a meta-analysis. *Am J Prev Med* 1998; **14**: 64–70.
14. Mansouri M, Lockyer J. A meta-analysis of continuing education effectiveness. *J Contin Educ Health Prof*. 2007; **27**(1): 6–15.
15. Peloso PM, Stakiw KJ. Small-group format for continuing education: a report from the field. *J Cont Educ Health Prof* 2000; **20**: 27–32.
16. Jamtvedt G, Young JM, Kristoffersen DT, O'Brien MA, Oxman AD. Audit and feedback: effects on professional practice and health care outcomes. *Cochrane Database of Systematic Reviews* 2006; **2**: CD000259.
17. Davis D, Evans M, Jadad A, *et al.* The case for knowledge translation: shortening the journey from evidence to effect. *BMJ* 2003; **327**(7405): 33–5.
18. Davis DA, Thomson O'Brien MA, Freemantle N Wolf F, Mazmanian P, Taylor-Vaisey A. Impact of formal continuing education: do conferences, workshops, rounds and other traditional continuing education activities change physician behaviour or health outcomes? *JAMA* 1999; **282**(9): 867–74.
19. Thomson O'Brien MA, Freemantle N, Oxman AD, Wolf F, Davis DA, Herrin J. Continuing education meetings and workshops: effects on professional practice and health care outcomes. *Cochrane Database of Systematic Reviews* 2001; **2**: CD003030, Review. Update in *Cochrane Database Systematic Reviews* 2009; 2: CD003030.
20. Gulpinar MA, Berrak YC. Interactive lecturing for meaningful learning in large groups. *Med Teach*. 2005; **27**(7): 590–5.
21. Sibley JC, Sackett DL, Neufeld V, Gerrard B, Rudnick KV, Fraser W. A randomised trial of continuing education. *N Engl J Med* 1982; **306**(9): 511–15.
22. Davis DA, Mazmanian PE, Fordis M, Van Harrison R, Thorpe KE, Perrier L. Accuracy of physician self-assessment compared with observed measures of competence: a systematic review. *JAMA* 2006; **296**(9): 1094–1102.
23. Lockyer J. Needs assessment: lessons learned. *J Cont Educ Health Pfor* 1998; **18**: 190–2.
24. Kitson A, Straus S. The knowledge-to-action cycle: identifying the gaps. *CMAJ* 2010; **182**(2): E73–E77.

25. Bordage G, Carlin B, Mazmanian P. Continuing education Effect on physician knowledge. *CHEST* 2009; **135**(3): Suppl.

26. Brose JA. Case presentation as a teaching tool: making a good thing better. *J Am Osteopath Assoc* 1992; **92**: 376–8.

27. Gagnon RJ, Thivierge R. Evaluating touch pad technology. *J Cont Educ Health Prof* 1997; **17**: 20–6.

28. The Foundation for Medical Practice Education. http://www.fmpe.org/en/about/background.html. Accessed March 2008.

29. Ontario College of Family Physicians. http://www.ocfp.on.ca/English/OCFP/CE/default.asp?s=1. Accessed March 2008.

30. Casebeer LL, Kristofco RE, Strasser S, Reilly M, Krishnamoorthy P, Rabin A, *et al*. Standardizing evaluation of online continuing education: physician knowledge, attitudes and reflection on practice. *J Contin Educ Health Prof* 2004; **24**(2): 68–75.

31. Fordis M, King JE, Ballantyne CM, Jones PH, Schneider KH, Spann SJ, *et al*. Comparison of the instructional efficacy of Internet-based CE with live interactive CE workshops: a randomized controlled trial. *JAMA* 2005; **294**(9): 1043–51.

32. Wenger EC, Snyder WM. Communities of practice: the organisational frontier. *Harvard Business Review* 2000; Jan: 139–45.

33. Gagnon ML. Moving knowledge to action through dissemination and exchange. *J Clin Epidemiol*. 2011; **64**(1): 25–31.

34. Parboosingh J. Learning portfolios: potential to assist health professionals with self-directed learning. *J Cont Educ Health Prof* 1996; **16**: 75–81.

35. Campbell C, Parboosingh J, Gondocz T, Babitskaya, G, Lindsay E, De Guzman RC, *et al*. Study of physicians' use of a software program to create a portfolio of their self-directed learning. *Acad Med* 1996; **71**(10): S49–51.

36. Moore DE, Green JS, Gallis HA. Achieving desired results and improved outcomes: integrating planning and assessment throughout learning activities. *J Continuing Educ Health Prof*. 2009; **29**(1): 1–14.

37. American Board of Internal Medicine. www.abim.org/exam/moc. Accessed September 2012.

38. The Royal College of Physicians and Surgeons of Canada. http://rcpsc.medical.org/opd/index.php. Accessed March 2008.

39. Ho K, Jarvis-Selinger S, Norman CD, *et al*. Electronic communities of practice: guidelines from a project. *J Contin Educ Health Prof*. 2010; **30**(2): 139–43.

40. Wiecha J, Barrie N. Collaborative online learning: a new approach to distance CE. *Acad Med*. 2002; **77**(9): 928–9.

41. Ruiz J, Mintzer M, Leipzig R. The impact of E-learning in medical education. *Acad Med*. 2006; **81**(3): 207–12.

42. The Physician's Recognition Award and credit system. 2010 revision. American Medical Association, http://www.ama-assn.org/resources/doc/CE/pra-booklet.pdf. Accessed October 2012.

43. Interprofessional Education Collaborative Expert, Panel. *Core competencies for interprofessional collaborative practice: report of an expert panel*. Washington: Interprofessional Education Collaborative, 2011.

第 3.4c 章 联结与交流的干预措施

Jon Salsberg and Ann C. Macaulay

学习要点

- 现存多种可以用来影响知识转化的联结与交流的干预措施,包括审查、反馈及意见领袖。
- 支持使用知识中间人(knowledge brokers)的证据是有限的。
- 参与式研究是整合型知识转化的一项潜在策略。

将健康研究成果转化为行动需要一个复杂的系统,使知识产生者和知识使用者之间进行联结与交流。这个过程包括研究者、服务提供者、服务管理者和其他决策者;研究人员和健康保健或公共卫生政策制定者;研究者和患者、宣传组织、社区成员或组织;或将一些或所有这些利益相关者的务实性的组合。最终目标是形成有效且高效的方案、服务、产品或程序,来满足期望从中获益的人们的健康需求,管理者的实践目标和需求,或公共政策制定者的规划目标。

联结和交流的干预措施是为提高知识吸收而设的,基本上分为两类:①在知识产生过程中纳入合适的利益相关者(整合型 KT);②与现有知识相关的知识转化活动中利益相关者的参与(项目成果型 KT)。在第 1.2 章和第 2.4 章节分别详细描述了整合型以及项目结束型 KT。

什么样的联结和交流的干预措施可以对知识应用有积极影响?

整合型知识转化研究既是一种开展研究的方法,也是一种知识转化干预。它包括要确保预期的知识使用者也参与产生行动导向的知识(action-oriented knowledge)。知识使用者的参与可以在产生知识的开始时,源于确定特定利益相关者的差距或需要。参与性研究的原则推动了各方面的互动 [1-3]。包括:承认各方的知识和专业技能将会提高知识产出的质量及其有效转化；该过程由知识使用者的目标和需求驱动；从确定知识和实践的差距，设计解决方法，到解释结果以及在目标情境下应用研究结果，并且把它们传播到其他情境中，相关的利益相关者有机会在这些过程的所有合适的阶段公平参与。

参与式的方法在知识产生过程中整合了知识转化，该方法确保确定差距的人负责弥补差距的过程。参与过程的主要驱动因素包括知识 - 行动（应用）和利益相关者的自主性；伙伴关系阶段包括利益相关者的参与、规范、动员和保持 [4]。迄今为止，尚缺乏关于这种整合方法效果的证据。一项来自系统 [5] 和现实的 [6] 综述中的早期证据表明，参与式方法确保了在文化上和逻辑上适宜的研究过程和结果，增强了知识使用者的参与；并培养利益相关者的专业能力和胜任力。此外，Jagosh 及其同事 [6] 报告了参与式研究会在利益相关者之间产生生产力冲突，从而产生有利的协商，提高团队的运作；随着时间的推移增加产出和结果的质量（例如，基于累积协同合作关系，可以排除诸如社区对随机对照试验（RCT）招募抵制的障碍）；提高干预期之外结果的可持续性；并产生系统的变革（如项目最初目标之外的卫生政策变革）和新的意料之外的事情（如解决新的研究课题，包括来源于合作伙伴的研究课题），以及形成新联盟。这些综述中尚缺乏支持这些结论性声明的定量数据。

虽然参与式研究方法在创造和转化新的行为导向知识方面的好处被很好地描述了，但是其发生的机制和启动这些知识的复杂的情境却不太明了。由于社会互动的复杂性和研究设计或情境的异质性，使得研究很难成为对照性实验，从而导致所需的证据不容易获得 [6,7]。需要进一步的混合方法和（社会）理论驱动的研究，以探索利益相关者参与的情境和机制，并且需要更标准化的报告程序，以更好地整合新的证据。

联结与交流的干预措施

除了将知识应用者纳入生产新的行为导向的知识之外，还存在其他联结与交流干预措施，以促进已有研究的应用。在本书的最新版本中，Eccles和 Foy 总结了一些干预策略，通过利用健康照护从业人员之间的人际关系和社会影响来促进研究结果的实施 [8]。这些策略包括使用教育拓展和意见领袖，Eccles 和 Foy 指出这些策略可以产生小而有价值的健康照护专业行为的变化；但对于知识中介者来说，其有效性尚不明确。Grimshaw 及其同事（2012）仔细研究了上述以及其他策略，包括认知提示，如审查和反馈以及电脑提醒 [9]。

教育外访[10]（见第 3.4b 章）描述了由一个受过训练的人对卫生专业人员在其环境中的私人访问，也称为学术详述或公共利益详述。其主要原则包括对从业人员进行调查，以确定适当实践的障碍，随后发展一些剪裁的干预措施，使用简单的信息来表明这些障碍；定位依从性低的从业者；并由学术上受尊敬的人提供干预措施。干预通常包括对现有实践表现的反馈。O'Brien 及其同事发现，对预期实践依从性的提高的绝对中位数为 5.6%[四分位间距范围（IQR）3.0%~9.0%][10]。这些改善对于开处方的情况高度一致（17 个比较的中位数为 4.8%，IQR 为 3.0%~6.5%），但对于其他类型的专业表现（17 个比较的中位数为 6.0%，IQR 为 3.6%~16.0%）有所不同。

意见领袖[11] 是一个人在何种程度上，以期望的方式和相关频率影响其他个体的态度或非正式的外显行为。Eccles 和 Foy 指出，意见领袖最显著的特点是他们在系统沟通结构中的独特和具有影响力的地位；他们是人际沟通网络的中心——通过图形化的信息链的相互联系的个体[8]。对于不同的问题，采用的意见领袖是不同的，虽然可以使用自我设定工具来识别意见领袖，但是这些意见领袖在健康照护机构中的有效性还没有经过严格的检验[12]。对意见领袖的有效性的系统评价[13] 发现，意见领袖的干预产生的符合期望的改变从绝对改善 25% 到恶化 6%，整体改善率中位数为 10%。

知识中间人 加拿大卫生服务研究基金会（Canadian Health Services Research Foundation）将知识经纪定义为"将决策者与研究人员联系起来，促进他们的互动，使他们能够更好地了解彼此的目标和专业文化，影响彼此的工作，建立新的伙伴关系，促进研究型证据在决策中的使用的所有活动。"系统的知识经纪人的想法比意见领袖或教育外访都更为新颖，但其有效性尚不清楚，因为它没有经过同样严谨程度的调查研究。

认知提示表示提醒或提示从业者在适当的时间采取基于证据的行动的干预措施。干预策略包括审查和反馈（见本篇第 3.4d 章）和电脑提醒。Grimshaw 及其同事们（2012 年）报告了对电脑提醒的有效性的回顾，显示绝对护理改善的中位数为 ±4.2%（四分位间距范围从 ±0.8% 到 ±18.8%）[9, 14]。然而，他们注意到大多数研究调查的是相对简单的提醒的影响，而更复杂的决策支持系统的结果显示效果更低[9]。

研究展望

这些干预措施的有效性因策略和最终受众用户的不同而不同。大多数证据来自临床情境，而不是社区或人群情境，而且更多的是针对临床终端用户，而不是健康照护政策制定者和高级管理者[9] 或社区和社区机构等[15]。知识转化的复杂性在于,其在知识应用的背景、使用者和需求异质化情况下评估特定策略的有效性是困难的。

Eccles 和 Foy[8] 认为,未来的研究可以有效地检验多个领域,包括:在更广泛的环境中扩展访问的作用;识别临床工作人员 / 团队行为的情境属性,特别是适合自己使用的意见领袖、知识经纪人和教育拓展访问的属性;阐明知识经纪人的主要概念特征并研究其有效性;和每一项策略的成本效益分析[8]。

在回顾卫生政策变化中,Mitton 等 [7] 得出结论:个人交往和建立信任是知识交流成功的关键因素;因为政策机构的异质性,一种形式并不适合所有情况,并且这里"没有充分的证据表明可以推荐循证的知识转化用于卫生政策的制定"[7]。因此,他们建议研究人员学习真实世界(real world)中制定决策的限制,并建议为正规和设计严谨的研究提供资金,以评估使用研究结果为政策变革提供信息的可行性。

小结

必须促进那些知识创造者和知识应用者之间的联结与交流,从而在各种环境中支持有效地转化和行动。联结与交流可以通过在知识生产过程中纳入适当的知识使用者来实现。它还可以通过使用或改变社会环境来建立和维持生产者和用户之间的桥梁来实现。在任一情况下,预期行动结果的可持续性要求满足知识应用者的需要,并且他们对生产新知识、方案、程序和政策或将其转化为行动的过程负责。这两种方法都需要进一步评估。研究资助机构目前所作出的努力,通过有针对性的资助举措来支持知识转化和整合型知识转化,也应视为一种干预措施,目的是加强联结与交流[16]。由这些努力产生的越来越多的资助项目最终将产生所需的证据,以更好地了解知识转化干预措施的有效性。

（张建霞　李　伟　译）

参考文献

1. Israel BA, Schulz AJ, Parker EA, Becker AB. Review of Community-Based Research: Assessing Partnership Approaches to Improve Public Health. *Annual Review of Public Health* 1998; **19**: 173–202.

2. Macaulay, AC, Commanda, LE, Freeman, WL, Gibson, N, McCabe, ML, Robbins, CM, Twohig, PL. Participatory research maximises community and lay involvement. *BMJ* 1999; **319**: 774-8.

3. Parry D, Salsberg J, Macaulay AC.A Guide to Researcher and Knowledge-User

Collaboration in Health Research. Canadian Institutes of Health Research (CIHR), 2009, http://www.cihr-irsc.gc.ca/e/44954.html. Accessed February 27, 2013.

4. Cargo M., Mercer, S. The value and challenges of participatory research: strengthening its practice. *Annu Rev Public Health* 2008; **29**: 24.1–24.26.

5. Viswanathan M, Ammerman A, Eng E, Gartlehner G, Lohr KN, Griffith D, Rhodes S, Samuel-Hodge C, Maty S, Lux, L, Webb L, Sutton SF, Swinson T, Jackman A, Whitener L. Community-based participatory research: assessing the evidence. Evidence Report/Technology Assessment No. 99 (prepared by RTI-University of North Carolina Evidence-based Practice Center under Contract No. 290-02-0016). AHRQ Publication 04-E022-2. Rockville, MD: Agency for Healthcare Research and Quality, 2004 http://www.ncbi.nlm.nih .gov/books/NBK37280. Accessed February 27 2013.

6. Jagosh J, Macaulay AC, Pluye P, Salsberg J, Bush PL, Henderson J, Sirett E, Wong G, Cargo M, Herbert CP, Seifer SD, Green LW, Greenhalgh T. Uncovering the benefits of participatory research: implications of a realist review for health research and practice. *Milbank Quarterly* 2012; **90**(2): 311–46.

7. Mitton C, Adair CE, McKenzie E, Patten SB, Waye Perry B. Knowledge transfer and exchange: review and synthesis of the literature. *Milbank Quarterly* 2007; **85** (4): 729–68.

8. Eccles M, Foy R. Linkage and exchange interventions. In Straus S., Graham ID, Tetroe J, *Knowledge Translation in Health Care: Moving from Evidence to Practice*, First Edition. Oxford: Wiley-Blackwell, 2009, ch. 3.4c.

9. Grimshaw JM, Eccles MP, Lavis J, Hill S, Squires J. Knowledge translation of research findings. *Implementation Science* 2012; 7(50), http://www.implementationscience .com/content/7/1/50. Accessed February 27, 2013.

10. O'Brien MA, Rogers S, Jamtvedt G, Oxman AD, Odgaard-Jensen J, Kristoffersen DT, *et al.* Educational outreach visits: effects on professional practice and health care outcomes. *Cochrane Database of Systematic Reviews* 2007; **4**: CD000409.

11. Rogers EM. *Diffusion of innovations*, 4th edn. New York: Free Press [1962] 1995.

12. Grimshaw JM, Eccles MP, Greener J, Maclennan G, Ibbotson T, Kahan JP, *et al.* Is the involvement of opinion leaders in the implementation of research findings a feasible strategy? *Implementation Science* 2006; **1**: 3, http://www.implementatonscience .com/content/1/1/3. Accessed February 27, 2013.

13. Doumit G, Gattellari M, Grimshaw J, O'Brien MA. Local opinion leaders: effects on professional practice and health care outcomes. *Cochrane Database of Systematic Reviews*, 2007; Jan **24**(1): CD000125.

14. Shojania KG, Jennings A, Mayhew A, Ramsay CR, Eccles MP, Grimshaw J. The effects of on-screen, point of care computer reminders on processes and outcomes of care. *Cochrane Database of Systematic Reviews* 2011; CD001096.

15. Macaulay AC, Jagosh J, Seller R, Henderson J, Cargo M, Greenhalgh T, Wong G, Salsberg J, Green LW, Herbert C, Pluye P. Benefits of participatory research: a rationale for a realist review. *Global Health Promotion* 2011; **18**(2); 45–8: l.

16. McLean RK, Graham ID, Bosompra K, *et al.* Understanding the performance and impact of public knowledge translation funding interventions: Protocol for an evaluation of Canadian Institutes of Health Research knowledge translation funding programs. *Implement Sci.* 2012; **7**: 57, http:www.inplementationscience. com/content/7/1/57. Accessed February 27, 2013.

第 3.4d 章　审查和反馈干预措施

Robbie Foy and Martin P. Eccles

学习要点

- 测量对临床实践推荐的依从性，可以描绘重要的实施差距并指导知识实施的优先顺序。
- 审查和反馈可以有效提高专业实践环节，尽管对临床实践的影响通常是小到中等程度的有效。
- 需要更多的研究来验证，与其他措施相比，审查和反馈的效果、机制和其能更好发挥作用的情境。

循证实践的实施存在着公认的差距和延迟[1, 2]。来自审查表的数据有助于确认或识别这些差距，而且常常可以纳入反馈措施以促进实施。审查和反馈的定义为：以书面的、电子的或者口头的形式呈现的"在指定时间内对医疗保健中临床表现的任何总结"[3]。

审查表

在审查表中，是根据审查标准来衡量记录的临床护理，定义为"能够用于评估具体医疗决策、服务和结果的适宜性的一项系统制定的声明"[4]。审查标准通常来自临床指南的推荐，理想情况下，这些指南是基于系统评价或者规范的共识过程严谨地制定出来的。审查标准可以是显性的或隐性的[5, 6]。显性标准旨在最大限度地提高测量的可靠性和客观性，例如，八十岁以下，接受高血压治疗的患者临床血压应该低于 140/90mmHg[7]。隐性标准涉及同行或临床专家对达到理想照护所做出的判断。因此，与显性标准相比，隐性标准往往更主观、更不可靠。隐性标准主要用于评估复杂的照护过程或不良结局（例如，分娩相关的孕妇死亡）。

审查标准涉及健康照护供给的结构层面（例如存在血压测量的校准化

的设备）、健康照护过程（如开取降压药物的处方）及患者结局。后者（患者结局）包括短期结局或替代指标（例如血压水平）或长期结局（如中风）。结构和过程标准必须是有效的，只有这样强有力的证据才能表明疾病的改善与照护结局相关。结局标准在检测实践的变化方面往往并不敏感，因为许多因素可能会影响患者的结局——通常需要更多的资源、更大的样本量、更长时间的随访来发现重要的变化。可以设定目标绩效水平来指导后续决定是否值得实施。根据收益递减规律，尝试提高已经表现很好的事情，可能不如将注意力转向选择那些优先解决的事情上更富有成效。对于许多临床实践，有"天花板效应"，超出了该上限，在提高健康照护系统和临床医生的能力是有限的，因为他们的作用已经达到或接近其最大能力[8]。还有其他合理的理由不能达到100%遵守目标。例如，符合纳入标准的患者可能更倾向于避免药物治疗或发生不可接受的不良反应。在规划和开展图表审计中有一些实际考虑，包括抽样方法、样本量和数据收集。这些问题的描述可以在北极星（NorthStar）网站上找到（http：//www.rebeqi.org，2012年9月访问）[9]。两个相关的问题值得简单评论。首先，承认医疗病历中记录临床行为的文档不足。然而，被专家共识认为的那些足够重要，值得记录的基于循证临床行为，逐渐显示出其不合理性。其次，电子病历的使用越来越多，从中自动提取临床数据，提供了一个潜在的比手动提取更有效的方法。这可以降低审查表的成本，但取决于临床记录的可靠性。此外，不同的电子记录需要创建不同的数据管理算法来提取该数据，以优化数据检索的准确性。

审查与反馈

　　审查和反馈工作的机制似乎不言而喻；表明实际和期望表现之间的差距将激励临床工作人员或医疗保健系统采取行动解决这一差距。与此最密切相关的理论可能是自我调节理论（Self-Regulation Theory）[10]。"自我调节"是首先确定目标，然后以此目标为参考值，最终使现有状况与目标一致的过程。任何期望的变化要获得成功也取决于个体能够改变其行为的能力（例如临床实践技能）或对行为的外部影响因素（例如组织因素）。一项包含140项随机试验的Cochrane系统综述表明，审查和反馈可在临床实践中产生虽小但可能很重要的改进[3]。在纳入的研究中，有效性是不同的。例如，当测量期望表现的依从性的百分比时，82个对照研究的效果改善中位数为4.3%，四分位间距范围为0.5%~16%。这种效果的变化有许多解释，主要有提供反馈的不同顺序、研究背景和目标临床工作人员的行为本质。反馈的输送可能根据以下情况变化：

- 格式类型,即口头的、纸质版或电子版
- 频率和持续时间,例如,一次性的或连续性的并持续一段时间
- 来源,例如,是否来自主管部门或专业机构
- 内容,例如,健康照护流程或患者结局的信息,通过使用标识允许个体专业人员,团队或设施之间进行比较
- 使用各种来源提供反馈,例如主管或专业机构。

综述研究发现,当反馈的来源是主管或同事时,多次提供反馈意见,通过口头和书面两种形式传达,并且当反馈包括明确的目标和行动计划时,反馈可能会更有效。这种更好的效果需要与采用这些措施的潜在的更高的付出成本进行权衡[11]。有限的证据表明,审查和反馈与其他策略结合,如教育会议,比单独的审查和反馈更有效。然而,效果并不一致,何时使用或是否使用组合方法仍然是一个需要判断的问题。鉴于提供反馈的不同方法的面对面的直接比较研究(head to head comparisons)以及审查和反馈与其他干预措施的比较研究相对较少,依照经验,仍然难以推荐使用哪一种干预策略更好。情境因素和目标行为的本质也可能影响反馈的效果。Cochrane 系统评价发现,当推荐做法的基线依从性较低时,审查和反馈的相对效果较好[3]。探索性分析发现,当把开处方作为目标与预定检查或慢性疾病管理相比时,(反馈)会更有效;一种解释是,开处方是相对不复杂的临床行为,并且临床医生认为其更重要。因此,临床医生改变实践的动机可能影响这种变化。与预期相反,有证据表明,对临床医生认为与当前规范不符的推荐[12]以及动机降低的工作[13]进行审查和反馈,效果会更好。更广泛的背景也很重要。审查和反馈是主要用于改变临床人员个体和团队行为的一种方法。然而,有效的实施通常需要在不同层次的医疗保健系统中采取行动,如确保高层领导对实施变革的承诺[14]。

研究展望

关于审查和反馈,未来的研究可以有效地集中在三个问题上。第一,审查和反馈通过什么机制(哪些机制)发挥其作用?第二,哪些情境特征(例如环境、健康照护专业人员的特征)和临床行为目标的属性能削弱或增强审查和反馈的作用?第三,与其他干预措施相比,审查和反馈如何单独或与其他干预措施相结合,来改变临床行为?

小结

对于如何以及何时可以更有效地开展审查和反馈,缺乏深入的了解[15]。最终,它作为 KTA 的干预措施是基于当前证据基础的选择,是一种针对实施差距的原因做出"诊断"的工作,也是支持资源和技能的可用性方法[16]。原则上,获得诊断权为选择反馈的方法提供了一个合理的基础。假设,如果认为在特定情境下同行压力是改变临床医生实践或动机的关键性决定因素,那么反馈可以合理地纳入同行比较[17]。

(张建霞 李 伟 译)

参考文献

1. McGlynn EA, Asch SM, Adams J, Keesey J, Hicks J, DeCristofaro A, *et al*. The quality of care delivered to adults in the United States. *N Engl J Med* 2003; **348**: 2635–45.

2. Seddon ME, Marshall MN, Campbell SM, Roland MO. Systematic review of studies of quality of clinical care in general practice in the UK, Australia and New Zealand. *Qual Health Care* 2001; **10**: 152–8.

3. Ivers N, Jamtvedt G, Flottorp S, Young J, Odgaard-Jensen J, French S, *et al*. Audit and feedback: effects on professional practice and healthcare outcomes. *Cochrane Database of Systematic Reviews* 2012; Issue 6. Art. No.: CD000259. DOI: 10.1002/14651858.

4. Institute of Medicine, Field MJ, Lohr KN. *Guidelines for clinical practice: from development to use*. Washington: National Academy Press, 1992.

5. Naylor CD, Guyatt GH, for the Evidence-based Medicine Working Group. How to use an article about a clinical utilization review. *JAMA* 1996; **27518**: 1435–9.

6. Campbell SM, Braspenning J, Hutchinson A, Marshall M. Research methods used in developing and applying quality indicators in primary care. *Qual Saf Health Care* 2002; **11**: 358–64.

7. Krause T, Lovibond K, Caulfield M, McCormack T, Williams B, on behalf of the Guidelines Development Group. Management of hypertension: summary of NICE guidance. *BMJ* 2011; **343**: d4891.

8. Wyatt JC, Paterson-Brown S, Johanson R, Altman DG, Bradburn MJ, Fisk NM. Randomised trial of educational visits to enhance use of systematic reviews in 25 obstetric units. *BMJ* 1998; **317**: 1041–6.

9. Akl EA, Treweek S, Foy R, Francis J, Oxman AD, The ReBEQI Group. *North-Star*, a support tool for the design and evaluation of quality improvement interventions in healthcare. *Implementation Science* 2007; **2**: 19.

10. Carver CS, Scheier M. *Attention and self-regulation: a control-theory approach to human behavior*. New York: Springer-Verlag, 1981.

11. Mason J, Freemantle N, Nazareth I, Eccles M, Haines A, Drummond M. When is it cost effective to change the behaviour of health professionals? *JAMA* 2001; **286**: 23.

12. Foy R, MacLennan G, Grimshaw J, Penney G, Campbell M, Grol R. Attributes of clinical recommendations that influence change in practice following audit and feedback. *J Clin Epidemiol* 2002; **55**: 717–22.

13. Palmer RH, Louis TA, Hsu LN, Peterson HF, Rothrock JK, Strain R, *et al*. A randomized controlled trial of quality assurance in sixteen ambulatory care practices. *Med Care* 1985; **23**: 751–70.

14. Ferlie EB, Shortell SM. Improving the quality of health care in the United Kingdom and the United States: a framework for change. *Milbank Quarterly* 2001; **79**(2): 281–315.

15. Foy R, Eccles M, Jamtvedt G, Young J, Grimshaw J, Baker R. What do we know about how to do audit and feedback? Pitfalls in applying evidence from a systematic review. *BMC Health Serv Res* 2005; **5**: 50.

16. National Institute for Clinical Excellence. *Principles for best practice in clinical audit*. Abingdon: Radcliffe Medical Press, 2002.

17. Ajzen I. The theory of planned behaviour. *Organizational Behaviour and Human Decision Processes* 1991; **50**: 179–211.

第3.4e章 信息干预

Samir Gupta and K. Ann McKibbon

学习要点

- 知识转化(KT)和信息领域共享收集、总结、打包和传播知识等很多相同的基本组分。
- 知识转化侧重于实施已发表的证据,而信息干预则致力于为患者或特定人群提供知识和数据。许多信息学应用程序可以是有效的知识转化工具,为卫生专业人员、患者和非正式的照顾者提供参考依据。
- 在患者和医生教育、移动健康、沟通和支持、提醒系统和计算机临床决策支持系统方面发现信息干预措施能够加速知识转化。他们已经显示可以改变知识和行为、通过提醒改善依从性、从多个来源有效地收集和呈现数据、有效地支持决策。他们对医疗保健成本和健康结果的影响没有得到很好的证明。
- 许多有效的信息应用程序作为试点项目或小规模存在。我们尚未充分发挥知识转化过程与信息学应用程序整合的全部潜力。

知识转化涉及(研究)知识的收集、总结、汇总,并及时地、以恰当的形式传递给那些可以使用它来照顾患者和人群的人员。信息学也同样涉及(患者和人群)的信息:收集、总结、汇总和传递。这两个领域都有认识论的理论基础:理解和认识知识的有限性和有效性[1,2]。知识转化和信息学是天生的伙伴,本章的问题是如何应用以及哪些信息学应用能最好地支持知识转化。信息学干预可以通过以下几种方式来支持或实现知识的使用:更容易和更快的数据收集和分析;通过新设备加强沟通;通过多方面、个性化的方案改进教育项目;通过提醒、临床决策支持和订单输入系统提供临床支持。

什么数据源可用于规划和评价知识转化项目？

分析电子病历（electronic medical records，EMR）、个人健康记录和其他大量的临床系统已有数据，可以识别证据 - 实践的差距（需求评估）并评价知识转化干预措施。这些系统可以用于审查和反馈、质量改进以及许多其他的知识转化项目。Hynes 及其同事 [3] 描述了美国荣军事务部的医疗系统如何在质量改进中使用包括电子病历数据的信息资源。质量改进（见第 4.5 章）不可能完全在知识转化的范围之内，但我们可以从他们的工作中学习很多。移动健康（例如，手机、平板电脑和他们的应用程序，医疗设备如自动血糖监测仪和计步器）也迅速成为重要的知识转化工具，在知识转化实施的前、中、后既可以提供医疗服务又可以进行数据收集 [4]。将在后面进一步描述这些移动设备。个人健康记录系统是患者保管的健康和健康数据的集合。他们来源于患者的纸质记录，特别是在诸如图表、监测妊娠和儿童相关的数据（例如，免疫接种和其他重要的健康事件）等方面。个人健康记录系统，特别是临床医生持有的那些系链（例如，可以发送和接收数据）或一些公共机构的电子病历系统也提供了数据采集的机会和基于干预的行为措施 [5, 6]。

什么样的信息干预在知识转化中可能有效？

使用新信息工具进行多方面的教育干预（移动健康）

信息学对知识转化干预影响最大的方面之一可能就是互联网的使用，互联网可以用来教育和支持临床人员、患者和家庭有关卫生和健康的内容（参见第 3.4b 章了解更多关于教育的信息）。Pletneva 及其同事报告称 [4]，2011 年在欧洲的调查中发现，一半的参与者至少每周使用一次互联网去搜寻健康信息，北美的数据与之类似。利用互联网进行教育和改变行为最有效的方法是，干预是否是多组分的，是否包括了这些内容：目标设定、个性化的支持或辅导、与真实人员或"虚拟电子"人员沟通，是否是正在进行的事情。以下的文献显示出这种模式的有效性：Neve 及其同事 [7] 基于 Web 的干预措施对减肥和保持效果的研究；Ramadas 及其同事 [8] 基于 Web 的糖尿病患者干预措施的研究；Krebs 及其同事总结的行为导向的信息项目对戒烟、健康饮食、体力运动和乳腺钼靶筛查效果的研究。移动健康的定义是以消费者为中心的无线连接的系统（通常是手机、平板电脑或监控设备）；记录、监测和传输卫生或健康数据；并经常在分析数据的基础上直接干预。移动健康是新生事物并且不断发展，早期的证据支持它的传播和使用的有效性[4]。然而，这些电子知识领域的警告是，虽然研究一致性地显示出有重要改进，但是它们的研究方法往往是薄弱和有问题的。

计算机临床决策支持系统

　　计算机在高效适用的方式进行存储、合成和呈现数据方面是非常卓越的。计算机临床决策支持系统（Computerized Clinical Decision Support Systems，CDSSs）是电子系统，可以通过软件运算，匹配个体患者数据到计算机知识数据库，产生特定患者的评估和建议，从而辅助临床决策的制定[10]。这样的系统可以通过在护理点的警报或提醒，或是通过循证的护理集合这种系统层面的方法向临床医生"推送"信息。警报或提醒可以是主动的（要求用户对其采取行动）或被动的（无需用户操作即显示）[11]。或者，CDSS可以作为简单的信息库，临床医生可以根据需要"检索出"特定情境知识[10]。

　　CDSSs优于纸质资源，因为它们更灵活，并且可以快速检索大量数据（例如测试结果），执行耗时的计算，以及运行复杂的照顾路径[12]。它们还可以呈现"即时"信息，而不会给提供者加载不必要的数据。例如，不列颠哥伦比亚省的PharmaNet是一个简单的CDSS，它可以在治疗时为医生提供患者先前的处方数据[13]。在更复杂的CDSS中，英国国家健康和临床优化研究所（已在第2.2章中描述）已经制定了指南的标签规范，使得其内容可以与电子病历中的个体患者"匹配"，并且可以在临床决策制定过程中向临床医生提供建议[14]。最后，CDSSs可以通过为临床医生提供对质量指标的绩效反馈，从而使他们能够识别和弥合自己的实践差距，进而改善护理水平[10, 15]。

　　CDSSs可以提供诊断、预防或筛检、用药和疾病管理决策。它们可以是与现有的纸质或电子病历系统并行运行的独立系统，或者可以集成到电子病历中，从而实现直接和自动化的患者数据导入。他们还可以在移动设备上运行，因此非常适合临床医生在不同地点提供医疗服务。随着笔记本电脑、平板电脑和智能手机计算能力的融合，以及近三分之二的医生现在拥有智能手机的现实情况[12]，将便携式计算设备引入医疗环境的障碍已经减少。医生已经不仅使用智能手机获取信息来指导患者照护，而且许多医疗应用程序（apps）已经使这项工作更加高效和使用更加友好[16]。医生认为这种便携性、易用性、运行快速、可及性和支持患者及其家人和临床医生的能力，能够提高其工作效率和照护水平[12]。例如，与纸质指南相比，针对疑似肺栓塞的患者，基于临床支持决策系统（CDSS）的掌上电脑增加了临床医生使用循证预测计算概率、诊断试验的恰当性和对指南的依从性[17]。

在一个针对 CDSSs 有效性的系统评价中，Bright 及其同事报告了 CDSSs 能显著提升措施运行过程指标[10]。然而，只有少数研究对临床结局和成本效益的影响进行了评估，并没有定论。其他注意事项包括可能会降低临床医生效率和增加工作量、由于工作自动化造成的临床医生"技能下降"、以及因系统设计有缺陷对临床医生的表现和患者安全造成无意的有害影响[11]。

CDSSs 在被患者直接使用时，已被证明可以提高护理水平。患者可以将数据输入到 CDSS 中，CDSS 可将其处理、传送、直接呈现给他们的医生。这样的系统可以方便临床人员决策，并且通过患者促动（一种患者介导的知识转化形式，将在第3.4f章中讨论）来影响临床医生的决策。基于网络和移动功能的 CDSSs 越来越容易被患者接受。其他平台包括基于移动电话的短消息服务（SMS）系统[18]或电子信息亭（electronic information kiosks）。例如，与教育和常规护理相比，基于网络的糖尿病护理工具使患者能够向护理者上传、传输监测数据，从而改善了血糖控制[19]。另外，CDSSs 可以授权患者自我管理慢性疾病，或指导复杂的医疗决策。例如，在一项随机对照试验中，使用基于互联网的 CDSSs 管理哮喘的患者，在哮喘控制和肺功能的改善上优于那些接受常规照护的患者[20]。电子患者决策辅助工具可以通过授权患者参与自身的健康照护决策来改善照护水平。例如，Protheroe 及其同事们[21]采用随机对照试验证实，与单独的信息宣传页相比，对月经过多的妇女来说，自主、互动化的计算机决策辅助设备可减少决策冲突和改善月经过多的特定知识和生活质量。

目前已有大量关于临床医生和患者提醒系统的文献，Shojania 及其同事对这些文献进行了总结[22]。和 CDSSs 的效果类似，在护理提醒方面证据总结表明，可以适度改善护理过程，但是这些系统往往没有达到改善临床结局的预期目标。尽管认为这些提醒系统是有用的，但是如果要实现这种效果，它们的实施仍然需要增强。

小结

随着研究证据数量和广度的持续增长，更广泛和更先进的信息干预措施将承担越来越重要的作用，以确保有效和及时地将这种新知识转化为临床实践。Web2.0 多层面、个性化的教育干预和基于移动的应用程序代表了令人兴奋的知识转化干预的未来媒介。年龄仍然是一个决定因素，年轻人更多的使用信息学应用程序的健康信息,但这种基于年龄的使用差异已在迅速下降 [23]。然而,信息干预措施的使用存在一些限制,例如在一些发展中国家 EMRs 这种大规模的信息技术(IT)的使用是有限制的,EMR 使用不一致,以及缺乏将证据与临床数据在用户和工作流程中以友好的形式进行整合的系统。然而,移动健康在发展中国家还是取得了很大进步 [24]。成功的干预设计将需要了解提供者和患者之间不断发展的电子健康照护知识 [24]。依照电子及移动健康应用程序和网络远程医疗报告试验的统一标准(Consolidated Standards of Reporting Trials of Electronic and Mobile Health Applications and on Line Tele Health, CONSORT-EHEALTH)声明,未来的研究应遵循标准化报告格式 [25]。

研究展望

　　支持知识转化的信息学干预(例如,移动健康、个人健康记录),本质上是知识转化干预的信息技术干预措施(例如,用于减肥的短消息服务设备或计算机辅导员)或信息技术工具(例如 CDSS,EMR 系统)存在许多形式和方面,它们可以促进知识转化。通过支持患者、临床医生和家庭的信息需求来发挥提高医疗保健的巨大潜力。这些系统还改善沟通,识别健康需求或趋势,并使临床人员、患者和家庭参与到授权患者的健康和保健护理中。然而,许多这些干预措施是试点项目或仅在当地环境中实施。扩大这些干预措施的应用范围仍是未来研究和发展的一个领域。这项研究应涉及许多方面及合作伙伴,包括技术(提高信息标准和增强系统互通性)、社会科学(了解个体需求和特征,设计真正有用且易于使用的干预措施)、业务(财务诚信管理制度变迁)和除了决策者、健康提供者和患者之外的方法学家(研究往往是做得不好,报告不好,或两者兼而有之)。个人健康记录和移动健康是具有巨大潜力的领域,需要定性和定量的跨学科研究,以便为所有利益相关者获得最佳结果。我们还需要进一步研究来评估信息学知识转化干预的成本效益,其影响的可持续性,其对患者预后的影响以及对这些新工具的非预期后果的良好评估。到目前为止,我们对这些干预措施对过程的影响有了很好的了解,但很少有证据表明它们对最重要的结果(患者的健康和幸福)有益。

(张建霞　李　伟　译)

参考文献

1. Musen MA. Medical informatics: searching for underlying components. *Methods Inf Med* 2002; **41**: 12–19.

2. Blois MS. *Information and medicine: the nature of medical descriptors.* Berkeley: University of California Press, 1984.

3. Hynes DM, Perrin RA. Rappaport S, Stevens JM, Demakis JG. Informatics resources to support health care quality improvement in the Veterans Health Administration. *J Am Med Inform Assoc.* 2004; **11**: 344–50.

4. Pletneva N, Vargas A, Kalogianni K, Boyer C. Online health information search: what struggles and empowers the users? Results of an online survey. *Stud Health Technol Inform.* 2012; **180**: 843–7.

5. Archer N, Fevrier-Thomas U, Lokker C, McKibbon KA, Straus SE. Personal health records: a scoping review. *J Am Med Inform Assoc.* 2011; **18**: 515–22.

6. Holroyd-Leduc JM, Lorenzetti D, Straus SE, Sykes L, Quan H. The impact of the elctronic medical record on structure, process and outcomes within primary care. *J Am Med Inform Assoc.* 2011; **18**: 732–7.

7. Neve M, Morgan PJ, Jones PR, Collins CE. Effectiveness of web-based interventions in achieving weight loss and weight loss maintenance in overweight and obese adults: a systematic review with meta-analysis. *Obes Rev.* 2010; **11**(4): 306–21.

8. Ramadas A, Quek KF, Chan CK, Oldenburg B. Web-based interventions for the management of type 2 diabetes mellitus: a systematic review of recent evidence. *Int J Med Inform.* 2011; **80**(6): 389–405.

9. Krebs P, Prochaska JO, Rossi JS. A meta-analysis of computer-tailored interventions for health behavior change. *Prev Med.* 2010; **51**(3–4): 214–21.

10. Bright TJ, Wong A, Dhurjati R, *et al.* Effect of clinical decision-support systems: a systematic review. *Ann Intern Med.* 2012; **157**: 29–43.

11. Black AD, Car J, Pagliari C, *et al.* The impact of eHealth on the quality and safety of health care: a systematic overview. *PLoS Medicine/Public Library of Science* 2011; **8**: e1000387.

12. Rothschild JM. Handy point-of-care decision support. *Ann Intern Med* 2009; **151**: 748–9.

13. BC Doctors Welcome PharmaNet's Expansion. Vancouver: BC Ministry of Health.

14. Peleg M, Boxwala AA, Tu S, *et al.* The InterMed approach to sharable computer-interpretable guidelines: a review. *J Am Med Inform Assoc* 2004; **11**: 1–10.

15. Ho K, Bloch R, Gondocz T, *et al.* Technology-enabled knowledge translation: frameworks to promote research and practice. *J Contin Educ Health Prof* 2004; **24**: 90–9.

16. Dolan PL. Can a surge in physicians' use of smartphones ripple to health IT adoption?: *American Medial News* 2009.

17. Roy P-M, Durieux P, Gillaizeau F, *et al.* A computerized handheld decision-support system to improve pulmonary embolism diagnosis: a randomized trial. *Ann Intern Med.* 2009; **151**: 677–86.

18. Norman C. eHealth literacy 2.0: problems and opportunities with an evolving concept. *J Med Internet Res.* 2011; **13**: e125.

19. McMahon GT, Gomes HE, Hickson Hohne S, *et al.* Web-based care management in patients with poorly controlled diabetes. *Diabetes Care* 2005; **28**: 1624–9.

20. van der Meer V, Bakker MJ, van den Hout WB, *et al.* Internet-based self-management plus education compared with usual care in asthma: a randomized trial [Summary for patients in *Ann Intern Med.* 2009 Jul 21;151(2): I-42; PMID: 19620146]. *Ann Intern Med.* 2009; **151**: 110–20.

21. Protheroe J, Bower P, Chew-Graham C, Peters TJ, Fahey T. Effectiveness of a computerized decision aid in primary care on decision making and quality of life in menorrhagia: results of the MENTIP randomized controlled trial. *Med Decis Making.* 2007; **27**(5): 575–84.

22. Shojania KG, Jennings A, Mayhew A, Ramsay C, Eccles M, Grimshaw J. Effect of point-of-care computer reminders on physician behaviour: a systematic review. *CMAJ.* 2010; **182**(5): E216–25.

23. van der Vaart R, Drossaert CH, de Heus M, Taal E, van de Laar MA. Measuring Actual eHealth literacy among patients with rheumatic diseases: a qualitative analysis of problems encountered using health 1.0 and Health 2.0 Applications. *J Med Internet Res.* 2013; **15**(2): e27.

24. Ali MK, Shah S, Tandon N. Review of electronic decision-support tools for diabetes care: a viable option for low- and middle-income countries? *J Diabetes Sci Technol.* 2011; **5**(3): 553–70.

25. Eysenbach G; CONSORT-EHEALTH Group. CONSORT-EHEALTH: improving and standardizing evaluation reports of web-based and mobile health interventions. *J Med Internet Res.* 2011; **13**(4): e126.

第 3.4f 章　直接针对患者和以患者为介导的知识转化干预

Dawn Stacey and Sophie Hill

学习要点

直接针对患者的知识转化干预

- 旨在积极鼓励患者参与提高他们的知识、经验、服务利用，健康行为和结局。
- 关注健康素养、临床决策、自我护理和患者安全。
- 提高患者的知识水平，并对其经验、服务使用、健康行为和健康结局有积极的影响。

以患者为介导的知识转化干预

- 旨在通过患者 - 提供者的相互作用，改变卫生专业人员的行为。
- 未进行充分评估以确定他们对改变医疗卫生从业人员行为的影响。

知识转化干预应针对目标受众，其中之一就是患者。对于患者来说这些干预措施可以分为以下几种：①直接影响患者的结局（患者结局），称之为“直接针对患者（patient-direct）”；②提供给患者但是旨在调整卫生专业人员行为的干预措施，称为“患者介导的干预（patient-mediated）”（见图 3.4f.1）。

例 5.1.2　前庭康复健康教育干预能帮助慢性头晕患者吗？一项三组的实用性随机对照研究[38]

适龄工作人群中 10%、60 岁及以上的老年人中 20% 都有头晕的问题，会干扰他们的日常活动、医疗咨询或药物使用。针对前庭功能障碍导致的头晕，有种康复锻炼方法，被称为“前庭康复”或“平衡再训练”，是最为有效的一种管理方法。然而，近来一项研究显示，在一家初级保健机构中，需要治疗的患者中仅有 3% 的人真正得到了治疗。这是因为接受前庭康复常常

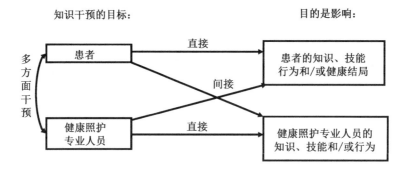

图 3.4.f.1　患者和健康照顾专业人员直接和间接知识转化干预措施

涉及到一个漫长且昂贵的专科就诊过程。为了增加前庭康复的使用,研究者设计了一本教育手册来指导大家如何进行练习,以消除为了见到专家而进行长期和昂贵的转诊的必要性。为了确定这种干预的有效性,进行了一项研究。该项随机对照试验包含三组研究对象,目的是测量患者自我管理手册的有效性,给予患者自我管理手册和前庭专家的电话支持,将常规医疗护理作为对照。英国(来自农村、郊区和城市的初级健康照护机构)35 个家庭中的成年人参加了该项研究,这些参与者在过去两年内曾抱怨头晕,并且头晕是前庭性的。同意参加研究的患者被随机分为三组。分别在基线、接受治疗后 12 周和 1 年后测评头晕相关的结局指标。干预 12 周后,三组患者在自我报告的头晕症状方面无统计学差异。但 1 年后,自我管理手册组(有或没有电话支持)与对照组相比,主观症状改善、头晕相关症状及与头晕相关的障碍减少。

　　同样针对健康专业人员的干预措施可能直接影响患者的态度、知识、技能和行为,也可能间接影响患者的行为(见第 3.4b 章)。所有这些干预措施都用于提高在临床实践和自我护理中证据的使用。

　　为患者提供的减少知识与护理差距的干预措施,会以患者知情并积极参与为前提 [1, 2]。本章总结了用于加强知识转化的直接针对患者和以患者为介导的干预措施的知识和研究差距的状况。

直接针对患者的干预措施

　　直接针对患者的干预措施旨在促进患者参与实施适当、安全、有效和积极的自我护理和健康照顾(见表 3.4f.1 中的示例)。Coulter 和 Ellins [1, 3] 的框架将这些策略分为四大类,包括提高健康素养、临床决策、自我护理和患者安全。

表 3.4f.1　直接针对患者和患者介导的干预措施举例

直接针对患者的干预	患者介导的干预
• 健康信息资料	• 提醒患者向医护人员提问的问题卡
• 大众媒体宣传活动	• 咨询卫生专业人员准备的辅导
• 问题提示	• 患者决策支持
• 患者决策支持	• 患者向卫生专业人员提供报告
• 自我监测 / 自我管理	• 培训患者和专业人员沟通技巧
• 自助团体,同伴支持	• 患者向卫生专业人员报告结果(例如,血压值、抑郁评分、血糖值)
• 远程护理	
• 提高治疗依从性	
• 患者报告不良事件	

　　具有健康素养(health literate)的人能够获得、理解、评价和交流信息,以促进、保持和改善整个生命过程中的各种环境中的健康。例如包括写书面健康信息材料、信息资源(例如视频)的替代形式,健康素养较低的弱势群体的针对性方法(例如使用非书写媒体,如磁带、视频、交互式计算机系统)和大众媒体宣传活动,以促进具体健康行为或服务使用(例如电视、广播、报纸、海报和手册)。

　　侧重于支持患者参与临床决策的干预措施,包括患者决策辅助(见第2.2 章)、问题提示、健康辅导和培训临床医生的沟通技巧[1, 3]。健康辅导是用来培养患者准备咨询、审慎选择和实施行为改变的能力。

　　自我护理和自我管理干预旨在提高人们维持健康和管理疾病的实践能力。例如包括:自我管理教育,以发展技能以应对疾病和管理日常问题;自我监测和自我治疗;自助团体和同伴支持;患者获得个人医疗信息;和以患者中心的远程服务。许多自我管理教育项目使用 Lorig 模型,旨在帮助培养患者慢性疾病管理技能[6, 7]。使用 Lorig 模型的自我管理是通用的、非专业人牵头的、以社区为基础的为期六周的课程,包括认知技能、症状管理、健康生活方式、沟通技巧、用药管理、规划未来并采取行动、解决问题、做出明智的决定,并与医疗卫生团队携手合作。参与此自我管理计划的患者在健康行为、自我效能和健康服务的使用方面有短期的改善。

　　直接针对患者的干预措施旨在提高患者安全,包括有关选择安全的健康服务提供者,患者参与感染控制,遵从治疗、检查记录和护理过程以及患者报告不良事件的信息。

直接针对患者的干预措施是否有效?

Coulter 和 Ellins[1,3],确定了 129 篇直接针对患者的干预措施的综述,根据他们的发现,我们报告了在知识、经验、卫生服务的使用和成本,健康行为和健康结局这些方面患者的结局(见表 3.4f.2 针对分类的具体结局)。

表 3.4f.2　直接针对患者干预措施的结局

结局分类	结局描述
知识,信息的理解和回忆	以下知识: • 健康问题 • 健康问题的长期并发症 • 可选的自我保健 • 可选的治疗
经验	• 患者满意度 • 医患沟通满意度 • 生活质量 • 心理健康 • 自我效能 • 参与健康照护决策和自我护理 • 授权
卫生医疗服务的利用和花费	• 入院率 • 住院日 • 就诊次数 • 花费 • 患者的花费 • 不在岗或休学的日数
健康行为	• 健康相关生活方式 • 自我保健活动 • 治疗依从性
健康结局	• 疾病或症状的严重度 • 生理和精神功能 • 临床指标

25 篇综述关注的重点是通过直接针对患者的干预措施提高患者健康素养[1,3]。这些干预措施对患者知识有一致的正性影响,而对患者的经验和使用健康服务机构影响不大。(见图 3.4f.2)单独的健康素养干预措施并

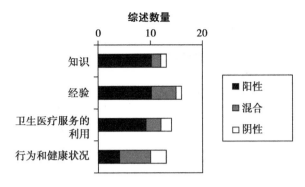

图 3.4f.2　提高患者健康素养的干预性研究综述（n=25）

不能提高患者行为和健康结局。书面材料可以改善患者的知识和回忆，特别是个性化之后。结合书面和口头信息可以改善患者的经验，有时对使用健康服务机构也有影响。其他形式，如网站，可以提高患者满意度，有研究显示可提高患者自我效能和健康行为。尽管通过信息干预对缺乏健康素养技能群体的知识和行为方面有积极影响，但是较少有研究调查对减少健康结局不平等的影响。有针对性的大众媒体方法通常在 3~4 个月内可以产生影响，提高健康服务机构（药物，医疗或外科手术，诊断测试）的使用，但对健康行为影响较小。仅有两项研究表明，大众媒体可影响年轻人的吸烟行为[8,9]。

　　有 22 篇综述关于通过干预提高患者参与临床决策[1,3]。最一致的阳性结果是在知识水平，其次是卫生医疗服务的利用（见图 3.4f.3）。验证关于使用问题提示和指导作为干预方法的综述发现，这些干预措施对患者的知识、信息回忆和患者参与决策方面有阳性结果。然而对患者满意度和临床结局的结果是不一致的。关于患者决策辅助措施的综述显示，患者决策辅助措施提高了患者参与度，增加了他们对治疗选择和结局可能性的知识，并且提高了患者的价值观与后续治疗决策之间的一致性。例如一项包含 11 项原始研究的 Meta 分析发现，自主决定的手术减少了 20%，对健康结局没有明显的不利影响[10]。

　　Coulter 和 Ellins[1,3]综合了自我护理或自我管理干预的 67 篇综述（见图 3.4f.4）。总体而言，研究发现自我护理或自我管理可改善患者的知识水平、患者经验、健康行为和临床结局。尽管综述中存在混合效应，但自我管理项目提高了知识水平、应对行为、依从性、自我效能和症状管理。包括技能发展的项目比单纯提供信息的项目更有效。项目降低了健康服务的利用和花费，提高了生活质量。在 3~6 个月内对健康行为和健康结局存在有益的效果，效果会随着时间而衰减。对生活质量的影响会持续到干预结束之

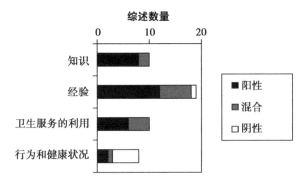

图 3.4f.3 患者参与临床决策的干预性研究综述(n=22)

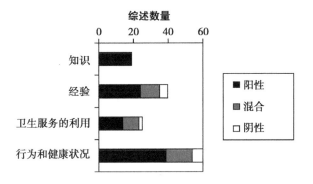

图 3.4f.4 自我护理和慢性病自我管理的干预性研究综述(n=67)

后。例如,针对哮喘的多方面方案(自我管理项目、定期健康专业咨询、患者行动计划)提高了卫生医疗服务的利用。具体来说,减少了住院(相对危险度(RR)0.64,置信区间(CI=0.56, 0.82)、计划外复诊(RR=0.68, CI=0.56, 0.81)、生活质量(标准平均差0.29, CI 0.11, 0.47)和自我效能(0.36, CI 0.15, 0.57)。儿童和青少年采用肺量计测量肺功能有中度改善。相比之下,关节炎患者自我管理教育对疼痛(效应量区间0.12~0.22)和功能(效应量区间0.07~0.27)的影响小且短暂,糖尿病患者自我管理教育与其他疾病管理策略相结合时,血糖控制得到改善并且糖尿病并发症减少。对于2型糖尿病患者,小组教育的形式可改善其血糖和血压。总之,若自我管理项目针对特定的疾病,使用参与性的教学方法,由多个组成部分,包括卫生专业人员定期随访、家庭或其他非正式照顾者参与,定期观察并持续至少12周,则可以起到更好的效果。

关于自我监测(n=8)、同伴支持小组(n=3),患者保留医疗病历(n=4)和以患者为中心的远程医疗服务(n=4)方面的综述不多。糖尿病患者血糖自我监测无明显效果[11, 12]。相比之下,血压和抗凝治疗的自我监测与专业管理的结果相似。对于高血压,自我监测的成本不好不坏;对于抗凝治疗,自我监测则可以节约成本。参与者对自助和支持小组,在分享信息、经验和解决问题方面的看法是正性的。至于照顾者支持小组,提高了患者的信心、应对能力、家庭功能和照顾负担的感知。患者认为患者保留病历是有用的,可以增强其控制感。咨询记录可以提高患者记忆、理解和掌握信息。以患者为中心的居家远程照护减少患者孤立感,提高其自我效能、生活质量、患者赋权和心理结局(如抑郁)。当常规照护被"虚拟访问"代替时,可以节约成本。自助、支持小组和患者保留医疗记录和咨询记录不会影响健康行为及临床结局。

Coulter 和 Ellins[1, 3] 的 18 篇综述大多侧重于通过更好的治疗依从性来提高患者安全(见图 3.4.f.5)。总体安全性的知识转化干预措施有效地提高了患者的知识水平和患者的经验,并且降低了卫生医疗服务机构的使用,提高了患者的健康行为和临床结局。提高患者治疗依从性的最有效策略是简化给药方案(在 9 项研究中有 7 项证实治疗依从性从 8% 提高至 19.6%)。然而健康教育和信息提供是必要的,但不足以提高依从性。目前对治疗依从性干预的长期影响知之甚少。

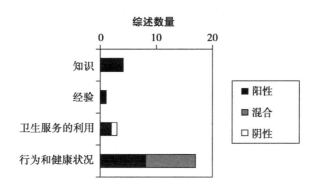

图 3.4f.5　安全性干预的研究综述(n=18)

以患者为导向的医院感染控制活动的一项综述,结论为提供洗手设施以及鼓励患者询问卫生工作人员操作前是否洗过手,可以提高手卫生的依从性。Coulter 和 Ellins[1, 3] 的研究显示,尚未发现有对患者报告用药不良事件的系统评价。在个别研究中,患者安全信息在预防不良事件中的作用是不一致的。患者直接将不良事件报告入监测系统中的效果是未知。仅有一项关于旨在提供更安全健康照护的患者装备的综述中提及,一项研究为患者提供其药物详细信息以及另一项关于自我用药的项目的试验。两者都显著减少了给药差错。健康教育视频对患者的知识和信念都有一些有益的影响。有关药物的个性化信息对患者的照护体验没有影响。个体化信息对差错率和不良事件的影响是混杂的,因此无法得出结论。考虑到外科手术情况,没有相关综述研究是否需要患者标记出手术位置;然而,单个研究表明,患者并不总是遵循正确标记手术位置的要求。

以患者为介导的干预

以患者为介导的干预是针对患者,但其目的是通过患者与医疗卫生提供者之间的互动来改变卫生专业人员的行为。Cochrane 有效实践和护理审查组(Cochrane Effective Practice and Organization of Care Review Group)[13],将患者为介导的干预定义为直接从患者处收集并提供给医疗卫生提供者的新的临床信息如抑郁评分(见表 3.4f.1)。我们拓展了这个定义,包括针对目标患者,旨在影响医疗卫生专业人员对证据的应用的任何干预。为了探讨其他潜在的干预措施,我们采用了 Cochrane 消费者和传播审查小组(Cochrane Consumers and Communication Review Group)使用的组织评审框架。第一,该框架通过主要的沟通方向来组织干预,认识到沟通的多方向性以及患者在有效互动和健康照护中的核心作用[14, 15]。第二,沟通和参与的干预被定义为与各种意图或目标相关的、有计划的和正式的战略。这些干预旨在通过信息、教育、交流、支持、技能、改变行为、参与或寻求人们参与从个人到集体的所有健康领域[15]。

因此,尽管这些干预涵盖的范围比这里所讨论的范围要广,但该定义提示我们沟通目的的多样性,包括通过针对患者的以改变医疗卫生专业人员行为的一系列间接效果。根据这一框架,其他潜在的患者介导干预措施包括:(a)医疗卫生专业人员和患者之间交流沟通的干预措施(例如,患者决策辅助,与患者沟通技巧培训);(b)来自患者干预措施(如患者或家庭护理人员提供的医疗卫生提供者的教育或公民参与干预措施,如患者参与制定健康照护政策、研究和临床实践指南)[16]。

患者介导的干预措施有效吗?

有4篇系统评价来评估医护人员和患者之间交流的干预措施的效果[10, 17-19]。一篇包含 86 项患者决策辅助研究的综述中,有 11 项研究评价了患者参与决策,有 4 项研究评价了患者与医疗卫生专业人员之间进行沟通的影响(见表 3.4f.3)[10]。该综述发现,由医护人员单独做出决策的比例减少(RR 0.61;95%CI 0.49~0.77),与常规护理组相比,进行患者决策辅助时,患者和医生之间在作决策方面有更多的沟通。有两篇系统综述评估了干预措施对加强临床实践中共同决策的影响[17,18]。从患者报告的角度来看,对 21 项研究的综述发现,有 3 项研究通过患者介导的干预(例如,患者决策辅助)联合患者与专业卫生人员进行共同决策,提高了共同决策的制定[18]。从第三方观察者的角度来看,一篇包括 5 项研究的综述发现,两项使用了患者介导的干预的阳性结果的研究显示,患者介导的干预改善了共同制定决策[17]。一项研究对比了患者决策辅助在咨询过程中和准备咨询过程的使用。另一项研究比较了常规护理措施与在共同决策中使用患者决策辅助、制定共同决策的教育会议的干预措施。第四篇关于在有心理健康问题状况下促进共同决策的系统评价,确定了两项研究:两者都使用患者决策辅助,并且两个研究都包括在上面报道的综述中[19]。

表 3.4f.3　患者介入干预的证据(n=4 系统评价)

系统审评重点	实验(n)	结论摘要
患者决策辅助(86 项试验)[10]	11 项试验 [26-36]	患者参与决策医生控制决策
患者报告共享决策(21 次试验)[18]	4 项试验 [37-40]	患者与医生共同决定
	3 项试验 [41-43]	共享决策(当医生给予培训决策援助)
第三方报告共享决策(5 个试验)[17]	2 项试验 [44,45]	共享决策(当决策辅助使用不一致和(或)用于培训医生时)
心理健康中的共同决策(2 次试验)[19]	1 项试验 [41]	共享决策(当使用决策辅助应用时)

其他患者介导的干预措施,如问题提示,使用问题卡提示患者询问医护人员问题,或辅导准备咨询的患者,这些都是潜在的患者介导的干预措施。然而,这些干预措施的综述,并没有探讨他们对卫生专业人员行为的影响[20,21]。

对于来自患者的干预,一篇系统评价评估了患者参与制定医疗卫生政策、研究、临床实践指南和患者信息资料等方法的效果[22]。然而,该综述没有发现任何患者介入干预对医疗卫生专业人员的行为产生影响的研究。针对患者沟通技能培训的系统性评价认为,除了咨询时间长短,目前没有报道有关(患者干预影响)健康专业结局的文献[23]。

针对患者改善包括与患者在就诊时的参与有关的结局。直接针对专业人员和患者的干预,在改善医生的沟通方式方面有混杂性结果。尽管其他系统评价报告包含了以患者为介导的干预,但很难确定其对结果的影响,因为:(a)直接针对患者的干预与患者介导的干预同时进行;(b)研究评估患者为介导的干预作为多方面干预的一部分;(c)研究没有报告它们对医护人员行为的影响;(d)患者为介导的干预措施内容描述不全面。例如,患者向他们的医疗卫生团队远程提交家庭血糖记录后,可能与患者的教育干预相结合并且研究结果更关注血糖控制[24]。在系统评价整合中也发现了类似的问题,其重点是加强药物处方的干预措施,其中包括患者介导的干预[25]。

研究展望

对于针对患者干预的研究空白点在于基础和实施水平。基本问题包括以理论框架为基础的干预措施、必要有效元素、所需时间和适应弱势群体。我们需要更多地关注成本、长期疗效以及对缩小医疗不公平现象。对于一些确定有效的干预(例如,患者决策辅助),需要探讨最佳策略和实施措施以解决阻碍因素。最后,对于那些将来有可能成为患者介导的干预措施的针对患者的干预研究需要考虑测量对卫生专业人员行为的影响。

小结

鉴于系统评价的结果,直接针对患者的干预和患者介导的干预可能会通过采纳证据分别改变患者和医疗人员的行为。使患者积极参与的直接针对患者的干预提高了他们的知识水平、并对其经验、医疗卫生服务的利用、健康行为和临床结局产生积极影响。如需改变其他结局,则需要采取额外的策略,例如增加信息的特异性和个性化,将干预措施与专业或其他社会支持相结合,并在需要长期行为改变时延长干预时间。患者介导的干预,例如患者决策辅助已被证明可以改变卫生专业人员的行为;然而,需要通过在咨询中使用决策辅助或通过培训卫生专业人员进行共同决策,来提供患者与卫生专业人员之间的联系。在开发高质量的直接针对患者和患者介导干预中,最重要的是系统的整合告知患者的证据以及确保与目标用户相关的迭代过程。

（刘　娜　李　野　译）

参考文献

1. Coulter A, Ellins J. Effectiveness of strategies for informing, educating, and involving patients. *British Medical Journal* 2007; **335**(7609): 24–7.
2. Bodenheimer T, Wagner EH, Grumbach K. Improving primary care for patients with chronic illness: the chronic care model, part 2. *JAMA* 2002; **288**: 1909–14.

3. Coulter A, Ellins J. *Patient-focused interventions: a review of the evidence.* Oxford: Picker Institute Europe, 2006.

4. Expert Panel on Health Literacy. *A vision for a health literate Canada: report of the expert panel on health literacy.* Ottawa: Canadian Public Health Association, 2008.

5. O'Connor AM, Stacey D, Legare F. Coaching to support patients in making decisions. *British Medical Journal* 2008; **336**: 228–9.

6. Lorig KR, Ritter P, Stewart AL, *et al.* Chronic disease self-management program: 2-year health status and health care utilization outcomes. *Med Care* 2001; **39**: 1217–23.

7. Lorig KR, Sobel DS, Stewart AL, *et al.* Evidence suggesting that a chronic disease self-management program can improve health status while reducing hospitalization. *Med Care* 1999; **37**: 5–14.

8. Flynn BS, Worden JK, Secker-Walker RH, Badger GJ, Geller BM. Cigarette smoking prevention effects of mass media and school interventions targeted to gender and age groups. *Journal of Health Education* 1995; **26**(2): 45–51.

9. Hafstad A. *Provocatie anti-smoking appeals in mass media campaigns: an intervention study on adolescent smoking.* Oslo: Institute of General Practice and Community Medicine, University of Oslo, 1997.

10. Stacey D, Bennett CL, Barry MJ, Col NF, Eden KB, Holmes-Rovner M, *et al.* Decision aids for people facing health treatment or screening decisions. *Cochrane Database Syst Rev* 2011; **10**: 1–208.

11. Malanda UL, Welschen LM, Riphagen I, Dekker JM, Nijpels G, Bot SD. Self-monitoring of blood glucose in patients with type 2 diabetes who are not using insulin. *Cochrane Database Syst Rev* 2012; **1**: 1–92.

12. Coster S, Gulliford MC, Seed PT, Powrie JK, Swaminathan R. Monitoring blood glucose control in diabetes mellitus: a systematic review. *Health Technology Assessment* 2000; **4**(12): 1–93.

13. Cochrane Effective Practice and Organisation of Care Review Group. Data collection checklist, 2012, http://epoc.cochrane.org/sites/epoc.cochrane.org/files/uploads/datacollectionchecklist.pdf. Accessed September 2012.

14. Hill S, Draper M. A new conceptual framework for advancing evidence-informed communication and participation. In Hill S (ed.), *The knowledgeable patient: communication and participation in health.* Oxford: Wiley-Blackwell, 2011, pp. 12–26.

15. Hill S, Lowe D, Ryan R. Interventions for communication and participation: their purpose and practice. In Hill S (ed.), *The knowledgeable patient: communication and participation in health.* Oxford: Wiley-Blackwell, 2011, pp. 27–39.

16. Cochrane Consumers and Communication Group. Reviews. 2012, http://www.latrobe.edu.au/chcp/cochrane/. Accessed September 2012.

17. Legare F, Ratte S, Stacey D, Kryworuchko J, Gravel K, Graham ID, *et al.* Interventions for improving the adoption of shared decision making by healthcare professionals. *Cochrane Database Syst Rev* 2010; **5**: 1–46.

18. Legare F, Turcotte S, Stacey D, Ratte S, Kryworuchko J, Graham ID. Patients' perceptions of sharing in decisions: a systematic review of interventions to enhance shared decision making in routine clinical practice. *The Patient: Patient-Centered Outcomes Research* 2012; **5**(1): 1–19.

19. Duncan E, Best C, Hagan S. Shared decision making interventions for people with mental health conditions. *Cochrane Database Syst Rev* 2010 Jan 20; **1**: CD007297.coi: 10.1002/14651858.CD007297.pub2.

20. Kinnersley P, Edwards A, Hood K, Cadbury N, Ryan R, Prout H, *et al.* Interven-

tions before consultations for helping patients address their information needs. *Cochrane Database Syst Rev* 2007 Jul 18; **3**: CD004565. Review.

21. Wetzels R, Harmsen M, van Weel C, Grol R, Wensing M. Interventions for improving older patients' involvement in primary care episodes. *Cochrane Database Syst Rev* 2007 Jan 24; **1**: CD004273.

22. Nilsen ES, Myrhaug HT, Johansen M, Oliver S, Oxman AD. Methods of consumer involvement in developing healthcare policy and research, clinical practice guidelines and patient information material. *Cochrane Database Syst Rev* 2006 Jul 19; **3**: CD004563.

23. Prictor M, Lewin S, McKinstry B, Kaufman J. Learning to communicate. In Hill S (ed.), *The knowledgeable patient: communication and participation in health*. Oxford: Wiley-Blackwell, 2011, pp. 125–42.

24. Grimshaw JM, Worswick J, Mayhew A, Bennett R, Fiander M, Vachon B, *et al. An overview of quality improvement and health system interventions to improve diabetes management and outcomes*. Ottawa: Institute of Population Health, University of Ottawa, 2010.

25. Canadian Agency for Drugs and Technologies in Health. Rx for change, 2012 http://www.cadth.ca/en/resources/rx-for-change. Accessed September 2012.

26. Krist AH, Woolf SH, Johnson RE, Kerns JW. Patient education on prostate cancer screening and involvement in decision making. *Annals of Family Medicine* 2007; **5**(2): 112–19.

27. Vodermaier A, Caspari C, Koehm J, Kahlert S, Ditsch N, Untch M. Contextual factors in shared decision making: a randomised controlled trial in women with a strong suspicion of breast cancer. *British Journal of Cancer* 2009; **100**: 590–7.

28. Davison BJ, Degner L. Empowerment of men newly diagnosed with prostate cancer. *Cancer Nursing* 1997; **20**: 187–96.

29. Whelan T, Sawka C, Levine M, Gafni A, Reyno L, Willan A, *et al.* Helping patients make informed choices: a randomized trial of a decision aid for adjuvant chemotherapy in lymph node negative breast cancer. *Journal National Cancer Institute* 2003; **95**(8): 581–7.

30. Morgan MW, Deber RB, Llewellyn-Thomas H, *et al.* Randomized, controlled trial of an interactive videodisc decision aid for patients with ischemic heart disease. *J Gen Intern Med* 2000; **15**: 685–99.

31. Murray E, Davis H, Tai SS, Coulter A, Gray A, Haines A. Randomized controlled trial of an interactive multimedia decision aid on benign prostatic hypertrophy in primary care. *British Medical Journal* 2001; **323**: 493–6.

32. Murray E, Davis H, Tai SS, Coulter A, Gray A, Haines A. Randomized controlled trial of an interactive multimedia decision aid on hormone replacement therapy in primary care. *British Medical Journal* 2001; **323**: 490–3.

33. Man-Son-Hing M, Laupacis A, O'Connor A, Biggs J, Drake E, Yetisir E, *et al.* A patient decision aid regarding anti-thrombotic therapy for stroke prevention in atrial fibrillation: A randomized controlled trial. *Journal of the American Medical Association* 1999; **282**: 737–43.

34. Dolan JG, Frisina S. Randomized controlled trial of a patient decision aid for colorectal cancer screening. *Med Decis Making* 2002; **22**: 125–39.

35. Auvinen A, Maattanen L, Finne P, Stenman UH, Aro J, Juusela H, *et al.* Test sensitivity of prostate-specific antigen in the Finnish randomised prostate cancer screening trial. *International Journal of Cancer* 2004; **111**(6): 940–3.

36. Kasper J, Kopke S, Muhlhauser I, Nubling M, Heesen C. Informed shared deci-

sion making about immunotherapy for patients with multiple sclerosis. *European Journal of Neurology* 2008; **15**(12): 1345–52.

37. Mullan RJ, Montori VM, Shah ND, Christianson TJH, Bryant SC, Guyatt GH, *et al*. The diabetes mellitus medication choice decision aid. *Archives of Internal Medicine* 2009; **169**(17): 1560–8.

38. Weymiller AJ, Montori VM, Jones LA, Gafni A, Guyatt GH, Bryant SC, *et al*. Helping patients with type 2 diabetes mellitus make treatment decisions: statin choice randomized trial. *Archives of Internal Medicine* 2007; **167**: 1076–82.

39. Legare F, O'Connor AM, Graham ID, Wells GA, Jacobsen MJ, Elmslie T, *et al*. The effect of decision aids on the agreement between women's and physicians' decisional conflict about hormone replacement therapy. *Patient Education & Counseling* 2003; **50**(2): 211–21.

40. Sheridan SL, Shadle J, Simpson RJ, Pignone MP. The impact of a decision aid about heart disease prevention on patients' discussions with their doctor and their plans for prevention: A pilot randomized trial. *BMC Health Services Research* 2006; **6**(121): 1–12.

41. Loh A, Leonhart R, Wills CE, Simon D, Harter M. The impact of patient participation on adherence and clinical outcome in primary care of depression. *Patient Education & Counseling* 2007; **65**(1): 69–78.

42. Krones T, Keller H, Sonnichsen A, *et al*. Absolute cardiovascular disease risk and shared decision making in primary care: a randomized controlled trial. *Annals of Family Medicine* 2008; **6**(3): 218–27.

43. Bieber C, Muller KG, Blumenstiel K. Long-term effects of a shared decision-making intervention on physician-patient interaction and outcome in fibromyalgia: A qualitative and quantitative 1 year follow-up of a randomized controlled trial. *Patient Education & Counseling* 2006; **63**(3): 357–66.

44. Stacey D, O'Connor AM, Graham ID, Pomey MP. Randomized controlled trial of the effectiveness of an intervention to implement evidence-based patient decision support in a nursing call centre. *Journal of Telemedicine and Telecare* 2006; **12**: 410–15.

45. Nannenga MR, Montori VM, Weymiller AJ, Smith SA, Christianson TJ, Bryant SC, *et al*. A treatment decision aid may increase patient trust in the diabetes specialist. *The Statin Choice randomized trial. Health Expect* 2009; **12**(1): 38–44.

第 3.4g 章　组织干预

Ewan B. Ferlie

学习要点

- 在更广阔的理论视角上开展医疗卫生机构中知识转化的实证性研究 是非常重要的。
- 最近有文献综述表明,研究者感兴趣的三种理论观点是:(a)公司资源 基础观(resource based view , RBV);(b)评判性理论;(c)组织形式。

　　医疗卫生机构(例如医院或初级医疗保健机构)通常在微观层面的临床实践与宏观层面的卫生政策之间的中间层面运转。随着从传统的临床主导的过度的工作实践走向更公司化的视角,采用更强的临床实践管理,这种中间层面变得越来越重要。在公共资助的医疗机构中,这个中间层由国家政策层面负责实施组织干预措施以提高服务质量。在更为市场化的体制下,私立医院通过组织干预来提高市场地位。自 20 世纪 90 年代以来,这种干预循环变得越来越强烈。它们中的一些(但不是全部)已经被独立评估,因此知识库正在逐渐形成。本文介绍了这个扩展领域的概况,并提出在组织中运用知识的关键信息。

　　20 世纪 90 年代,医疗卫生机构的连续的组织变革项目显而易见的。我们已经从全面质量管理(Total Quality Management)[1, 2]进入业务流程工程(Business Process Engineering, BPR)[3]和计划 - 实施 - 研究 - 行动(Plan-Do-Study-Act, PDSA)循环。变革管理干预措施(如组织发展或文化变革方案)也已被引入,临床实践指南也是如此。我们目前看到使用服务改进原则尝试重新设计护理路径。这些复杂的干预措施旨在提高服务质量,然而往往在实施的时候遇到障碍。

　　在医疗卫生中我们对项目实施有哪些了解? 这里面有概念和经验知识。实施过程的概念来自政治学 [4] 和组织行为(Organizational Behavior, OB)。政治学家认为医疗卫生是具有不同权力的不同利益集团之间的讨价还价的过程[5]。组织行为学者研究组织文化和变革管理的课题以及组织变革的过程，将其视为"各自背景"与其适当行为的一种结合。这些学者区分渐进性、战略性的和转型的变革模式。非渐进性形式的变化在医疗卫生中难以实现，因为管理者没有相关权力而专业人员拥有更多。专业人员优势的基本概念是很重要的[7]，但却存在争议需要修订。医疗卫生具有多学科多专业性，所以跨越行业前沿的革新很容易遇到障碍[8]。伴随关于一些重新设计的服务和变革管理的概述，以实证为基础的变革正在逐渐发展[9,10]。

本章总结了我们关于知识动员的近期理论文献综述的主要信息[1,2]。它超越了传统的关注经验和实质性调查结果，以提供更强的理论支持。关于这一主题内容，我们确定了许多不同的（通常是不可比较的）学术文献。

观点 1：公司资源基础观（RBV）

公司资源基础观是在一般战略管理和工业经济学有影响的观点[4,5]。它将公司的竞争优势视为一系列内在的"微观"资源（例如，动员知识、学习和变革的能力），这些资源是有价值且难以模仿。它侧重企业的内部能力，而不是此领域的市场结构，产生"动态能力（dynamic capabilities）"和"吸收能力（absorptive capacity）"[6,7]。尽管最初的概念来自于企业，但是最近一些学者在健康照顾场所使用了其关键概念[8]。

市场化改革（例如英国国民健康保险服务）可能使 RBV 更适用于越来越多的战略空间的分散化，以及市场化的基础单元（英国信托基金）。有效地调动知识的无形能力可能会促进绩效的提升（"绩效"可以是公共部门或类似于私营部门的竞争优势）。这是我们综述中第一个观点：健康照顾学者和政策制定者希望考虑知识动员如何在更多的市场驱动系统中提高生产力、创新和绩效。公司资源基础观具有潜在应用的可能。

观点 2：评判性管理研究

与 RBV 这样的单一观点不同，评判性管理研究学者认为健康照顾场所的特点是能力竞赛，并试图实施管理控制和职业抵抗。医疗卫生专业人员对新的知识管理（knowledge management, KM）系统的反应可能包括拒绝、适应以及接受。公立部门场所与私营企业不同，所以知识管理系统不能简单地复制[9]。应该区分两种广义的批判理论：劳动过程学派[10]（将知识管理系统视为一种去技能的或强化的工作流程）和扩展的 Foucauldian 学派[11]（检查监督制度和自我监督对临床行为的影响）。给予持续的专业能力和冲突管理,(非)知识管理系统的应用是非常有可能的。

我们综述中的第二个观点:评判观点特别是劳动过程学派和Foucauldian 学派的观点解释了为什么许多知识管理系统在医疗卫生中没有成功。在医疗卫生系统中职业群体之间的能力竞争的重要性,使其以怀疑主义的方式对实证主义和技术方法进行知识管理。

观点 3:组织形式

组织研究观点表明基本的组织形式形成知识流。在医疗卫生中,不同的管理模式包括层次结构、(准)市场和网络。一些文献[12] 提出网络或横向的组织模式来刺激组织学习。源于大型综合公司的私营部门(福特主义)到(后福特主义者)网络化的小型组织(例如硅谷从 1970 年代起)。小型、知识密集型的企业比较灵活,能够更好地学习和创新。更多的横向单元可能出现在公共医疗卫生部门,如管理网络、合作伙伴和战略联盟。然而,关于这一主题的的实证医学研究尚不确定[13]。

我们综述中第三个观点:组织研究结果认为,适当的组织形式支持知识动员的进行。理论上,替代性合作和基于网络的组织形式被认为是更有效地促进知识共享,优于市场或等级制度。但我们需要关于医疗卫生机构的进一步研究,以精炼理论,使其与经验主义进行对比。

小结

这三个观点构成了我们后续的、更广泛的文献综述项目的分析(Ferlie 等 [3])。我们将很快报告这个项目,将其置于更广泛的理论背景之中。为了提供分析重点,未来的综述工作 [3] 应该集中在三个不同的观点——这是来自不同的社会科学学科的总结。

(刘　娜　李　野　译)

参考文献

1. Ferlie E, Crilly T, Jashapara A, Peckham A.Research utilisation and knowledge mobilisation: a scoping review of the literature, NIHR SDO 08/1801/220, 2010, http://www.netscc.ac.uk/hsdr/. Accessed September 2012.
2. Ferlie E, Crilly T, Jashapara A, Peckham A. Knowledge mobilisation in health care: a critical review of the health sector and knowledge management literature. *Social Science and Medicine* 2012a; **74**: 1297–1304.
3. Ferlie E, Crilly T, Jashapara A, Peckham A.Research utilisation and knowledge

mobilisation by health care managers: synthesising evidence and theory using perspectives of organisational form, resource based view of the firm and critical theory, NIHR SDO 09/1002/13, 2012b, http://www.netscc.ac.uk/hsdr/, currently in progress. Accessed September 2012.

4. Penrose E. *The theory of the growth of the firm*. New York: Wiley, 1959.

5. Wernerfeld B. A resource based view of the firm. *Strategic Management Journal* 1984; **5**(2): 171–80.

6. Teece D, Pisano G and Shuen A. Dynamic capabilities and strategic management. *Strategic Management Journal* 1997; **18**(7): 509–33.

7. Zahra S, George G. (2002) Absorptive capacity: a review, reconceptualisation and extension. *Academy of Management Review* 2002; **27**: 185–203.

8. Walshe K, Harvey G, Has P (eds). *Connecting knowledge and performance in public services: from knowing to doing*. Cambridge: Cambridge University Press, 2010.

9. Currie G, Waring J, Finn R. (2009) The limits of knowledge management for UK public services modernisation: the case of patient safety and service quality. *Public Administration* 2009; **86**(2): 363–85.

10. Smith C, Valsecchi R, Mueller F, Gabe J. knowledge and the discourse of labour process transformation: nurses and the case of NHS Direct in England. *Work, Employment and Society* 2008; **22**(4): 581–99.

11. Iedema R, Rhodes C. The undecided space of ethics in organisational surveillance. *Organization Studies* 2010; **31**(2): 199–217.

12. Adler P. Market, hierarchy and trust: the knowledge economy and the future of capitalism. *Organization Studies* 2001; **12**(2): 214–34.

13. Addicott R, McGivern G, Ferlie E. Networks, organisational learning and knowledge management: NHS cancer networks. *Public Money and Management* 2006; **26**(2): 87–94.

第 3.4h 章　共同决策

France L'egar'e and Peng Zhang

学习要点

- 共同决策需要考虑最佳的证据、患者的价值观及偏好。
- 共同决策依赖于决策者之间的关系（患者和医疗服务人员）。

如果我们认真对待患者在临床决策过程的不断增加的作用，就需要我们改变在医疗环境中研究知识转化的方式[1]。在临床情景中，知识转化的实现依赖于医疗服务人员与患者之间的信息交换，寻找用于支持临床决策的证据[2]。知识转化的理想途径是在医疗服务中医疗服务人员和患者之间的共同决策，这个过程就叫做"共同决策"（shared decision making, SMD）[2]。一篇系统综述显示了共同决策的 31 个组成部分，并总结了整合模式中的关键元素，认为共同决策必须存在 3 个要素：医疗服务人员和患者认为需要做出决定，而且他们都需要了解最佳证据中每条建议所涉及的风险和受益；在决策过程中，不仅要考虑医生的建议，也要考虑患者价值观和偏好[3]。这种定义与循证医学实践（需要整合最佳证据、病理生理学的正确理解和患者情感需求的敏感性[4]）是明显契合的。用这种方法，我们发现共同决策不仅需要考虑最佳证据、患者价值观及偏好，而且也需要决策成员（医疗服务人员和患者）在决策时的信息交换。共同决策并不是假定医疗服务人员是唯一的获取证据的一方，以使患者体验循证实践。相反，它假定医疗服务人员和患者共同使用最佳证据[5]。此外，除了个体参与决策过程之外，而应考虑一个新的共同体：双方决策共享。

共同决策是人际间过程，即各方相互关联。同时也是相互依赖的过程，每一方影响对方的认知、情感和行为[6]，并且他们相互合作制定患者健康照顾决策[7-9]。在共同决策中，一方的认知能影响另一方的认知。每一方的认知都有若干层面。共同决策认为临床医生与患者之间的互动是一个人际间

的互动系统,需要同时考虑两方参与者。在一项研究中,通过应用主 - 客体
互倚模型(Actor-partner interdependence model)[10]来探索医患磋商[11]。该作
者评价了影响患者做决策的因素,不仅包括患者本身的不确定性因素,而
且也包括医生个人的不确定性因素。同时评价了医生做决策的影响因素,
包括医生个人的不确定性因素和患者个人的不确定性因素。研究表明,每
一方自身知识的缺乏以及双方其他人员的知识缺乏,都会消极地影响患者
和医生的个人不确定性因素[11]。具体而言,一方(医生或患者)了解得越
少,另一方的个人不确定性因素就会越多[12]。一项早期研究显示,当知识
转化干预用来增加医患双方中任一方的知识时,双方的其他成员都会受到
意外影响(附带损害)。医生和患者会以意想不到的方式相互影响[12]。根据
主 - 客体互倚模型,不能想当然地认为对医疗服务人员进行有效的知识转
化干预能使他们的患者受益,反之亦然[10]。近期,一项随机试验显示,实验
组给予医生沟通技能训练,同时给予患者行为训练;对照组仅给予其中一
方相同的干预或常规护理。结果显示实验组医患之间的信息交换能力得到
加强,同时患者对参与护理的态度,以及高血压患者的不易控制的收缩压
均得到改善[13]。

尽管医患双方对临床决策都有较大的贡献,但共同决策研究需要有效、
可靠的二元措施,即可以同时管理临床工作人员和患者标准化措施,并用
于产生二元的指标。反过来,二元指标可以提供二元模型对决策过程的独
特贡献的有价值的信息。近期一项研究探讨了共同决策研究中心理属性评
估的措施,发现了用于测量共同决策 6 个元素的 7 个分量表。其中有 4 个
量表可用于心理评估:价值澄清分量表、认知行为分量表、信息核查分量表
和不确定性分量表[14]。

研究展望

受到社会理论的影响,需要挖掘更多的知识转化理论应用于医疗领
域。例如,主 - 客体互倚模型理论是二元层级的社会心理理论,最早被提出
时是为了解释社会环境中的人际关系,描述个体在社会环境中如何做出反
馈,这是社会互动中的决定因素[15]。二元方法学用于医疗服务研究是较新
颖的。制定有效的、可靠的二元措施的新方法,是未来研究的核心。最后,
将二元方法应用于知识转化干预中还处于初级阶段,目前尚不清楚对二者
(患者和医疗服务人员)应用单一的干预措施是否比对患者或医疗服务人员
应用个性化的知识转化干预方法更有效。

小结

在共同决策研究中应用二元方法可以使我们进一步了解医患互动过程中的知识转化过程[16, 12]。在临床研究中，在临床情景中，应用二元措施有可能抓住医患之间相互作用和影响的关键机制。这些工具也为设计有效和可靠的二元指数奠定了基础。我们希望将二元方法应用于共同决策有助于应用科学家设计或评价新型干预措施，以进行有效的知识转化，并将引导共同决策朝向全新的、令人振奋的方向发展[17]。

（李 野 刘 娜 译）

参考文献

1. Kiesler DJ, Auerbach SM. Optimal matches of patient preferences for information, decision-making and interpersonal behavior: evidence, models and interventions. *Patient Educ Couns* 2006; **61**: 319–41.

2. Légaré F, Stewart M, Frosch D, Grimshaw J, Labrecque M, Magnan M, Ouimet M, Rousseau M, Stacey D, van der Weijden T, *et al.* EXACKTE2: Exploiting the clinical consultation as a knowledge transfer and exchange environment: a study protocol. *Implement Sci* 2009; **4**: 14.

3. Makoul G, Clayman ML. An integrative model of shared decision making in medical encounters. *Patient Educ Couns* 2006; **60**: 301–12.

4. Evidence Based Medicine Working Group. Evidence-based medicine: a new approach to teaching the practice of medicine. *JAMA* 1992; **268**: 2420–5.

5. Légaré F, Shemilt M, Stacey D. Can shared decision making increase the uptake of evidence in clinical practice? *Frontline Gastroenterol* 2011; **2**: 176–81.

6. Brinberg D, Jaccard J. Multiple perspectives on dyadic decision making: research agenda for dyadic decision making. In Brinberg D, Jaccard J (eds), *Dyadic decision making*. New York: Springer-Verlag, 1989, pp. 328–33.

7. Kenny DA, Veldhuijzen W, Weijden T, Leblanc A, Lockyer J, Légaré F, Campbell C. Interpersonal perception in the context of doctor-patient relationships: a dyadic analysis of doctor-patient communication. *Soc Sci Med* 2010; **70**: 763–8.

8. Kasper J, Légaré F, Scheibler F, Geiger F. [Shared decision-making and communication theory: grounding the tango.] *Z Evid Fortbild Qual Gesundhwes* 2010; **104**: 636–41.

9. Kasper J, Légaré F, Scheibler F, Geiger F. Turning signals into meaning: "shared decision making" meets communication theory. *Health Expect* 2012; **15**: 3–11.

10. Kenny D, Cook W. Partner effects in relationship research: conceptual issues, analytic difficulties, and illustrations. *Pers Relatsh* 1999; **6**: 433–48.

11. LeBlanc A, Kenny DA, O'Connor AM, Légaré F. Decisional conflict in patients and their physicians: a dyadic approach to shared decision making. *Med Decis Making* 2009; **29**: 61–8.

12. Dolan JG. A method for evaluating health care providers' decision making: the provider decision process assessment instrument. *Med Decis Making* 1999; **19**: 38–41.

13. Cooper LA, Roter DL, Carson KA, Bone LR, Larson SM, Miller ER, 3rd, Barr MS, Levine DM. A randomized trial to improve patient-centered care and hypertension control in underserved primary care patients. *J Gen Intern Med* 2011; **26**: 1297–1304.

14. Légaré F, Turcotte S, Robitaille H, Stewart S, Frosch D, Grimshaw J, Michel Labrecque, Mathieu Ouimet, Michel Rousseau, Dawn Stacey, *et al.* Some, but not all, dyadic measures in shared decision-making research have satisfactory psychometric properties. *J Clin Epidemio* 2012 Dec; **65**(12): 1310–20. doi: 10.1016/j.jclinepi.2012.06.019.

15. Lewis MA, DeVellis BM, Sleath B. Social influence and interpersonal communication in health behavior. In Glanz K, Lewis F, Rimer B (eds), *Health Behavior and Health Education: Theory, Research and Practice*, 3rd edn. San Francisco: Josey Bass, 2002, pp. 240–64.

16. Légaré F, Elwyn G, Fishbein M, Fremont P, Frosch D, Gagnon MP, Kenny DA, Labrecque M, Stacey D, St-Jacques S, *et al.* Translating shared decision-making into health care clinical practices: proof of concepts. *Implement Sci* 2008; **3**: 2.

17. Cappelleri JC, Stecher VJ. Analysis of dyadic data: a guideline applied to erectile dysfunction. *J Eval Clin Pract* 2010; **16**: 1340–4.

第 3.4i 章　财政激励措施

Gerd Flodgren, Martin P. Eccles, Anthony Scott, and Sasha Shepperd

---

学习要点

- 财政激励是外在的动力来源, 它存在于个人的行为遵循某种特定规则时而得到的财务收入。
- 财政激励是否可以有效改变初级保健医生的行为, 目前这方面的证据是局限的, 不完整的。
- 没有证据显示, 通过财政激励改变健康照护专业人员的行为的同时可以改善患者结局。

财政激励是外在的动力来源, 它存在于个人的行为遵循某种特定规则时而得到的经济收入, 其他形式的奖励也存在(如资源、礼物), 但在这里不考虑。临床医生内在的动力来源包括患者的康复可以促使临床操作技能的提高, 以及一项任务顺利完成的满足感。其他的动力来源如某些行为或者行为的失误会受到社会和同行的接受或谴责。

使用财政激励的最终目的是改善护理质量, 提升患者结局, 减少花费或改善护理, 为了实现这一目标, 不断增加财政激励, 让临床医生使用以循证治疗和(或)改变预防、诊断的临床行为和治疗决策。例如英国实施全国性的财政激励改革以及澳大利亚的实践激励项目 [4], 都是将财政激励与某些临床行为的绩效相结合的全国性的改革 [1-3]。

财政激励的不同形式是什么?

尽管存在命名和定义的问题, 不同形式的财政激励仍然应用于医疗保健, 包括:

1. 工资或合同性报酬: 特殊时间段工作的一次性报酬(例如: 一定数量

的工作时间或每周会议)。

2. 服务费(FFS):每项服务、护理或访视患者的报酬。

3. 人头税:为每位患者或特殊人群提供照护的报酬。

4. 目标支付和奖金(绩效奖金,PFP):预先设定奖励的水平或者根据个人具体行为或护理质量的改变发放奖金。

5. 综合系统,由上述各种形式组成。

财政激励导致怎样的行为反馈?

财政激励可能引起不同形式的行为反应:可能是积极的,产生所期待的行为改变,也有可能是消极的,产生一种"抑制因素"导致没有反馈或行为变化朝向相反的方向发展。行为反应的方向和幅度受多方面因素影响[5],在某些情况下,激励的强度可能会影响其效果,例如执行高价值行为的弱激励可能比执行被视为不重要的行为的强激励更有效。这表明高的内在动机(如卫生专业人士)降低了强有力的财政激励需求[6]。

财政激励如何影响专业实践?

财政激励的目标是提高医疗服务质量和效果[7],但是这两个目标不会自动实现。内在动机与财政激励之间可能存在冲突,例如财政激励可能"排斥"或降低内在动机,由此导致整个医疗服务质量出现负性结局[8]。财政激励可以增加门诊量或者采用给予医生服务费的激励方式增加患者数量,但这样可能不会提供高质量的照护。同样的,人头税是让每位患者支付固定金额并提供医生奖励使花销减到最低,仅治理轻症或者需要资源比较少的患者,这就是所谓的"撇奶皮"。此外财政激励可能导致不良结果和非预期的行为或其他方面绩效的改变:例如,如果激励可以有效提高患者的照护,那么其他非激励范围的疾病就可能被忽视,因此财政激励与提高照护质量之间存在矛盾[9]。另一个例子是改善报告或提供虚假报告,而不是提高业绩来增加收入[10],(这就是所谓的"博弈")。作者讨论了混合支付计划可以降低服务费或人头税这种极端激励形式产生的影响[11]。

财政激励有效性的证据是什么?

一项系统综述[12]评价了财政激励对专业实践的有效性,结果不一。服务费、人头税和绩效奖金对专业实践的影响都是"普遍有效的"。综合系统或其他系统也显示了"混合"效果,在特定时间段的服务报酬在改变临床行为方面被证明是"普遍无效的"。对于不同形式的结局,所有财政激励在改善护理流程,提高转出/转入以及处方费用,都是"普遍有效的",但提高会诊率或访视率是"混合"有效的,与指南依从性相关的结局改善是"普遍无效"的。没有任何文献包括综述提到过财政激励对患者结局的影响。然而所有结果都是基于 4 个综述中的 32 项投票计数分析研究(vote-counting analysis),因为它是一个描述性分析,解释说明时应谨慎,分析时只考虑作用方向而不是作用大小。

另一项系统综述显示,在中低收入国家,关于绩效奖金的效果和成本效益的证据是有限的[13]。近期一项系统综述[14]表明,证据不足以支持或不支持使用财政记录措施用来提高初级医疗保健的质量。

研究展望

下一步研究目标是评价财政激励的有效剂量变量,第二个研究领域是探索激励对患者结局的影响以及对不良行为的影响,这部分依据很少。对这些领域进行研究,提供财政激励影响卫生系统的更全面的数据。除此之外,需要进一步研究财政激励的成本效益,将财政激励的有效性评价应用于其他环境中(如中等收入国家,后期护理)或其他卫生专业人员而不仅仅是针对医生,这些研究将完善现有的证据基础。

小结

有迹象表明,服务费、人头税和绩效对选定的护理流程是有效的,对其可能的负面影响了解甚少。患者结局的影响、非预期的影响、不良行为的影响以及财政激励的成本效益,这些方面正在被研究。在医疗卫生中支持财政激励使用与否的证据都是不充分的。

(李 野 刘 娜 译)

参考文献

1. National Institute of Health and Clinical Excellence. Quality of Outcome Framework. http://www.nice.org.uk/aboutnice/qof/qof.jsp 2004. Accessed September 2012.
2. Christianson JB, Leatherman S, Sutherland K. Lessons From evaluations of purchaser pay-for-performance programs: a review of the evidence. *Medical Care Research and Review* 2008; **65** (Suppl 6): 5S–35S.

3. Doran T, Fullwood C, Gravelle H, Reeves D, Kontopantelis E, Hiroehand U, Roland M. pay-for-performance programs in family practices in the United Kingdom. *New England Journal of Medicine* 2006; **355**: 375–84.

4. Scott A, Schurer S, Jensen PH, Sivey P. The effects of an incentive program on quality of care in diabetes management. *Health Economics* 2009; **18**(9): 1091–108.

5. Giacomini M, Hurley J, Lomas J, Bhatia V, Goldsmith L. *The many meanings of money: a health policy analysis framework for understanding financial incentives.* Working Paper 96-6. McMaster University Centre for Health Economics and Policy Analysis, August 1996.

6. Mooney G, Ryan M. Agency in health care: getting beyond the first principles. *Journal of Health Economics* 1993; **12**(2): 125–35.

7. Ettner S, Schoenbaum M. The role of economic incentives in improving the quality of mental healthcare. In *The Elgar companion to health economics 2006.* London: Edward Elgar, 2006. ch. 28, pp. 321–65.

8. Frey BS. *Not just for the money: an economic theory of personal motivation.* Cheltenham: Edward Elgar, 1997.

9. Doran T, Kontopantelis E, Valderas JM. Campbell S, Roland M. Salisbury C, Reeves D. Effect of financial incentives on incentivized and non-incentivized clinical activities: longitudinal analysis of data from the UK Quality and Outcomes Framework. *British Medical Journal* 2011; **342**: d3590.

10. Gravelle H, Ma A, Sutton M. Doctor behaviour under a pay for performance contract: treating, cheating and case finding? *Economic Journal* 2009; **120**(542): F129–F156.

11. Robinson JC. Theory and practice in the design of physician payment incentives. *Milbank Quarterly* 2001; **79**(2): 149–77.

12. Flodgren G, Eccles MP, Shepperd S, Scott A, Parmelli E, Beyer FR. An overview of reviews evaluating the effectiveness of financial incentives in changing healthcare professional behaviours and patient outcomes. *Cochrane Database of Systematic Reviews* 2011; Issue 7, Art. No.: CD009255. DOI: 10.1002/14651858. CD009255.

13. Oxman AD, Fretheim A. Can paying for results help to achieve the millennium development goals? Overview of the effectiveness of results-based financing. *Journal of Evidence-Based Medicine* 2009; **2**: 70–83.

14. Scott A, Sivey P, Ait Ouakrim D, Willenberg L, Naccarella L, Furler J, Young D. The effect of financial incentives on the quality of health care provided by primary care physicians. *Cochrane Database of Systematic Reviews* 2011; Issue 9, Art. No.: CD008451. DOI: 10.1002/14651858. CD008451.pub2.

第 3.5 章　监测知识应用和评价实施效果

Sharon E. Straus, Jacqueline Tetroe, Onil Bhattacharyya,
Merrick Zwarenstein, and Ian D. Graham

学习要点

- 知识使用可以是具体性的（具体知识的应用），概念性的（改变使用者的理解能力和态度）或说服性的（将知识的应用作为依据）。
- 知识的使用是重要的，其对患者、医疗服务提供者和系统结局的影响是最大的关注点。
- 评估知识实施的策略要使用明确而严谨的方法，并考虑同时使用质性和量性方法学。

监测知识应用

在知识 - 应用循环中，知识转化干预措施实施后（见第 3.4 章），进入到知识使用监测过程，这个步骤是必要的，通过目标决策者群体来明确知识是如何传播的以及知识传播的程度范围[1]。在卫生健康研究方面，知识使用的测量及特性研究还处于初级阶段。我们如何持续进行知识使用测量依赖于我们对知识和知识使用的定义以及知识使用者的认识。

知识使用的模式或分类有很多种[2, 2-6]。Larsen 描述了概念性知识使用（conceptual knowledge use）和行为上知识使用（behavioral knowledge use）[2]。概念性知识使用涉及用知识改变使用者思考问题的方式，工具类知识使用（instrumental knowledge use）涉及改变知识使用的行为结果。Dunn 将知识使用进一步分类，知识使用可以由个人完成或集体完成[3]。Weiss 也描述了若干知识使用的框架模式，包括解决问题模式（problem solving model），将其描述为将研究结果直接应用于决策[4]。在该模式中，她提到"研究可以成为武器，发现研究中合适的结论，可以将其作为证据，运用证据战胜对手，说服犹豫不决的人支持支持者"[4]。Beyer 和 Trice 认为，知识使用有不同的形式,并将其称为象征性知识使用(symbolic knowledge use)加入到 Larsen 的框架中[5]。象征性使用作为一种政治上的工具或具有说服力的工具参与到研究应用中。Estabrooks 描述了一个类似的知识使用框架,包括在直接的、间接的和有说服力的研究中,分别类似于工具性知识使用、概念性知识使用和象征性知识使用这些术语[6]。

我们发现考虑概念性、工具性和具有说服力的知识使用是有效的[1]。正如上文提到的,概念性知识使用可改变知识的理解和态度。研究可以改变决策的思维方式和形式但是不能改变实践。例如,基于知识我们可以了解到新近被诊断为 2 型糖尿病的患者关于自我监测关注的问题是,其血糖自我监测成本高、生活质量差[7,8]。

工具性知识使用体现在具体知识的使用方面,描述了行为或实践的改变[1]。例如,知识可以转化成一种可利用的形式,如护理路径并用来做出具体的决策。例如,临床医生在患者转入重症监护室(intensive care unit, ICU)时开医嘱预防患者深静脉血栓(DVT)的形成。这种类型的知识可通过在适合的患者中评估深静脉血栓预防的频率来测量。

说服性的知识使用也可以称为战略的知识使用或象征性的知识使用,在研究中作为政治性的工具或有说服力的工具。它将知识使用与获得特殊的权利或利润目标联系起来(也就是说将知识作为武器)[1]。例如,我们将与在躁动患者身上使用机械性约束有关的不良事件的知识用来劝说内科病房的护理管理者制定关于使用约束的规章制度。

知识使用的所有类型都可以部分被使用或全部被使用。例如,一位临床工作人员可能知道和理解临床实践指南中的许多推荐意见,但并不是全部(部分概念性知识使用);同理,根据她自身的情况,她可能实施了这些推荐意见中的一部分,但没有全部实践(部分行为性知识使用)。

如何测量知识应用?

很多工具可以用于评估知识使用。Dunn 完成了可用于研究知识使用的工具清单[3]。他确定了 65 种研究知识使用的策略,将其分为自然观察、内容分析、问卷调查和访谈[3]。他还确认了多种用于评估知识使用的量表,但发现大部分量表信度和效度不清楚或未报告其信度和效度。Squires 及其同事完成了一项有关自我报告的研究使用测量心理属性的系统综述[9]。作者分析了 60 个特定指标,但仅 7 个指标在多个研究中被评估。大部分指标是针对医疗服务人员的知识使用。仅 6 个指标在 3 个或多个来源(包括内容、过程反馈、内部结构和效度关系)报告了有效性。在这 6 个指标中,有 4 个指标的目标人群是护士,1 个指标的目标人群是多学科的健康保健专业人员，1 个指标的目标人群是公共卫生决策者。总之，这篇综述强调了支持这些指标的有效性的文献存在实质性差距。

测量知识使用的问卷包括评价使用量表（Evaluation Utilisation Scale）[10]和 Brett 护理实践问卷（Brett's Nursing Practice Questionnaire）[11]。后者主要侧重 Rogers 所概述的采纳阶段[12]，包括意识、说服、决策和实施。知识使用工具用于测量工具性知识（instrumental knowledge）使用比较常见[9, 13]。而且，这些指标往往依赖自我报告，会存在回忆偏倚。例如一项探索性案例研究描述了呼叫中心护士采用决策支持的方案的情况[14]。该研究调查参与研究的护士是否在实践中应用决策支持工具。25 名参与者中有 11 名表示使用了这个工具，22 名参与者表示将来会使用这个工具。作者分析了该研究存在的潜在局限，包括回忆偏倚和研究周期短（1 个月）而未进行重复观察[14]。对工具性知识使用进行更有效的评估时，参与者也在模拟呼叫过程中对其指导技能进行质量评估[15]。评估工具性知识使用也通过测量推荐意见的依从性或质量指标来实现。例如，Grol 及其同事们完成了一系列关于荷兰家庭医生的研究，记录他们使用 30 个国家指南的依从性[16]。共建立了 342 个具体的依从性指标，就如何记录这些指标的表现情况，医生们接受了相关教育培训。开发计算机软件以将实际表现与临床条件相关联来评估其依从性。他们可以明确依从性最低的指南，如外耳道炎和哮喘的诊断，同时也可以明确依从性最高的指南，如老年人尿频问题和心力衰竭的诊断[16]。

除了考虑知识使用的类型外，我们还应该考虑知识使用的对象（也就是公众、卫生专业人士、政策制定者）。不同的对象可能需要不同的监测知识使用的策略。对于政策制定者，评估知识使用的策略可以是访谈和文本分析[17]。当评估医生知识使用时要考虑监测治疗路径的使用或相关药物的使用。对于患者，评估知识使用可以监测其锻炼或药物治疗的依从性。

我们要达到的知识使用的目标水平是什么？正如第 3.1 章中提到的，这一目标的设定基于利益相关者的讨论，包括考虑什么是能够接受的、可行的，是否存在天花板效应。如果知识使用的程度是合适的，那么应该考虑持续监测知识使用策略。如果知识使用程度未达到预期要求，那么有必要再次评价知识使用的阻碍因素。特别是了解目标决策者使用知识的意图。这种探索可以发现新的阻碍。在一项关于呼叫中心护士使用决策支持的案例研究中，调查发现，使用决策支持工具并将其整合在呼叫中心数据库中有助于参与者的决策支持训练以及宣传此项服务[14]。

我们应该什么时候测量知识使用比对知识使用的影响？如果实施干预的目标行为已经有强有力的证据证明其有益，则可以在研究中针对该行为是否发生（工具性知识）作为该干预的影响，而不是临床结局是否发生了变化[18]。例如，我们近期完成了一项在安大略北部社区实施加拿大骨质疏松治疗指南的策略研究[19]。该随机试验的主要结局指标是合理使用骨质疏松药物（工具性知识），而不是患者骨折的发生率（临床结局）。我们认为有足够的证据支持使用药物来预防骨折，不需要将骨折发生率作为主要结局指标。在本研究中，对于患者层面的结局测量可能非常昂贵，但是不测量患者结局就不能说明干预措施是否能提高相关临床效益。

评价知识应用的影响

知识 - 应用循环圈的下一阶段是确定知识实施的影响[1]。在这一阶段，我们想确定知识实践是否影响健康、卫生服务提供者和系统结局。然而评估知识使用的重要性在于它的使用是否会影响重要的临床措施如质量指标。

评估应从研究问题开始。在第 2.2 章中提到，使用 PICO 框架可以帮助完成这一工作。"P"是指关注的公众、卫生服务提供者或政策制定者。"I"是指知识转化实施的干预措施，与另一组（"C"）做比较。"O"是指关注的结局，在本情境中是指健康、提供者或组织结局。

在上一章节中，描述了可用于构建结局的知识使用的策略。Donabedian 提出了衡量护理质量的框架，并将质量分为结构、过程和结局。它可以用于对质量指标进行分类，并将知识使用和知识使用的影响结合起来[20]。结构性指标侧重于服务提供的组织层面，可能类似于工具性知识使用。过程指标侧重于向患者提供的护理，包括将证据传达给患者和护理人员。这些指标类似于工具性知识的使用。结局指标是指患者生活质量或住院时间等护理的最终目标。例如，如果我们想看看进入重症监护病房的患者预防 DVT 的问题，那么结构性措施将包括 DVT 预防策略（结构性知识使用）的有效性。过程性措施包括在重症监护病房（工具性知识使用）中使用 DVT 预防策略，如使用肝素。并且，结局测量包括重症监护室中这些患者的 DVT 风险。表 3.5.1 提供了区分知识使用与结局的框架。

表 3.5.1　知识使用和知识使用的影响的测量指标

概念	描述	措施举例	资料收集方式
知识使用			
• 观念的	知识水平、理解力、态度的改变	知识态度；改变的目的	问卷调查、访谈
• 工具性的	行为或实践改变	依从推荐意见（改变规定、接受新的护理实践或去除现存的实践）	管理数据库或临床数据库
结局			
• 患者	影响患者使用／应用知识	健康状况（发病率或死亡率）；健康相关生活质量；护理满意度	管理数据库、临床数据库、问卷调查
• 医疗服务提供者	影响医疗服务人员使用／应用知识	实践满意度；开发新的实践	问卷调查、访谈
• 系统／社会	影响卫生系统使用／应用知识	成本；住院天数；等待时间	管理数据库、临床数据库

　　一项知识转化干预措施测量方法的系统综述中，Hakkennes 和 Green 将措施分为 3 个主要类别[18]，我们对其进行了修订，侧重知识使用的影响：

　　1.患者层面

　　（a）测量健康状态的实际变化，如死亡率或生活质量。

　　（b）替代指标测量，如患者的住院时间或对干预措施的态度。

　　2.健康照顾提供者层面

　　（a）测量其满意度

　　3.组织或过程层面

　　（a）测量健康照护系统的变化（例如患者排队等候名单）或费用。Hakkennes 和 Green 发现，228 项研究评估了指南实施策略，其中 93%的研究是在临床工作人员层面测定结局，13%的研究是在医疗服务层面使用替代指标[18]。不到三分之一的研究是在患者层面测量结局。在一项在护理和相关卫生专业的 53 项指南实施研究中，86%的研究使用了医疗服务层面结局，43%使用了患者结局，38%的研究使用了系统层面的结局[21]。

　　我们鼓励读者查阅网格授权措施（Grid-Enabled Measures，GEM）数据库[22]，该数据库是由位于科罗拉多凯撒医疗机构旗下的加拿大癌症研究网络交流研究中心（Canada Research Network Cancer Communication Research

Centre)、国家癌症研究所癌症控制和人口学分部（National Cancer Institute's Division of Cancer Control and Population Sciences ）共同开发的。GEM 的目标是提供一个标准化和验证的知识转化测量的数据库。存储库中的每个项目都包括工具的名称，其测量的结构、内容区域、目标人群和管理模式。也可以使用工具的链接和使用它们的评分。

评价知识转化干预的方法

在提出问题后，我们需要匹配合适的评价设计。在开展评价时，我们需要考虑严谨性和可行性。严谨性是指评价策略需要使用明确而有效的方法。可以使用定性和定量的方法。可行性是指评价策略是实用的、适当的，符合特定情况和环境。与其他任何评价一样，策略应该符合伦理。

评价策略的选择还取决于我们是想提高本土知识的有效性，还是提供知识转化干预的有效性的概括性信息。如第 5.1 章所述，对本土知识的适用性（即干预在某种环境下实施是否有效）感兴趣的人应使用最严谨可行的研究设计。这可能包括观察评价，是指研究者不会人为控制研究对象是分到干预组还是对照组。对概括性知识（即干预是否在类似的条件下有效）感兴趣的人应使用最严谨的评价设计，如随机试验（或试验性评价）。要考虑的第三种评价形式是过程评价。过程评价可能涉及确定目标决策者实际实施干预措施的程度。它也可能包括对那些干预措施实施及其潜在障碍的体验性描述。例如，一项研究旨在评价教育干预对使用放射成像诊断急性踝关节损伤的有效性，研究未显示出"渥太华踝关节规定（Ottawa Ankle Rules）"的积极传播的影响。然而，接受干预措施的人中有不到三分之一的是有权使用 X 线的医生，提出了干预措施是否有效或者说没有针对恰当的目标决策者的问题[23]。基于结果，此类型的评价也有助于调整干预或实施策略。我们认为过程评价应与观察性评价、试验性评价同时进行。

定性评价方法有助于探索知识转化干预的"活性成分"，尤其利于过程评价。一项随机试验为家庭医生制定了一个综合的、多层面的指南实施策略，干预一年后胆固醇测试无变化[24]。进一步通过与家庭医生访谈，发现他们担心指南实施以及诊断流程修订相关工作会增加额外的工作量[25]。在定性研究中应考虑三角验证，通过多种策略收集数据（如访谈、调查、小组讨论）来增加有效性。定性研究也利于识别干预过程中的非计划影响。为了更全面的描述定性研究方法，我们建议读者阅读由 Denzin 和 Lincoln 编写的教科书[26]。

定量评价方法包括随机试验和类试验研究。随机试验更要求逻辑性，与非随机研究相比结果更可靠。当随机化不可实现时，非随机研究更容易更适合实施。对于这些策略完整的叙述见第 5.1 章。

评价知识转化干预也可以使用混合方法（mixed methods）。混合方法尤其有助于评价复杂知识转化干预。我们认为评价阶段也是一个探索干预措施可持续性的促进因素的机会。定量和定性评价策略均有助于识别影响知识持续使用的因素，第 3.6 章将继续进一步进行讨论。

研究展望

有很多潜在的研究领域，包括开发和评价用于测量知识使用的工具，而不是工具性知识的使用。而且，应该开发用于探索和评价持续知识使用的增强方法。

（李 野 刘 娜 译）

参考文献

1. Graham ID, Logan J, Harrison MB, *et al.* Lost in knowledge translation: time for a map? *J Cont Ed Health Prof* 2006; **26**: 13–24.
2. Larsen J. Knowledge utilization. What is it? *Knowledge: Creation, Diffusion, Utilization* 1980; **1**: 421–42.
3. Dunn WN. Measuring knowledge use. *Knowledge: Creation, Diffusion, Utilization* 1983; **5**: 120–33.
4. Weiss CH. The many meanings of research utilization. *Public Administration Rev* 1979; Sept: 426–31.
5. Beyer JM, Trice HM. The utilization process: a conceptual framework and synthesis of empirical findings. *Admin Sci Q* 1982; **27**: 591–622.
6. Estabrooks C. The conceptual structure of research utilization. *Res Nurs Health* 1999; **22**: 203–16.
7. Simon J, Gray A, Clarke P, *et al.* Cost effectiveness of self monitoring of blood glucose in patients with non-insulin treated type 2 diabetes: economic evaluation of data from the DiGEM trial. *BMJ* 2008; **336**: 1174–7.
8. O'Kane MJ, Bunting B, Copeland M, *et al.* Efficacy of self monitoring of blood glucose in patients with newly diagnosed type 2 diabetes (ESMON study): randomised controlled trial. *BMJ* 2008; **336**: 1177–80.
9. Squires J, Estabrooks CA, O'Rourke HM, *et al.* A systematic review of the psychometric properties of self-report research utilization measures used in health care. *Impl Sci* 2011; **6**: 83.
10. Johnson K. Stimulating evaluation use by integrating academia and practice. *Knowledge* 1980; **2**: 237–62.
11. Brett JL. Use of nursing practice research findings. *Nurs Res* 1987; **36**: 344–9.
12. Rogers E. *Diffusion of innovations*, 5th edn. New York: Free Press, 2003.
13. Estabrooks CA, Floyd J, Scott-Findlay S, *et al.* Individual determinants of research utilization: a systematic review. *J Adv Nurs* 2003; **43**: 506–20.

14. Stacey D, Pomey MP, O'Connor AM, Graham ID. Adoption and sustainability of decision support for patients facing health decisions: an implementation case study in nursing. *Impl Sci* 2006; **1**: 17.

15. Stacey D, O'Connor AM, Graham ID, Pomey MP. Randomised controlled trial of the effectiveness of an intervention to implement evidence-based patient decision support in a nursing call centre. *J Telemed Telecare* 2006; **12**: 410–15.

16. Grol R. Successes and failures in the implementation of evidence-based guidelines for clinical practice. *Med Care* 2001; **39** (Suppl 2): 46–54.

17. Hanney SR, Gonzalez-Block MA, Buxton MJ, Kogan M. The utilization of health research in policy-making: concepts, examples and methods of assessment. *Health Res Policy Sys* 2002; **1**: 2.

18. Hakkennes S, Green S. Measures for assessing practice change in medical practitioners. *Impl Sci* 2006; **1**: 29.

19. Ciaschini P, Straus SE, Dolovich LR, *et al*. Community based intervention to optimise osteoporosis management: randomised controlled trial. *BMC Geriatr* 2010; **10**: 60.

20. Donabedian A. The quality of care. How can it be assessed? *JAMA* 1988; **260**: 1743–8.

21. Medves J, Godfrey C, Turner C, *et al*. Systematic review of practice guideline dissemination and implementation strategies for health care teams and team-based practice. *Int J Evid Based Healthc* 2010; **8**: 79–89.

22. Grid-Enabled Measures Database. https://www.gem-beta.org/public/wsmeasures.aspx?cat=8&aid=1&wid=11. Accessed August 20, 2012.

23. Cameron C, Naylor CD. No impact from active dissemination of the Ottawa Ankle Rules: further evidence of the need for local implementation of practice guidelines. *CMAJ* 1999; **160**: 1165–8.

24. Grol R, Dalhuijsen J, Thomas S, *et al*. Attributes of clinical guidelines that influence use of guidelines in general practice. *BMJ* 1998; **317**: 858–61.

25. Van der Weijden T, Grol R, Schouten B, Knottnerus A. Barriers to working according to cholesterol guidelines. *Eur J Public Health* 1998; **8**: 113–18.

26. Denzin N, Lincoln YS (eds). *Handbook of qualitative research*. Thousand Oaks, Sage, 2000.

第3.6章　知识的持续应用

Barbara Davies and Nancy Edwards

学习要点

- 知识的持续应用是指与时俱进地持续应用创新知识,并以员工能力、组织和医疗服务系统为依托,作出适应性改变。

- 应用一项创新知识并使之常规化,和接受下一项创新知识之间存在矛盾。

- 可持续性计划是在系统内应用新知识的关键。

- 关于知识的持续应用的基础研究越来越多。基于系统评价和临床经验,我们提炼出六个要素:健康需求和预期收益;系统监测进展的有效性;改进过程的适应性和一致性;多层次联合领导;财力和人力资源;社区利益相关者的支持。

- 在知识应用循环中,早在应用新知识的干预的设计阶段就应进行知识持续应用的计划。

- 解决知识应用的可持续性需要计划知识的传播和扩大在卫生系统内的应用。

　　是什么决定着医疗服务提供者、跨学科团队、医院或者医疗卫生系统是否或者如何继续保持、传播或替代一个新的循证的创新呢?例如:是否继续开具特殊的药物,持续应用政策对哪些人有较小的使用限制,如何向弱势群体提供心理健康社区服务,或者持续实施质量改进循环的最佳方法是什么。

　　这些关于持续应用现有的或新的知识的问题,是实现最佳健康目标的关键。研究者和政策制定者都面临着加快医疗服务的进步和改革,同时将循证证据和创新实践转变成可实施的政策、方案、工具以及领导力发展方面的挑战[1]。通过研究产生的新的知识并不一定带来知识或创新的实际应用。决定是否持续应用以及如何将新知识和创新应用于实践中,是知识转化科学和实践的重要部分[2]。

什么是可持续性?

可持续性(sustainability)通常定义为"当一项创新的应用安全性得到初步确认后,继续应用该创新的程度"[3]。一项关于近年来新项目和创新应用的研究数量增长的系统综述发现,在 125 项研究中的 77 项(62%)中,可持续性是最常见的用语,而只有 29% 的研究使用了可持续性的操作性定义[4]。另外两个用语是长期持续实施(10%)和制度化(5%)。大部分研究(64%)的测量时间段是开始实施后的两年或更长时间。在医疗保健、心理护理、公共卫生促进项目研究中,部分可持续性是最常见的研究结果。作者得出结论,有必要在可持续性相关的概念框架的指导下进行前瞻性研究,并且关注多个层次的相互影响,从而更好地理解可持续性的影响因素、促进因素和阻碍因素[4]。

非常重要的一点是,可持续性评估要比长期纵向追踪干预措施的实施依据采用更为复杂的方法。研究者在开始阶段就需要解决的可持续性的要素是系统对于知识整合的准备程度[5]。Glasgow 概括了用于验证推广和持续应用研究中有效措施的五个核心标准:严谨性和关联性,高效性,团队协作,能力提高,知识积累[6]。可持续性有多个相关概念,不同作者使用了同义词可以语义互换。表 3.6.1 列出了几个术语的简短描述。

表 3.6.1　可持续性相关的同义词和反义词

可持续性

常规化(Routinization):创新知识紧密地结合到日常活动中,不再具有独特的特征。

组织化(Institutionalization):在一个组织内,变革的"持久力"或相对持久性[40]。变革已成为组织中的日常活动或常规实践的一部分。

再创造(Re-Invention):使用者对创新知识进行调整,使之适合本地情况或者其调整的程度[3]。

推广(Spread):在一个组织内开发的新的工作方法,通过一些适应性调整,在另一个机构背景下应用的过程。

扩展(Expanded):除了创新应用的时间长久外,应用的范围更加广泛,可以应用于不同学科、护理单元、健康照护部门和(或)社区(如服务业、高校)[18]

可扩展性(Scalability):干预措施在小范围或特定条件下能够保持有效性,在真实世界中依然能够对大部分人群保持有效的能力[41]。

续表

缺乏可持续性

改善消失,主动性衰减或损耗(Improvement evaporation, initiative decay or erosion):随着时间的推移,创新的应用逐渐减少 [8]

中止(Discontinuance):不采纳或中止实施创新的决定 [3]。

退步(Relapse):恢复到以前的运作方式 [35]。

哪些可持续性模式有利于知识转化?

一篇 2010 年的综述介绍了关于知识转化的 31 种模式或框架,其中 11 个提到了在评价步骤之后的一个独立的步骤,称之为知识的维持改变或持续的应用 [7]。也有越来越多的模式专门关注持续性 [8-10],但至今,罕有对这些模式在评价其预测实际应用的可持续性和结果的可持续性方面的严格的评估。

英国国民医疗保健制度(NHS)机构设计了一个完善的可持续性模型,提供了诊断的结构化问卷(diagnostic structured questionnaire)和加权评分系统(weighted scoring system)针对领导者的工具和指南,用于在 NHS 系统内促进改革和创新 [9]。NHS 的可持续性模式围绕着三个核心组成部分:过程、人员和组织。过程维度的因素有:除帮助患者以外的其他益处;证据的可靠性;适应性以及监测进展。人员维度的因素有:培训与参与;行为;上级领导的参与与支持以及临床领导的参与支持。最后,组织维度的因素有:与组织目标、文化和基础设施相适合。

NHS 可持续性模式(NHS Sustainability Model)正用于美国、南非和加拿大的研究中 [10-14]。诊断性结构化问卷的一个问题是问卷中因素都是多维的。例如,"上级领导的参与与支持"这一因素包含参与度、可见度和交流程度。参与者反映,很难用一个整体单一评级法对这个方面进行评分。尽管如此,来自加拿大的 9 个健康照护机构的领导者和工作人员通过 3 年多应用循证指南的结果跟踪,愿意接受持续性行动计划 [13]。督导委员会的成员表示,问卷结果可以帮助他们更好的理解不同学科的价值观和态度。问卷得分较低促使领导者采用额外的实施策略,例如增加健康教育、设备和人力资源。在另一项研究中,南非的研究团队报告,17 个项目组都愿意应用修订过的 NHS 工具,此工具通过相互独立的"是 / 否"四格表建立 [14]。

如何形成持续性为导向的行动计划?

我们建议形成持续性为导向的行动计划需考虑六个因素。这些因素来源于 Maher 等人的模式(2010)[9]、2008 年[15] 和 2012 年[4] 发表的系统评价,以及我们 12 年的知识应用循环圈的经验[12, 13, 16-21]。

1. 健康需求和预期获益:待实施和持续应用的知识或创新,是否有明确的需要以及优先次序呢? 对于哪项知识需要持续应用,以及在专业人员间以及利益相关群之间,更重要的是与患者或者社区自身有关的预期获益是否有共识呢?

2. 系统监测进展的有效性:是否存在持续的评价系统不间断地提供质性和量性数据,以保证形成式学习和判定结果及影响的证据? 是否有交互式反馈过程,并纳入潜在的知识使用者? 是否有传播体系,让患者、员工、机构及社区知晓相关指标及结果?

3. 改进过程的适应性和一致性:持续实施创新所达到的改进过程,是否适用于其他组织,或在较长时间内出现的社会政治变革条件下仍然适用。在决定如何协调目前实施的创新和将来的创新关系时,管理决策制定过程需要考虑哪些内容?

4. 多层次联合领导:高层领导、临床领导和精英员工需要采取何种行动以支持创新的持续性和知识持续使用? 多个系统层次是否都有精英员工(医务人员中的朋辈导师,团队领导,高层管理者)? 由谁来负责创新的持续使用以及在新的知识或知识应用环境发生变化时做出调整? 谁将负责过程监督以确保预期过程经过评估并且正确落实?

5. 财力和人力资源:实施和持续创新需要怎样的资金支持? 哪些资金可用于传播和推广创新的实施? 通过推广过程是否提高效率? 低成本高效率的策略未来是否可用于保持创新的核心部分? 人力资源和人事制度是否支持长期持续实施创新?

6. 社区利益相关者的支持:谁是利益相关者? 如何使之长期提供权力和支持?

持续性的矛盾

一个常规化的知识与接受下一个知识之间存在矛盾[5]。当创新明显需要调整或中止时,并不是一定要持续。新的研究结果和后续创新不断涌现,持续性策略需要允许整合新出现的理念以及应用新的研究成果。此外,由

于健康照护系统提供保健服务的形式不是一成不变的,知识应用的持续性
策略必须能灵活地适应上述以及其他重要的情境改变。

为了形成并评价可能的实施策略(如健康教育项目,确定必要的设备,
评估其对人员的影响),是否首先在一个或两个场所试行一个好方法(例如
创新),这也会存在压力。换一种方法,尽可能广泛、快速地推行创新,以广
泛促持续,这会是一种更好方法吗? [8]当关于某种治疗方法或教育项目的
高质量的研究证据出现,但是仅有几个试点或小组相关的患者群体能够接
受,便会产生伦理方面的压力。

如何推广和传播知识转化干预措施呢?

持续性的文献中两个紧密联系的概念是传播和推广。1995 年,Rogers
将传播描述为非目的性或非正式的创新应用过程[22]。2004 年,早期发现
关于持续性的科研文献缺乏的作者 Greenhalgh,就描述了传播的集中式和
分散式网络特性,并指出当传播被集中驱动时,应当采用社会营销计划的
要素[5]。

推广是更加深思熟虑的“推动”变革的途径,是指“系统的计划为更多
的人群进行有效的治疗、诊断和护理的方法,或以其他方式改善疾病预后,
提供特定服务”[23]。没有现成的方案可以依照来决定推广创新的时机和适
宜性。尽管如此,应用明确的标准来做出决定是非常重要的。例如,推广
创新给别人带来的预期成本和收益如何,以及传播的益处是否会降低卫生
服务和结局间的不公平性。

一篇区别横向推广与纵向推广的文章作者描述了有效实践的推广的经
验。纵向推广需要在不同的系统层面开展[24]。例如,在初级保健机构引入
心理护理创新方法的同时,需要在省级层面落实相应的支持政策,并将创
新纳入认证项目。这里面每项创新和政策在健康照护系统的不同层面发挥
作用。

推广使得知识转化超出最初使用者的个人和组织的范畴。这需要大
家的共同努力使得循证方法标准化,并形成认同、支持和褒奖循证方法的
系统结构。正如持续性那样,推广也需要尽早考虑;实际上,在没有考虑可
持续性的情况下,就不应实施知识转化措施。推广的重要条件包括充足的
人力资源、财政支持、组织机构、管理和监管机构[25, 26]。决策支持工具,例
如模拟建模,可以帮助评估在更广泛的情境中推广干预措施的需要什么[27, 28]。
这些决策支持工具可以用来帮助设计研究,以试验可行性的干预措施。在
研究计划阶段,如果没有系统方法来解决干预措施的可扩大问题,那么结

果可能是经"验证过的"干预措施由于其本身有限制其推广的因素,从而缺少甚至毫无系统的可持续能力,而不得不中止。例如,已经证明治疗人类免疫缺陷病毒(HIV)和获得性免疫缺陷综合征(AIDS)的抗逆转录病毒药物的疗效和有效性。但是,在低收入国家的国家层面进行推广这些方案时一直有困难,部分原因是由于健康照护系统人力资源不足 [28]。在加拿大,在考虑北部的护理站和一些大的高校教学机构的差别时,我们也面临着类似的推广能力的问题。

现有的传播和推广知识转化的模式有哪些?

是时候考虑知识应用的外延了,要更多地从人群角度,以及个体、组织和地区的角度进行思考。如果一个卫生系统从组织层面不同意循证创新的持续性应用,那么,将很难进行特定资助研究项目外的持续的实践变革。美国国立卫生研究院(National Institutes of Health, NIH)和美国医疗保健研究与质量局(Agency for Healthcare Research and Quality, AHRQ)的报告中讨论了传播的科学含义 [6, 29, 30]。新西兰卫生部的立场文件中描述了传播经过验证的卫生创新项目的行动计划 [31]。

如何应用和保持知识转化干预措施?

也许关于持续性最有趣的问题是实施创新的复杂适应系统的本质 [15, 32]。这使得持续性本身就很难预测,同时也让我们明白持续性最终归结为创新的适用性和系统的适应性两方面 [32]。复杂适应系统理论解释了系统中一个层面的持续、动态的变革会最终(有意和无意的)影响系统其他层面的变革 [33]。简单地说,适应理论告诉我们,持续、动态的变革过程在系统的每一层面发挥着作用。因此,当一项创新应用于系统的一个层面时,总是会潜在影响着或者被系统的同一层面或者其他层面的因素影响着。例如,护士应用控制哮喘的循证最佳实践指南的同时,也会对健康保健团队其他成员的保健服务产生影响。健康保健系统的其他成员对变革的支持或阻挠,也会对护理实践的变革能否持续下去产生影响。

随着时间的推移,一个系统层面的变革过程会引起下一个系统层面的变革过程。仍然以哮喘为例,其他系统层面的变革包括控制哮喘的政策和程序的改变,促使在新护士入职培训中增加新的实践内容,以及患者转诊和随访中的变革。然而,如果下一个系统层面的服务结构不能从根本上改变以适应这种变革,实践者会倾向于恢复到以前的行为方式,应用创新的实践将无法持续下去。有些系统间因素可能会支持这些变革。尤其是垂直社会关系(如护士成为决策委员会的正式成员)有助于协同工作并在多个层面适应这些变革。同时,也存在倾向于维持现状的因素。包括专业团体中的权利层次,机构常规,已经建立的管理架构,产生社会群体间不平等的利益或负担 [33, 34]。

持续性:不是一个全或无现象

要确定使用哪些流程及结果因素来评估可持续性,就需要建立监测系统及数据反馈机制。有时可以允许一定程度的退步或恢复以前的做法,这时就有必要确定多大程度的退步是可以接受的,仍能够认为达到了可持续性 [35]。可持续性评估不是全或无(all or nothing)的现象。加拿大的一个研究小组将可持续性划分为四个层次,即完全没有、不稳定、弱和纳入常规的最大程度的持续性 [36]。由于多方面的考虑因素和不断变化的证据,评价一项具体的循证创新的可持续性的程度,存在着局限性,因此,固定的做法或常规不一定适用于所有情况。

研究展望

关于知识转化可持续性的多面性,我们仍然有许多需要学习的内容。我们建议使用现有的关于可持续性、传播和推广过程的定义和理论模式。研究者们需要清晰地区分一些基本理论,包括通用知识转化模式、特定的可持续性模式或其他模式,例如在复杂适应系统文献中提到的模式等。另外,也需要测量工具,基于 NHS 发展的可持续性诊断性调查问卷和其他工具 [9, 35, 37-39],从而使不同研究所使用的工具具有更好的一致性,以便于不同机构结果的直接对比。

在小范围内实施创新或一开始就有意计划进行扩大时,会存在压力 [8]。压力同样存在于是否忠于原创新和(或)适应机制。我们建议未来进行有价值的干预措施,解决不公平性的组织创新和新趋势的相关研究。未来需要有以持续应用知识为导向的研究项目,而不仅仅是单独的知识到应用的项目。

我们建议建立研究者和决策者之间的网络联系,以便于他们的长期合作,共同学习循证系统变革的成功和失败经验。

小结

持续知识应用是知识转化的关键环节。尽管知识转化框架将持续知识应用阶段描述在结果评价阶段之后，许多作者，包括知识-应用循环圈的作者，主张尽可能早地进行知识持续性应用的计划，比如在选择、调整和执行知识应用干预措施的时候就开始规划知识持续性应用计划。可以使用可持续性和适应性模式来指导计划的制订。文献中记载了大量与持续性有关的潜在因素。其中六个关键因素是：①健康需求和预期获益；②监测进展的系统有效性；③改进过程的适应性和一致性；④多层次联合领导；⑤财力和人力资源；⑥社会利益相关者的支持。以上因素是基于系统评价和我们的经验数据，是持续追求更好的健康照护系统和公众健康的重要因素，健康提供者、专业团队、医院 / 社区和卫生系统方面均需考虑知识的持续性应用、知识的传播和知识的扩大。

（李　变　刘　瑾　译）

参考文献

1. Canadian Health Services Research Foundation. http://www.chsrf.ca/AboutUs.aspx. Accessed September 2012.
2. Canadian Institutes of Health Research. http://www.cihr-irsc.gc.ca/e/39033.html. Accessed September 2012.
3. Rogers EM. *Diffusion of innovations*, 5th edn. New York: Free Press, 2005, p. 429.
4. Stirman SW., Kimberly J, Cook N, Calloway A, Castro F, Charns M. The sustainability of new programs and innovations: a review of the empirical literature and recommendations for future research. *Implementation Science*. 2012; 7: 17.
5. Greenhalgh T, Robert G, Bate P, MacFarlane F, Kyriakidou O. *Diffusion of innovations in health service organizations: a systematic literature review*. Oxford: Blackwell Publishing, BMJ Books, 2005.
6. Glasgow, R.E., Vinson, C. Chambers, D., Khoury, M.J., Kaplan R.M., Hunder, C. National Institutes of health approaches to dissemination and implementation sciences: Current and future directions. *AJPH* 2012; **102**(7): 1274–81.
7. Graham ID, Tetroe J and the KT Theories Research Group. Some theoretical underpinnings of knowledge translation. *Academic Emergency Medicine* 2007; **14**: 936–41.
8. Buchanan DA, Fitzgerald L, Ketley D. *The sustainability and spread of organizational change*. Abingdon: Routledge, 2007.
9. Maher L, Gustafson D, Evans A. Sustainability model and guide. NHS Institute for Innovation and Improvement, 2010, www.institute.nhs.uk/sustainability. Accessed September 2012.
10. Molfenter T, Ford JH II, Bhattacharya A. The development and use of a model to predict sustainability of change in healthcare settings. *International Journal Information Systems and Change Management* 2011; **5**: 22–35.

11. Ford J.H. II, Krahn D, Wise M, Oliver KA. Measuring sustainability within the veterans administration mental health system redesign initiative. *Q Manage Health Care* 2011; **20**: 263–79.

12. Higuchi KS, Downey A, Davies B, Bajnok I. Using the NHS sustainability framework to understand the activities and resource implications of Canadian nursing guideline early adopters. *Journal of Clinical Nursing* 2012; Article first published online: 4 Sep 2012 ☒ DOI: 10.1111/j.1365-2702.2012.04193.x.

13. Davies B, Higuchi K, Ellis J, Ireland S, Ploeg J, Murray MA, Taljaard M, Soto E. Does using a sustainability model for guideline implementation on multiple topics in multiple sites make a difference? G-I-N Conference 2012. Berlin, August 22-25, 2012. Dusseldorf: German Medical Science GMS Publishing House, 2012. Doc12gin058. DOI: 10.3205/12gin058, URN: urn:nbn:de:0183-12gin0587 http://www.egms.de/en/meetings/gin2012/12gin058.shtml. Accessed September 2012.

14. Youngleson, M., Provost, L., Maher, L. Adapting the NHS sustainability model for a low-to-middle income setting. Institute for HealthCare Improvement.

15. Gruen RL, Elliott JH, Nolan ML, Lawton PD, Parkhill A, McLaren CJ, Lavis J. Sustainability science: an integrated approach for health-programme planning. *Lancet* 2008; **372**(9649): 1579.

16. Davies B, Edwards N, Ploeg J, Virani T, Skelly J, Dobbins M. Determinants of the sustained use of research evidence in nursing: final report. Canadian Health Services Research Foundation & Canadian Institutes for Health Research. Ottawa, Ontario, Canada, December 2006, http://www.chsrf.ca/final_research/ogc/pdf/davies_final_e.pdf. Accessed September 2012.

17. Edwards N, Marck P, Rowan M, Grinspun D. understanding whole systems change in health care: the case of the nurse practitioners in Canada. *Policy, Politics and Nursing Science* 2011; **12**(1): 4–17.

18. Davies, B., Edwards, N., Ploeg, J., Virani, T. Insights about the process and impact of implementing nursing guidelines on delivery of care in hospitals and community settings. *BMC Health Services Research* 2008; **8**(29): 1–15.

19. Edwards N, Roelofs, S Sustainability: the elusive dimension of international health projects. *Canadian Journal of Public Health* 2006; **97**(1): 45–9.

20. Edwards N, Grinspun D.Understanding whole system change in healthcare: the case of emerging evidence-informed nursing service delivery models. Final report for CHSRF REISS program #RC2-1266-06, 2010, http://www.chsrf.ca/Libraries/OGC_Reports/Edwards-Grinspun-EN.sflb.ashx. Accessed September 2012.

21. Edwards N.Scaling-up health innovations and interventions in public health: a brief review of the current state of the science. Commissioned paper for a state-of-the-art conference to advance the science and practice of scale-up and spread in health care and public health, 2010.

22. Rogers EM. *Diffusion of innovations.* New York: Free Press, 1995, p. 365.

23. Ovretveit, J. Widespread focused improvement lessons from international health for spreading specific improvements to health services in high-income countries. *International Journal for Quality in Health Care* 2011; **23**: 239–46.

24. Bacon A, Walker HM, Schwartz AA, O'Hara DM, Calkins C, Wehmeyer ML. *Exceptionality* 2011; 19(Special issue): 46–60

25. Simmons R, Fajans P, Ghiron L (eds). *Scaling up health service delivery: from pilot innovations to policies and programmes.* Geneva: WHO World Health Report, 2006.

26. Hanson K, Ranson MK, Oliveira-Cruz V, Mills A. Expanding access to priority

health interventions: a framework for understanding the constraints to scaling up. *Journal of Knowledge Management* 2003; **15**: 1–14.

27. Riegelman R, Verme D, Rochon J, El-Mohandes, A. Interaction and intervention modeling: Predicting and extrapolating the impact of multiple interventions. *Ann Epidemiol* 2002; **12**: 151–6.

28. Van DammeW, Kober K, Kegels G. Scaling-up antiretroviral treatment in Southern African countries with human resource shortage: how will health systems adapt? *Social Science and Medicine* 2008; **66**: 2108–21.

29. Bodenheimer T. *The science of spread: how innovations in care become the norm.* California HealthCare Foundation, 2007, http://www.chcf.org/topics/chronicdisease/index.cfm?itemID=13346. Accessed September 2012.

30. AHRQ Health Care Innovations Exchange Report on Scale Up and Spread 2011. http://www.innovations.ahrq.gov/learn_network/ScaleUpAndSpread2011Report/00_ToC.aspx. Accessed September 2012.

31. Lomas J. Formalised informality: an action plan to spread proven health innovations. Wellington: Ministry of Health, New Zealand, http://www.moh.govt.nz/moh.nsf/pagesmh/7365/. Accessed March 2012.

32. Greenhalgh T, Macfarlane F, Barton-Sweeney C, Woodward F. "If we build it, will it stay?" A case study of the sustainability of whole-system change in London. *Milbank Quarterly* 2012; **90**(3): 516–47.

33. Gunderson LH, Holling CS. *Panarchy: understanding transformations in human and natural systems.* Washington: Island Press, 2002.

34. Denis JL, Langley A. The dynamics of collective leadership and strategic change in pluralistic organizations. *Academy of Management Journal* 2001; **44**: 809–37.

35. Bowman CC, Sobo EJ, Asch SM, Gifford AL. Measuring persistence of implementation: QUERI series. *Implementation Science* 2008; doi: 10.1186/1748-5908-3-21.

36. Pluye P, Potvin L, Denis JL, Pelletier J. Program sustainability: focus on organizational routines. *Health Promotion International* 2004; **19**(4): 489–500.

37. Slaghuis SS, Strating MMH, Bal RA, Nieboer AP. A framework and a measurement instrument for sustainability of work practices in long-term care. *BMC Health Services Research* 11: 314: 2011 doi: 10.1186/1472-6963-11-314

38. Ogden T, Bjornebekk G, Kjobli J, Patras J, Christansen T, Taraldsen K, Tollefsen N. Measurement of implementation components ten years after a nationwide introduction of empirically supported programs-a pilot study. *Implementation Science* 2012; 749. doi: 10.1186/1748-5908-7-49.

39. Long-term care task force on resident care and safety, Ontario. An action plan to address abuse and neglect in long-term care homes May 2012, http://longtermcaretaskforce.ca/. Accessed September 2012.

40. Goodman RM, Steckler A. A model for the institutionalization of health promotion programs. *Family and Community Health* 1989; **11**(4): 63–78.

41. Milat AJ, King L, Bauman AE, Redman S. The concept of scalability: increasing the scale and potential; adoption of health promotion interventions into policy and practice. *Health Promotion International Advance* 2012; doi: 10.1093/heapro/dar097 First published online: January 12.

第3.7章 案例

第3.7a章 知识 - 应用循环圈
伤口护理中的整合性知识转化研究
方法

Ian D. Graham and Margaret B. Harrison

学习要点

- 计划行动模式可以提供有用的框架来指导实施过程。
- 知识到行动的转化,需要实施研究者与那些想要开展最佳实践者的通力合作。
- 实施过程是复杂的(例如需要重新分配实践责任,重新设计服务模式),并且需要投入时间和仔细规划。
- 调查证据到实践的差距,根据临床情境调整知识,评估知识应用的障碍,选择和裁剪干预措施,监测知识的应用,并且评估促进知识持续性应用的效果。
- 方法需要兼顾严谨性和时效性,以及在真实世界的适用性和可行性。

表3.7a.1 知识 - 应用循环圈的描述

知识-应用循环圈 步骤	活动及数据来源
知识创造	
知识检索	早在公元2世纪,就有文献报道了多种伤口护理方法,特别是针对下肢溃疡。与此同时,静脉性溃疡使用压力疗法的效果的证据渐渐积累起来,尽管直到20世纪80年代相关的随机对照才逐渐增多

续表

知识-应用循环圈 步骤	活动及数据来源
知识综合	20 世纪 90 年代后期,发表首个关于压力绷带治疗效果的随机对照试验的 meta 分析(2;3)
知识工具 / 成果	全球发布了多个不同质量水平的临床实践指南(4-8)
应用圈 发现问题	最初,来自居家管理者的经验提示下肢溃疡护理的花费增加。该团队使用综合方法进行了一个正式的需求评估,并产生了问题的本地证据。继而研究团队进行了下肢溃疡的患病率及概况研究(9;10),分析了目前的临床实践与最佳实践的差距(11),关于静脉性溃疡的患病率的系统综述(12),支付环境的调研(13),包括实践审核在内的知识 - 应用差距分析,以及医护人员的知识 - 态度 - 行为(KAP)调查(14;15)
调整知识以适应具体情境	意识到存在众多国际指南,并且不确定如何将其应用于具体情境,该团队制定并完善了实践指南评价与应用循环(Practice Guidelines Evaluation and Adaptation Cycle),并指导如何将当前指南应用于具体情境的过程(16-19)
评估知识应用的障碍	该团队进行了关于指南应用的阻碍 / 促进因素、潜在的使用者以及使用渥太华研究应用模型作为框架评估实践环境预评估,(20;21)。以 KAP(知识 - 态度 - 行为)研究结果为指导依据,与社区护理机构和家庭护理机构的管理者商讨,制定社区护士和家庭医生实施草案
选择、调整、采取干预措施促进知识应用	基于现存的问题,建立社区下肢溃疡干预方案,以支持指南的应用。该干预方案主要包括了新的岗位,有经过特殊培训的专门的护士负责下肢溃疡的护理以及指南的应用
监测知识应用	使用表单审核指南实施前后,对于下肢溃疡护理循证实践的关键环节的依从情况(12)
评价结果	应用前后对照设计,收集多个点的数据,以评估愈合率、护理访视及成本方面的变化。在项目结束时,调查专门的下肢溃疡护士参与该项目的体验
知识的持续应用	下肢溃疡实践自 21 世纪初开始开展。下肢溃疡指南方案已在省内另外两个地区成功实施。研究小组继之进行了一项随机对照试验研究,探索与门诊护理相比,居家护理的优势(23),目前正在进行 10 个中心的随机对照试验研究,对比两种社区常用的压力治疗技术(24)

在本章中,我们将展示一个实施和研究项目的案例研究,以说明知识-应用循环圈各个要素,以体现其如何指导卫生系统和实践的变革。该项目的重点在于提高下肢静脉性溃疡患者社区护理方面的循证推荐的应用。下肢溃疡是一种常见的,花费高昂且照顾和管理起来非常复杂的临床症状,其具有慢性、对日常生活的影响非常大、并且让患者感觉孤独的疾病[1]。表 3.7a.1 给出了知识-应用循环圈的步骤,并简要介绍了每一步是如何实施的。

研究背景

为了缩短伤口护理领域证据和实践之间的差距,来自渥太华社区医疗服务中心(Ottawa Community Care Access Centre, OCCAC)的管理人员和临床医生、渥太华维多利亚护士令(现称 Carefor)、来自女王大学(金斯敦,安大略)、渥太华大学的研究者,共同合作实施了知识转化的计划行为模型,专注于改善健康结局(例如:愈合率),以及下肢溃疡患者的生活质量。这种跨学科协同合作或整合型知识转化方法,产生了社区-研究者联盟,促成了长达 7 年的实践与研究项目[2]。

知识创造:压力治疗证据简史

如第 2.1 章所述,知识合成是实施干预的基础。在本案例中,压力技术的随机对照试验的 Meta 分析表明高弹力绷带较低弹力绷带更有利于下肢静脉性溃疡的愈合[3,4]。这一证据继而被应用于第三代知识创新,即制定下肢静脉性溃疡的管理实践指南[5-9]。

应用圈

发现问题

在 20 世纪 90 年代后期,主要基于经验,加拿大安大略的居家护理管理者表达了对下肢溃疡患者的服务成本高,大量占用护理时间,以及就诊频率高等问题的担忧。护理时间已成为一种稀缺资源,负责提供家庭护理服务的当地卫生当局对下肢溃疡人群及预后了解有限。他们向研究者(MBH, IDG)寻求帮助。

这个项目成功的一个重要因素是研究者和临床医生之间形成的联盟(社区护士以及包括血管外科医生、皮肤科医生、血液科医生在内的专科医生），并由地区卫生局和社区护理机构人员作为医疗决策者，来规划、设计，并实施本地水平的需求评估。家庭医生和居家护理护士纳入本调查中。此次评估考虑了患者人群，医疗保健提供者及其实践范围、实践环境和服务开展模式，以及有效护理的证据与现有护理措施之间的差距。我们使用了混合方法来获得本地的证据并进行了以下研究：本地的患病率和概况的研究[10, 11]，当前实践和最佳实践之间的差距分析[12]，下肢静脉性溃疡的患病率的系统综述[13]、支付环境的调研[14]、知识 - 应用差距分析，包括实践审查（practice audit），以及医护人员的知识 - 态度 - 行为（KAP）调查[15, 16]。以上工作多是同时进行的，大概用了 3~12 个月完成。这些数据提供了关于本地现状的重要基线以及规划信息，以及哪些环节需要实施最佳实践。

当地的患病率和概况的研究[10]以及对这些数据的二次分析为实施计划提供了重要信息。该地区 3/4 的下肢静脉溃疡患者年龄超过 65 岁，而大多数能够独立移动。多数（60%）患有 4 种或更多合并症，且近 2/3 的患者反复发生静脉溃疡（即既往有溃疡且已经愈合）。溃疡的问题是长期的，有60% 的患者的溃疡超过 6 个月，而 1/3 的患者已经忍受长达一年之久。约40% 的人有 2 个或更多的溃疡。实践审查显示，只有半数患者在进入居家护理之初进行了病因分析，且不到一半的患者在接受压力治疗之前，进行了恰当的踝肱压（Ankle Brachial Pressure）评估检查。最重要的是只有 40%静脉疾病患者接受了压力治疗。

实践环境调研[14]发现，一位患者一个月内平均接受到 19 名护士照护。40% 的患者需要每天访视或者一天访视两次，据此估计 192 例患者或者4 周内的护理及供应支出相当于 126 万美元。KAP 调查[15, 16]表明，家庭照顾护士对于下肢静脉溃疡的有效护理措施证据的知识了解不够，但是优于该地区的家庭医生。该研究还显示，护士和医生照顾下肢溃疡患者的态度积极，并热心改进照护。

调整知识以适应具体情境

为了确定社区下肢静脉溃疡患者的本地护理方案，家庭护理当局、研究者和医疗保健提供者组成专责小组，以评价现有的实践指南。由于许多指南来自国际组织，专责小组特别注重评估是否需要调整指南的内容以适用于本地情境。该工作大约用了一年时间完成。需要从众多指南中选择。在项目中，我们制定和完善的实践指南评估和应用循环，以指导在本地情境中应用现有指南的过程。关于循环圈及其验证的细节在其他文献中报道[1, 17-19]。使用实践指南评价与应用循环（Practice Guideline Evaluation and

Adaptation Cycle)保证了本地最佳实践指南的实施是通过严谨的步骤产生，推荐意见经过了质量评价，在本地可行且能够有效地在本地实施，并且被恰当地支持、修改，并在必要时更新。

专责小组将本地指南合并成一个一页纸的实践步骤表，便于居家护理护士使用[17]。为护士开发的其他工具包括纸质的评估和记录工具。为了简化评价流程，促进循证护理应用，专责小组修订了文档表格，纸张的正面用于收集溃疡的病因，以及静脉症状及病史，纸张的背面记录动脉的症状。这种实用的改善方法，提供了重要临床数据的融合，以支持循证决策。

评估知识应用的障碍

尽管有一个制定良好且有证据支持的本地指南，指南应用的障碍因素仍然存在。积极的针对指南、潜在实施者以及实施环境进行实施前评估，可有助于确定阻碍实施指南的因素[20]。应用渥太华的研究应用模型[20, 21]作为框架来指导本地障碍评估，我们主要评估指南应用的障碍和支持因素，包括医护人员对于指南属性的看法，潜在使用者以及实践环境方面。

多方面数据用来识别最佳实践应用的潜在的障碍，包括：KAP 调查，社区护士和家庭医生对指南草案的反馈，并与家庭护理机构的管理人员和居家护理当局讨论。这项工作主要由区域卫生当局资助。调查在 3~6 个月完成。有些潜在的障碍的发现是在需求评估阶段确定的（见表 3.7a.2）。总之，尽管这个机构支持进行循证照顾及服务，上述数据显示仍存在明显的实施障碍。

选择、调整、应用干预措施以促进指南的应用

一旦团队了解到使用的最佳实践指南的潜在障碍因素，就会针对性地选择或制定干预措施来解决这些障碍（见表 3.7a.2）。例如，在静脉性溃疡的管理方面给每个护士提供单独的额外训练是不可行的。然而，作为一个群体，继续教育是护理机构支持的。通过研究人员的联系，开展了 UK（英联邦）项目，参与该项目的医生提供了在其诊所进行亲自评估的机会。应用 KAP 数据，该团队对于当地医生群体的认识有助于其选择最佳的交流方式以促进变革。主要的干预措施就是由接受过下肢溃疡护理以及下肢溃疡指南改编方面专门培训的护士，来制定社区的下肢溃疡护理服务[22]。表 3.7a.3 介绍了社区护理推行方式的变化。

表 3.7a.2　下肢溃疡指南应用的障碍以及消除障碍的干预措施选择

数据来源	发现的障碍或支持因素	干预
指南相关的潜在问题		
将调整后的指南草案发给 96 名随机选取的家庭医生,一个居家护理护士焦点小组,以及相关的医疗卫生管理者进行外部评审。3 名国际下肢溃疡专家也对指南进行了评价,以判断调整后的指南是否与预案指南一致[16]	一些家庭医生不熟悉用超声多普勒评估踝肱压,并且希望知道应该如何让自己的患者做这项检查 也有些医生担心,由社区护士应用指南,可能会使他们自己无法了解患者所接受到的护理措施	设计了家庭医生信息发送服务,告知下肢溃疡服务将会提供踝肱压评估服务。该发送的信息同时也强调,社区护士应让家庭医生知晓治疗计划并且转诊到专科医生
使用者层面		
对 170 名社区护士以及 349 名家庭医生进行知识、态度、行为调查[14, 15]	家庭医生对于压力治疗效果的证据方面的知识了解甚少,而社区护士的认识相对较好	为家庭医生和社区护士提供调整后的下肢溃疡指南并征求他们的反馈意见,也为他们提供了一个提高下肢溃疡最佳实践知识的机会
	护士缺乏下肢溃疡护理方面的培训,包括压力绷带使用的专业知识	研究团队安排了大概 12 名护士来接受专门的伤口护理方面的培训,培训采用来自英国的大学级别的远程课程。在课程开始及结束时邀请课程教师亲临现场,进行面对面的高级课程
	护士和家庭医生都对下肢溃疡患者进行护理持积极态度	在本地培训中纳入对护士进行多普勒评估和压力绷带治疗方面的培训
机构层面		
与居家护理管理者、社区护理机构管理者及护士,咨询医生进行讨论	现有的服务模式是,所有的社区护士都进行伤口处理,但是很少有护士具有实施高压力治疗的专科技能	重新设计循证下肢溃疡服务模式。居家护理机构决策者与服务实施者和研究者一起,成立工作组,制定能够实施循证实践的服务模式,包括开发和应用由专门护士组建的下肢溃疡服务团队,

续表

数据来源	发现的障碍或支持因素	干预
		可以在居家环境或者护士主导的门诊提供护理服务,并且配备必要的设备(例如,手持式多普勒)。该项目安排护士接受来自英国大学的远程研究生课程,专门学习下肢溃疡护理,指导者亲临现场,面对面地针对绷带技术进行高级授课
	患者在开始治疗前有必要经过全面的评估,而现有的护理机构与居家护理当局之间的薪酬分配安排并不支持这样的全面评估	研究者与居家护理当局商谈,调整时间和报销细节,让患者能够在首次接受下肢溃疡护理服务时能够完成必要的全面评估
	现有的转诊流程不利于护士在遇到特殊患者时直接与其会诊医生联系	与护理机构的医疗主任建立议事流程,允许护士直接与专科医生取得联系
	现有的记录系统不利于收集所有相关的临床数据,以制定基于证据的决策	在指南应用过程中,形成决策支持系统。这些评估、记录工具以及护理表单将作为实施的干预,因其能够提醒护士收集必要的临床信息以形成基于证据的决策树

表 3.7a.3　新旧伤口护理服务的比较

旧模式	新模式
转诊去向包括数个轮流提供转诊服务护理机构。提供护理服务的护士可以是在其中任何一个机构工作的混合的人员结构(注册护士和注册实践护士)	转诊去向是一个提供转诊服务下属的一个区域性伤口护理服务机构
	全部由接受过下肢溃疡评估和护理培训的注册护士提供伤口服务
在一定地理区域内,中心管理者负责下肢溃疡组之外,同时也对该区域内的其他案例负责	初级护理服务团队:团队向基于实践的临床领导者汇报,该领导者不仅直接提供护理服务,同时也负责制定决策、继续教育及质量控制(临床护理专家功能/管理者角色)

续表

旧模式	新模式
遵照医生医嘱进行护理	基于循证方案进行护理，医生医嘱属于例外。
会诊：护士需要通过家庭医生来邀约专科医生会诊	会诊：护士可直接将患者转至专科医生处会诊。并将转诊信息告知家庭医生即可
初始评估和随访变异较大，没有特别固定的时间，但通常＜ 40 分钟	标准化的全面的循证的初始评估和记录，初始评估约需要 1~1.5 小时，随后 1 年中，每 3 个月随访一次

监测知识应用（即指南推荐的依从性）

指南或方案一旦"实施"，实施者就应监督指南的使用情况，以确定该指南是否真正在使用，或是已被摒弃或改造，这是至关重要的。在本案例中，通过检查 66 例患者 9 个月的记录表，发现自引入本地指南后，患者的溃疡病因记录率从 53% 升高到 100%；在使用压力治疗前进行踝肱压检查的患者从 47% 升高到 95%；进行连续的溃疡测量记录从 11% 升高到 88%；对静脉性溃疡患者进行压力治疗率从 66% 提高到 86%；疼痛评估记录率从 15% 升高到 90%。指南的应用、护士的培训以及机构的再建设，带来了正确记录、精确评估以及循证护理的综合改善。

评价结果

知识应用循环圈强调在循证实践之后评价其结果的重要性。在本案例中，使用本土化的指南除了提高了下肢静脉溃疡的护理质量外，还大大提高了愈合率。在实施下肢溃疡服务之前的一年里，3 个月的溃疡愈合率为 23%，而在下肢溃疡服务开展及应用循证方案后的 1 年里，3 个月的溃疡愈合率为 56%（$P < 0.001$）。与此同时，护理访视中位数由每周 3 次（四分位间距 2~4.8）降低到每周 2.1 次（四分位间距 1.6~2.4）（$P=0.005$）。每日护理访视率由 38% 降低到 6%（Pearson $\chi^2=60.1$，$P < 0.001$）。每例患者的护理花费中位数由 1923 美元（四分位间距 395~1931）降低到 406 美元（四分位间距 219~920）（$P=0.005$）[1]。

在项目的最后，我们调查了参与下肢溃疡服务项目的护士的体验。通过回答开放式的问题，有些护士表示，参加该项目使她们产生了参加其他研究项目的兴趣，有一名护士表示，在参加该项目后，她可能会改变曾经想要提前退休的决定。另一个结果是，护士和家庭护理当局有兴趣参与其他与她们直接相关的研究，特别是，在医疗机构与居家实施循证护理的对比研究，以及评价两种压力治疗技术效果的试验研究。

知识的持续应用

自本世纪初实施下肢溃疡服务以来，持续产生阳性结果。尽管前期进展顺利，仍然需要持续关注下肢溃疡服务的推进，而在医疗保健服务推进方面，这种关注并非画蛇添足。在对团队领导的持续随访中获悉，本地数据显示，30 天治愈率持续提高至 30% 愈合，70% 的下肢静脉性溃疡在 84 天的目标愈合期内完全愈合（K. Lorimer 个人联系）。

知识的持续应用也有迹可循：知识的应用已经扩展到其他三个地区，并且在其中两个地区被成功地采用。该小组进行了一项随机对照试验研究，对比居家护理相对门诊的优势[23]和一项 10 个中心的随机对照试验对比两种社区常用的压力治疗方法[24, 25]。我们最初的临床和健康服务合作者也作为调查者参与了本项研究。这些试验的研究问题来自前期的循证实施重组。

小结

通过以促进知识到应用转化的整合性知识转化研究方法，有可能解决长期、复杂的医疗问题。应用外部证据并生产本地的"证据"规划的迭代过程，以及使用计划行为模型来指导知识应用，为成功的实施和结果的改善提供了基础。我们的经验表明，成功实施需要以下条件：研究人员和医疗设置之间的战略合作联盟，以促进人群健康原则为基础，以需求为导向（而不是以组织为导向的）规划，在实践和医疗服务层面开展一系列工作[26]。经过应用循环圈中的各项元素，形成了一个实施路线图。

在本案例中，采用整合型知识转化研究方案，较常规护理更为经济有效。在本地区的伤口护理质量得到了持续改进。稀缺的护理资源得到了更为有效的利用。在同等家庭护理资金投入的基础上，更多的患者得到了护理服务。由于采用了合作的方法，研究者发挥了不可或缺的作用：他们将证据引入到临床情境中，并保证过程的严谨性，将变革作为一项自然实验来研究，并且适时地促进变革的实施。他们有助于建立并推进战略联盟以及以解决方案为重点的合作，因为他们是"中立"的科学家。他们将"整合科学"引入临床实践，用严格的方法对每一步进行规范（组织规划、指南评价和应用、措施评价），并且形成一个概念框架，支持当前和未来的研究。

知识的应用者通过发现研究问题,结合自身临床实践知识及经验,主动参与到临床研究中,并提供人力资源和经济支持。最重要的是,这些研究结果被证实可用的同时,立即为知识应用者所用。

（刘　瑾　李　变　译）

参考文献

1. Harrison MB, Graham ID, Lorimer K, Friedberg E, Pierscianowski T, Brandys T. Leg-ulcer care in the community, before and after implementation of an evidence-based service. *CMAJ* 2005; **172**(11): 1447–2452.

2. Graham ID, Harrison MB, Cerniuk B, Bauer S. A community-researcher alliance to improve chronic wound care. *Healthcare Policy* 2007; **2**(4): 72–8.

3. Cullum N, Nelson EA, Fletcher AW, Sheldon TA. Compression for venous leg ulcers. *Cochrane Databse Syst Rev* 2001; **2**: CD000265.

4. Nelson EA, Cullum N, Keast D. Venous leg ulcers. *Clin Evid* 2006; June (15): 2607–26.

5. Scottish Intercollegiate Guidelines Network, (SIGN). *The care of patients with chronic leg ulcers* (Pub. No. 26). Edinburgh: SIGN, 1998.

6. RCN Institute Clinical Practice, Guidelines. *The management of patients with venous leg ulcers. Recommendations for assessment, compression therapy, cleansing, debridement, dressing, contact sensitivity, training/education and quality assurance.* London, Royal College of Nursing Institute, 1998.

7. New Zealand Guidelines, Group. *Care of people with chronic leg ulcers: an evidence based guideline.* Auckland: New Zealand Guidelines Group, 2000.

8. Clinical Resource Efficiency Support Team (CREST). *Guidelines for the assessment and management of leg ulceration: recommendations for practice.* Belfast: CREST, 1998.

9. Kunimoto B, Cooling M, Gulliver M, *et al.* Best practices for the prevention and treatment of venous leg ulcers. *Ostomy Wound Manage* 2001; **47**(34–46): 48–50.

10. Harrison MB, Graham ID, Friedberg E, Lorimer K, Vandevelde-Coke S. Ottawa-Carleton Regional Leg Ulcer Project. Assessing the population with leg and foot ulcers. *Can Nurse* 2001; **97**: 18–23.

11. Lorimer K, Harrison MB, Graham ID, Friedberg E, Davies B. Assessing venous leg ulcer population characteristics and practices in a home care community. *Ostomy Wound Manage* 2003; **49**(5): 32–43.

12. Lorimer K, Harrison MB, Graham ID, Friedberg E, Davies B. Venous leg ulcer are: How evidence-based is nursing practice? *J Wound Ostomy Continence Nurs* 2003; **30**: 132–42.

13. Graham ID, Harrison MB, Nelson EA, Lorimer K, Fisher A. A systematic review of prevalence studies of lower limb ulceration. *Adv Skin Wound Care* 2003; **16**: 305–16.

14. Friedberg E, Harrison MB, Graham ID. Current home care expenditures for persons with leg ulcers. *J Wound Ostomy Continence Nurs* 2002; **29**: 186–92.

15. Graham ID, Harrison MB, Moffat C, Franks P. Leg ulcer care: nursing attitudes and knowledge. *Can Nurse* 2001; **97**: 19–24.

16. Graham ID, Harrison MB, Shafey M, Keast D. Knowledge and attitudes regard-

ing care of leg ulcers: survey of family physicians. *Can Fam Physician* 2003; **49**: 896–902.

17. Graham ID, Harrison MB, Lorimer K, Pierscianowski T, Friedberg E, Buchanan M, *et al.* Adapting national and international leg ulcer practice guidelines for local use: The Ontario leg ulcer community care protocol. *Adv Skin Wound Care* 2005; **18**: 307–18.

18. Graham ID, Harrison MB, Brouwers M. Evaluating and adapting practice guidelines for local use: a conceptual framework. In Pickering S, Thompson J (eds), *Clinical Governance in Practice*. London: Harcourt, 2003, pp. 213–19.

19. Graham ID, Harrison MB, Brouwers M, Davies B, Dunn S. Facilitating the use of evidence in practice: Evaluating and Adapting clinical practice guidelines for local use by health care organizations. *Journal of Obstetrics and Gynaecology Neonatal Nursing* 2002; **31**(5): 599–611.

20. Graham ID, Logan J. Innovations in knowledge transfer and continuity of care. *Can J Nurs Res* 2004; **36**(2): 89–103.

21. Logan J, Graham ID. Toward a comprehensive interdisciplinary model of health care research use. *Science Communication* 1998; **20**(2): 227–47.

22. Lorimer K. Continuity through best practice: Design and implementation of a Nurse-led community leg-ulcer service. *Can J Nurs Res* 2004; **36**(2): 105–12.

23. Harrison MB, Graham ID, Lorimer K, Vandenkerkhof E, Buchanan M, Wells PS, Brandys T, Pierscianowski T. Nurse clinic versus home delivery of evidence-based community leg ulcer care: a randomized health services trial. *BMC Health Serv Res.* 2008; **8**: 243, http://www.biomedcentral.com/1472-6963/8/243. Accessed September 2012.

24. Harrison MB, Vandenkerkhof EG, Hopman WM, Graham ID, Carley ME, Nelson EA, Canadian Bandaging Trial Group. The Canadian Bandaging Trial: evidence-informed leg ulcer care and the effectiveness of two compression technologies. *BMC Nurs.* 2011 Oct 13; **10**(1): 20, http://www.biomedcentral.com/1472-6955/10/20. Accessed September 2012.

25. Harrison MB, VanDenKerkhof E, Hopman WM, Graham ID, Lorimer K, Carley M. Evidence-informed leg ulcer care: a cohort study comparing outcomes of individuals choosing nurse-led clinic or home care. *Ostomy Wound Manage.* 2011; **57**(8): 38–45.

26. Harrison MB, Graham ID. Roadmap for a participatory research-practice partnership to implement evidence. *Worldviews Evid Based Nurs* 2012. Jun 4. doi: 10.1111/j.1741-6787.2012.00256.x. PMID: 22672620.

第 3.7b 章 实施提示

Judith A. Ritchie

学习要点

- 知识转化（KT）的方法必须针对护理质量与实际环境之间的差距进行调适。
- 知识转化是一个连续的迭代过程，涉及重新评估目标、障碍因素和促进因素以及实施和可持续发展的策略。

引言

临床工作人员和卫生管理者总是面临各种需求，有限的资源，并且通常没有额外的资金来支持变革。他们想知道何时能够实现指南所推荐的有效的行为改变。因此，本章的目的从真实临床环境的角度，考虑实施的艺术性，为知识-应用循环各个阶段的实施提供一些可行的"技巧"。

从哪里开始?

"在追求完美的过程中，错过那些好的（不够完美的）东西！"要有计划地尽可能严谨地结合实际情况来做，同时也不能错过还不错的方案。临床及行政管理需要做出循证决策，但是我们可能并不总是需要对所采用的证据有 95% 的把握。一位政策分析家曾经问过"给首相的建议应确保多高的确定性?"回答是："有超过 50% 的把握就很好了"（私人间信件，1999 年 9 月）。来源于多项研究（即使没有严谨的设计）或国家标准的证据往往比个人观点更加有效。

要为证据的实施准备多个应变方案。明确知识-应用循环圈的各个阶段，制定具体的计划，如确定目标和相关活动、负责人员、所需资源以及时间安排。"行动导向"的医疗照顾提供者往往会认为制订计划会花费太多时间。在想要解决一个紧急问题时,他们会感到有很大的时间压力,因此在实施之前不会花费时间去做计划。如果不进行计划,变革过程往往会花费更多的时间或者导致失败。例如,一所大型医院中的跨学科工作小组想要实施一项新的决策方法,通过实施培训课程改变低血糖的治疗方法。他们说在实施之前没有时间去做正式的计划,例如知识转化模式设计框架阶段。他们调动资源,对全院 90% 的护士,总数超过 3000 人进行培训。一年以后,临床实践的改变微乎其微。只有经验最少的医生认为其有用并考虑继续实施,而且仅仅是在他们获得更多的临床经验之前!在计划阶段应注意以下几点:

- 在工作小组中纳入利益相关者,并在一开始就明确责任,各小组组成的意见要达成一致。利益相关者包括将受到变革影响的人和可能影响变革的人。实施计划不是靠一个人的努力就能完成的,而是需要选定出一名领导者,成为代言人或项目经理,负责整体事项。
- 要注意语言的问题。利益相关者可能会使用同一个术语表达不同的意思。

例如,"证据"在不同学科中表达的意思也不同。Kitson 和 Straus(第 3.1 章)认为,他们所提到的"证据"是指"能获得的最佳研究证据",而其他人则认为证据还包含其他内容,如患者偏好和临床经验[1, 2]。

- 为变革制定明确的目标。目标要设置得高一些,如依从性达到 100%,这在高风险情景,如用药管理中,尤为重要。但是,将依从性从 0% 提升到理想中的 100%,在任何情况下都不可能实现[3, 4]。
- 将变革的目标具体化,并且要明确如何衡量是否实现了目标,包括什么时候、怎样、达到了什么目标(如在入院 24 小时内,所有患者都需要用某个量表来评估是否具有压疮风险)。在某些情况下,可能会有完备的、理想的、以循证为基础的标准或指标来指引你(如患者入院后肺炎治疗的时机选择,加拿大认证机构制定的标准)。衡量一下现实状况和目标之间的差距。评估障碍因素和促进因素,分析出现差距的原因。人们往往直接着手开始解决问题。相反,在实施变革之前,首先应确保建立变革的目标,并根据所处环境妥善运用证据。
- 描述目标的方法有很多种。其中之一就是"PICO 框架"(Population, Intervention, Comparison, Outcomes;第 3.2 章)。Harrison 等(第 3.2 章)使用 PIPOH 框架(Population, Intervention, Professionals/Patients, Outcomes, Health Care Setting),来分析健康照护问题中的各个因素。另一种方法就是设置"SMART"目标[5]:
- Specific(具体的):谁、什么、在哪?

- Measureable（可测量的）: 如何知道何时完成？如何测量？
- Attainable（可实现的）: 目标可以完成吗？
- Relevant（相关的）: 目标重要吗？有多重要？
- Time-bound（有时间限制的）: 什么时候？在特定时间内需完成的内容是什么？

如何根据具体情境调整知识?

根据具体情境调适指南的推荐。注意不要做违反证据的决定，而是根据所在机构的特点调整措施使其适应具体需要。在此阶段，你可以继续使用各种方法（在下一部分具体概述）来评估障碍因素和促进因素，如访谈、焦点小组讨论、调查研究、流程分析等。有许多问题都可能影响到知识的"适应"或调整:

- 证据来源的人群是否同目标群体相似?
- 所在机构有实施指南所需的资源吗?（如时间、足够的技术人员）
- 哪些指南是"必须执行的"，哪些是"可协商的"？在实施过程的后期需要重新思考这些调整是否恰当，尤其是当出现意外事件时。例如，有指南推荐每 48 小时需重新评估住院患者的压疮风险。这项推荐的制定是基于非常低质量的证据。负责实施的护士对推荐的评估频率产生质疑，并认为这是对资源的一种浪费。这些反应说明，采纳这些建议每 48 小时进行自动评估是有害无益的。因此，工作小组出于对资源的考虑，决定不采纳这项指南。不过，他们采用教育研讨会的形式，在指导病房的过程中讨论案例，并采取备忘录的形式来提高对需要对风险进行重新评估特定病情变化的警戒。总而言之，他们在追求完美的过程中也在寻找好的替代方法。

如何评估障碍因素和促进因素?

评估障碍因素和促进因素（第 3.3 章）能指导我们做出决策。明确障碍因素并不代表停止实践变革。相反，这有利于实施策略的选择。

有证据表明，根据具体的障碍因素或促进因素 [6] 或行为改变的决定因素 [7] 裁剪实施策略，能够增加成功率。这项评估能够帮助确定优先顺序，并选择适当的实施措施。要注意以下几点:

- 个体对循证实践的认知、信念，实践的特点，以及支持实践变革的证据可能在不同学科间有所差异，这些都可能会影响指南的接受程

度 [8-10]。例如,虽然证据表明护士不能准确预测患者是否具有发生压疮的风险,但是护士认为自己评估是准确的,并且不需要借助风险评估工具 [11]。相比其他学科,医生可能更看重以证据作为实践的基础 [12,13]。

- "非标准实践方法" 长期存在,但并未被某一团队之外或更高的管理水平所认识,对实践的误解往往会导致错误假设或成为实践变革的障碍。例如,某团队试图提高护士对糖尿病患者胰岛素应用管理的一致性,根据 "等级法" 进行了障碍因素的评估。他们发现了一个长期存在的 "非标准实践方法",即在胰岛素应用前 3 个小时进行指尖血糖监测。另一个团队则试图改善患者入院程序,在一个关键的障碍因素上达成了 "共识"。然而,经过更加严谨的评估发现,正是在团队中频繁抱怨的那个人人为的制造了这个实施过程中的障碍。

- 明确 "早期接受者(early adopters)" 和 "迟滞者(laggards)" [10]。在任何情境中都会有一部分人比其他人更容易接受变革,而且在某些情境中的 "早期接受者" 可能在其他情境中则是 "阻挠者" 或 "迟滞者"。"阻挠者" 有时会占据你 95% 的时间,而你应该把 95% 的时间花在那些渴望接受变革的人身上 [14]。不过,你要仔细倾听 "阻挠者" 的声音,这对于实施策略往往有很重要的帮助。

- 在评估知识吸收的决定因素时,记住你不是在进行项目研究,也不是在产出可大范围实施的知识。在所处情境中进行系统的、有效的评估,只需要足够的数据作为依据,对策略的实施做出明智选择。

- 不同的评估策略适用于不同的情景、专业人员和临床问题。可以准备一份障碍和促进因素列表(第 3.3 章)。在忙碌的临床环境中可以使用以下几种方法:

    - 简要地调查目前实践或即将开始的变革的障碍因素 / 促进因素 / 激励因素的认知情况。例如,调查医生预约某一特定诊断性检查的原因 [15]。

    - 正式或非正式的访谈能够激发临床医护人员的想法,通过头脑风暴形成一系列观点。

    - 在已有的数据库(如果有的话)中重新回顾一下数据。

    - 让利益相关者对最重要障碍因素 / 促进因素进行投票,或者在实践变革的过程中使用点状图方法明确最重要的障碍因素 / 促进因素。

    - 所有方法都有赞成者和反对者,使用多种方法来评估障碍因素对于明确最重要的障碍因素有很大帮助。

怎样"连接"各个阶段，并选择实施策略？

当计划为某一实践变革选择实施策略时，应考虑策略和实践变革的可持续性。一项计划如果需要很多资源（如，多位专家）来推动措施的实施，则认为这是计划中的重点措施，然而最终却导致了变革的中断，主要是因为资源是不能持续发展的。

建立一个表格来"连接"计划的各个阶段，使现存问题、实践现状、指标、如何测量（"成功"的标志）、具体目标、主要的障碍因素和促进因素及相关的实施策略更加清晰。再强调一次，在追求完美的过程中，不要忽略那些可以接受的替代措施。在这一过程中，你可能会经常遇到时间资金的限制以及各种阻碍。所以，要将计划尽可能的简单化、实际化。想办法让医生将这一实践融入到常规工作中。

根据机构的特点裁剪实施策略。这是一个需要创造力的过程，并且要注意各种障碍和促进因素。谨慎使用现有的最佳证据。有时团队对实践问题的解决方案进行"头脑风暴"（在实践中进行专项整改），却没有考虑关于这些解决方案或有效执行战略的现有证据[16]。这可能会导致时间浪费和效率低下。例如，一组临床工作人员决定进行"头脑风暴"找出一个解决方案，增加患者疼痛评估频率。他们没有查询证据或询问其他领域的专家，就花费时间开发了新的"疼痛评估量表"。然而，他们的时间被白白浪费了，因为有证据表明他们提出的方法是无效的。另有一个例子，团队打算开发"出院清单"，以协助患者做好出院的准备。他们没有查阅文献，所以漏掉了"清单"的一些重要信息，事实上在别的地方已经制定并验证了这些内容。从"头脑风暴"中产生的想法可能已经在若干领域中得到验证——团队应该花时间评估有关证据的质量和寻找是否有有效的执行方法，而不是浪费资源重新创建工具和方法。

在健康照护中的两种常用的执行方法是以证据为依据的政策／协议制定及"培训"临床工作人员。一些中等质量证据表明，政策／协议能够确保指南的实施[17]，并且只要临床医生了解并认为政策／协议是正确的就会去应用[18]。例如，在讨论医院的某一特定实践政策的证据基础时，只有一个人知道这项政策存在，其他人并不相信证据。通常，教育策略（第 3.4b章）可能会浪费时间，因为其没有关注实践变革的真正障碍。强调知识的方法只有在缺乏知识成为障碍因素时才有用！这里有一个例子，即使护士对疼痛护理的理论掌握良好，一些其他的因素也会影响其在相关实践中的表现[19]。

将以证据为基础的实施策略与所处环境中具体的障碍 / 促进因素相匹配(第 3.3b 章)。例如：

- 障碍：信息过载，"遗忘"
  - 干预：使用备忘录(例如领导者常规事务提醒，或备忘录作为计算机决策支持系统或处方输入系统的一部分，自动发送)。
- 障碍：缺少对当前绩效的评价
  - 干预：加入审查和反馈(例如审查实践、沟通结果，以及讨论变革的行动)。
- 障碍：习惯——一些根深蒂固的做法，可能同"自动激活习惯"有关[20]。
  - 干预：建立"干扰"机制或改造环境，打破原有常规并建立新的习惯，如通过引入视觉提醒或新的监测水平，从而打破和重新建立医生们的习惯[20]。
- 障碍：缺少(和阻止购买)必需的设备。
  - 干预：提交业务案例，向管理层说明对设备的需求。向负责预算的人员简要陈述(因使用新设备所导致的)将会带来什么样的改变。例如，使用预防跌倒的设备能够减少跌倒损失的发生，并且在第二年就能实现净储蓄。当设备到位时，医生会感到"管理人员"对这一问题的关注，并说明预防措施是非常"重要"的。
- 障碍：缺少领导的参与。领导需要支持实施工作，并且营造一个鼓励改革和创新的环境[15, 16, 21]。
  - 干预：制定措施，使正式领导能够积极参与又不花费过多的时间(例如，使用文字或提问的方式进行提醒和传达明确的期望)[16, 21]。
  - 干预：确定并纳入意见领袖(即能够影响其他团队成员的人)[22]、拥护者(支持改革的关键人员、能够把信息传播给别人的人等)[9]、知识中介者或改革推动者[23]。
  - 干预：纳入正式的实践推动者(教育者、实践开发人员)[24, 25]。

如果计划实施不起效怎么办？

将计划付诸实施是有挑战的。虽然付出了巨大的努力，前期的阶段结果可能会暴露新的障碍(如，实践比预期的更难学会)或促进因素(如，实践者很快认识到益处并接受新的做法)。如果是这样的话，你可能需要实施B或C计划！

从小处着手,并"检验"你的方法。在小"试验"中,你可以评估哪些措施有效、舍弃一些方案,并动员其他人。要务实、以行动为导向,而且最重要的是,要把那些想要进行改革的人作为重点关注对象。一种使改革过程更加可控的方法是采取"小型变革试验",并采用 PDSA 循环(计划 - 实施 - 学习 - 执行)进行快速循环改进[26]。你可以先进行一个循环,重新评估、修改,并试着在几天内再次尝试更频繁的循环。要一直思考实践变革和实施策略的证据基础。

当推广变革到更对的医生时,要考虑是否需要及如何修改计划,以适应更加广泛的实践领域。这里有一些小技巧:

- 要灵活。你可能会发现,在你的单位中,这些措施并不一定有效,需要因地制宜进行修改。
- 变革需要时间。设定严格的时间安排,避免以数月或数年为单位设置时间安排,除非是项目需要(如观察干预的持续影响);必要时以收集的数据作为指导,对干预措施进行修订。
- 在实施过程中监测并评价变革的情况。
- 别灰心。从成功和不成功的经验中吸取教训。
- 让患者 / 家属 / 非正式照顾者参与设计,推进变革[27]。

已采取了措施去选择、调整和实施变革的策略:现在该做什么?

要把具体目标、指标和措施放在心里! 你的初期决定和基线测量现在为监测知识的应用(发生了那些改变?)和结果(你是否得到了预期的患者结果?)提供了方向。一些执行策略可能会帮助你监测成果。"审查和反馈"措施可以让医生了解其实践 / 患者指标,并提供"结局数据"。一项最近的综述发现[28],当一些因素存在,能够提供明确的目标和行动计划,包括语言和书面形式,反馈可能会更加有效。医疗改进研究所建议,用图形表现随时间的发展出现的改变,比如运行图有助于临床医生了解数据和改革的类型(www.IHI.com/knowledge/pages/howtoimprove, accessed September 2012)。认真选择监测方法以匹配资源,并使用可持续资源。要找出预期外的结果或改革的影响(积极或消极的),必要时要处理负面影响。

有 70% 的改革以失败告终[29-31]。Ovretveit[32]认为,当真正的挑战还未开始时,最初的热情已经消退。要为持续进行的改革提早进行计划。考虑影响可持续性(第 3.6 节)的可能因素哪些最重要。在考虑可持续性时可以采用以下方法:

- 要从一开始就注意你使用的术语(例如,使用"方案"这个术语时,表明这项工作是短期的;如果说某项实践改革工作是一个"项目"的话,则说明是一项长期工作)。
- 重复,常规评估能提醒临床医生实践仍然是很重要的。
- 为优先竞争、快速引进新设备、护理的挑战以及其他临床环境中的实践变革做好计划。一些新的实践方法是否可以"捆绑"起来,以减少复杂、不连贯的改革?

最后,请记住知识到应用是一个循环! 这并不等于一个单纯的线性过程,每一个阶段都会影响其他部分。

（郭 杰 苏 莉 译）

参考文献

1. Lomas J, Culyer T, McCutcheon C, McAuley L, Law S. *Conceptualizing and combining evidence for health system guidance*. CHSRF: Ottawa, 2005, http://www.chsrf.ca/migrated/pdf/insightAction/evidence_e.pdf. Accessed June 20, 2012.

2. Rycroft-Malone J, Seers K, Titchen A, Harvey G, Kitson A, McCormack B. What counts as evidence in evidence-based practice? *Journal of Advanced Nursing* 2004; **47**: 81–90.

3. Grimshaw JM, Thomas RE, MacLennan G, Fraser, C., Ramsay, CR, Vale, L, Donaldson, C. Effectiveness and efficiency of guideline dissemination and implementation strategies. *Health Technology Assessment* 2004; **8**: 1–84.

4. Grimshaw J, Eccles M, Thomas R, MacLennan G, Ramsay C, Fraser C, Vale, L. Toward evidence-based quality improvement. Evidence (and its limitations) of the effectiveness of guideline dissemination and implementation strategies 1966–1998. *Journal of General Internal Medicine* 2006; **21**(s2): S14–S20. doi: 10.1111/j.1525-1497.2006.00357.

5. Doran GT. There's a S.M.A.R.T. way to write management's goals and objectives. *Management Review* 1981; **70**: 35–6.

6. Grimshaw JM, Eccles MP, Lavis MN, Hill SJ, Squires JE. Knowledge translation of research findings. Implementation Science 2012; **7**: 50 doi: 10.1186/1748-5908-7-50.

7. Huis A, van Achterberg T, de Bruin M, Grol R, Schoonhoven L, Hulscher M. A systematic review of hand hygiene improvement strategies: a behavioural approach. Implementation Science 2012; **7**: 92 doi: 10.1186/1748-5908-7-92.

8. Aarons GA, Glisson C, Green PD, Hoagwood K, Kelleher KJ, Landsverk JA. The organizational social context of mental health services and clinician attitudes toward evidence-based practice: a United States national study. Implementation Science 2012; **7**: 56 doi: 10.1186/1748-5908-7-56.

9. Greenhalgh T, Robert G, Macfarlane F, Bate P, Kyriakidou O. Diffusion of innovations in service organizations. *Milbank Quarterly* 2004; **82**: 581–629.

10. Rogers, EM. *Diffusion of innovations*, 5th edn. New York: Free Press, 2003.

11. Defloor T, Grypdonck MFH. Pressure ulcers: validation of two risk assessment scales. *Journal of Clinical Nursing* 2005; **14**: 373–82.

12. Langley A, Denis, JL. Beyond evidence: the micropolitics of improvement. *British Medical Journal Quality & Safety* 2011; **20** (Suppl 1): i43–i46. doi: 10.1136/bmjqs.2010.046482

13. Goossens A, Bossuyt PMM, de Haan RJ. Physicians and nurses focus on different aspects of guidelines when deciding whether to adopt them: application of conjoint analysis. *Medical Decision Making* 2008; **28**: 138–45. doi: 10.1177/0272989X07308749.

14. Hillier R. *Leadership: 50 points of wisdom for today's leaders.* Toronto: HarperCollins, 2010.

15. Grol R, Wensing M, Eccles M. *Improving patient care: the implementation of change in clinical practice.* Philadelphia: Elsevier, 2005.

16. Stetler CB, Ritchie JA, Rycroft-Malone J, Schultz AA, Charns MP. Institutionalizing evidence-based practice: an organizational case study using a model of strategic change. *Implementation Science* 2009; **4**: 78–97. doi: 10.1186/1748-5908-4-78.

17. Davies B, Edwards N, Ploeg J, Virani T, Skelly J, Dobbins M. *Determinants of the sustained use of research in nursing: final report.* Ottawa: Canadian Health Services Research Foundation, 2006, http://www.chsrf.ca/Migrated/PDF/ResearchReports/OGC/davies_final_e.pdf. Accessed September 2012.

18. Squires JE, Moralejo D, LeFort SM. Exploring the role of organizational policies and procedures in promoting research utilization in registered nurses. *Implementation Science* 2007; **2**: 17. doi. 10.1.1186/1748-5908-2-17, http://www.implementationscience.com/cobntent/2/1/17. Accessed September 2012.

19. Latimer MA, Johnston CC, Ritchie JA, Clarke SP, Gillin D. Factors affecting delivery of evidence-based procedural pain care in hospitalized neonates. *Journal of Obstetric, Gynecologic and Neonatal Nursing* 2009; **38**: 182–94. doi: 10.1111/j.1552-6909.2009.01007.x.

20. Nilsen P, Roback K, Brostrom A, Ellstrom PE. Creatures of habit: accounting for the role of habit in implementation research on clinical behaviour change. *Implementation Science* 2012; **7**: 53. doi: 10.1186/1748-5908-7-53, http://www.implementationscience.com/content/7/1/53. Accessed September 2012.

21. Gifford W, Davies B, Edwards N, Griffin P, Lybannon V. Managerial leadership for nurses' use of research evidence: an integrative review of the literature. *Worldviews on Evidence-Based Nursing* 2007; **4**: 126–45.

22. Flodgren G, Parmelli E, Doumit G, Gattellari M, O'Brien MA, Grimshaw J, Eccles MP. Local opinion leaders: effects on professional practice and health care outcomes. *Cochrane Database of Systematic Reviews* 2011; **8**: CD000125. doi: 10.1002/14651858.CD000125.pub4.

23. Harvey G, Loftus-Hills A, Rycroft-Malone J, Titchen A, Kitson A, McCormack B, Seers K. Getting evidence into practice: the role and function of facilitation. *Journal of Advanced Nursing* 2002; **37**: 577–88.

24. Dogherty EJ, Harrison MB, Graham ID. Facilitation as a role and process in achieving evidence-based practice in nursing: a focused review of concept and meaning. *Worldviews on Evidence-Based Nursing* 2010; **7**(2): 76–89.

25. Dogherty EJ, Harrison MB, Baker C, Graham ID. Following a natural experiment of guideline adaptation and early implementation: a mixed-methods study of facilitation. *Implementation Science* 2012; **7**: 9, http://www.implementationscience.com/content/7/1/9. Accessed September 2012.

26. Institute of Healthcare, Improvement., Science of Improvement, 2011, http://www.ihi.org/knowledge/Pages/HowtoImprove/ScienceofImprovementHow

toImprove.aspx. Accessed July 27, 2012.

27. O'Connor P, Ritchie JA, Drouin S, Covell CL. Redesigning the workplace for 21st century healthcare. *Healthcare Quarterly* 2012; **15** (Special issue): 18–23.

28. Jamtvedt IN, Flottorp S, Young JM, Odgaard-Jensen J, Frenc SD, O'Brien MA, Johansen M, Grimshaw J, Oxman AD. Audit and feedback: effects on professional practice and healthcare outcomes. *Cochrane Database of Systematic Reviews* 2012; **6**: doi: 10.1002/14651858.CD000259.pub3.

29. Beer N, Nohria N. Cracking the code of change. *Harvard Business Review* 2000; **78**(3): 133–41, 216.

30. Buchanan DA, Fitzgerald L, KetleyD. *The sustainability and spread of organizational change.* London: Routledge, 2007.

31. Grol R, Berwick, D M, Wensing M. On the trail of quality and safety in health care. *BMJ* 2008; **336**(7635): 74–6.

32. Ovretveit J. *Making temporary quality improvement continuous: A review of research relevant to the sustainability of quality improvement in healthcare.* Stockholm: Karolinska Institute, 2003.

第四篇　知识应用的理论与模型

第4.1章　计划应用理论

Ian D. Graham，1Jacqueline Tetroe，and the KT Theories Group

学习要点

- 关于计划应用理论有效性和可转移性的证据尚不充分。
- 使用计划应用理论可以聚焦于实施成果，并为所有利益相关者提供一个共同的范本或对应用计划的合约。

近年来，人们越来越关注将研究转化为实践，与此同时，人们对知识应用理论的兴趣也愈加浓厚。例如，20世纪70和80年代，当人们尝试了诸多模型后，在概念模型的帮助下护士应用研究证据的理念得到了支持[1-3]。知识应用的概念模型在本质上是一种变革的模型或理论。变革理论分为两种基本类型：经典的和计划的[4]。经典的变革理论（有时被称为描述性或规范性理论）是被动的，他们解释或描述了变革是如何发生的。变革经典的理论例子是Rogers的扩散理论[5,6]和Kuhn的[7]科学革命的概念化。这些理论描述了变革，但并没有应用特定设计的计划引起或指导实践中的变革。属于这一类的其他知识应用理论包括已经提到的以思考或研究知识转化为主的模型，例如Lomas的协调实施模型[8,9]。虽然经典的变革理论可以有丰富的信息并且有助于识别变革的因素，但是研究者、策略制定者及变革者的兴趣更多地倾向于计划变革理论，这些理论专门用于指导或引发变革[4]。

计划变革理论是一组逻辑上相互关联的概念，这些概念以系统的方式解释了计划变革发生所借助的方法，预测了环境中各种力量如何在特定的变革情境下作出反应，帮助计划者或变革者控制那些促进或阻碍变革发生可能性的变量[10,11]。计划变革在本文中指的是发生在不同大小和不同背景群组中的精心设计的变革。计划变革理论也被认为是一种处方理论[4]。应用计划变革理论的人们可能与个体一起工作，但其目标是为了改变在社会系统中做事的方式。本章主要对计划应用理论进行综述和分析。

我们主要对在社会科学、教育学和管理学以及记载在其他地方的健康科学领域文献进行检索 [12],所有的检索限于英语或法语出版的文献,共检索出 78 篇文章,由 2 名研究者进行资料提取,包括每个模型 / 理论的核心概念、明确的行动阶段和确定是否每一个都符合纳入和排除标准计划应用理论 / 模型 / 框架。

最终确定了 31 个计划应用理论 (见框 4.1.1),并对其进行 "理论分析",理论分析的过程有助于明确理论的优点和局限性以及相似点和不同点。理论分析的步骤 [13] 是:(a)确定理论的起源 (例如:谁开发了它? 他们从哪里来? 什么促使发起人开发了它? 它在形式上是归纳的还是演绎的? 有证据支持或反驳理论的发展吗?);(b)审视理论的意义 (有哪些概念、概念间的关系如何?);(c)分析理论的逻辑一致性 (逻辑上有错误吗?);(d)定义理论的普遍性和简约性的程度;(e)确定理论是否可被验证;(f)确定理论的有用性。完整的理论分类与综合可在 http://www. iceberg-grebeci. ohri. ca/research/kt_theories_db. html. 中获取。2012 年 9 月访问。

框 4.1.1

数据库中检索到的计划应用理论的列表

Ashford J, Eccles M, Bond S, Hall LA, Bond J. Improving health care through professional behaviour change: introducing a framework for identifying behavior change strategies. British Journal of Clinical Governance 1999; 4(1): 14-23.

方法:信息来自书籍、文章和 "灰色文献"。当前与变革相关的不同领域的主流研究者对于相关的文本、综述、文章也提出了他们的建议。在包括社会科学、心理学、教育学的多学科数据库中进行检索。如果文章的背景涉及健康照护中的变革,则文章被纳入。

Bartholomew LK, Parcel GS, Kok G, Gottlieb NH. Intervention mapping: designing theory and evidence-based health promotion programs. Montain View: Mayfield Publishing Company, 2001.

方法:N/A 不适用

Benefield LE. Implementing evidence-based practice in home care. Home Healthc Nurse 2003; 21(12): 804-9.

方法:N/A 不适用

Craik J, Rappolt S. Theory of research utilization enhancement: a model for occupational therapy. Can J Occup Ther 2003; 70(5): 266-75.

方法:本研究的概念基础基于 Knott 和 Wildavsky 在 1980 年提出的研究应用的理论阶段。职业治疗方面的研究应用模型建立在现有的理论概念和临床决策阶段的基础上,在 Fearing 等人 1997 年提出的职业绩效过程模型和 Knott 和 Wildavsky 在 1980 年提出的研究应用阶段中进行了概括。

Dearing J. Improving the state of health programming by using diffusion theory. Journal of Health Communication 2004; 9: 21-36.

方法:描述了 Rogers 在 1983 年提出的创新扩散(Rogers EM. Diffusion of innovations. New York: Free Press, 1983),尤其是属性、观点、领导和聚类的概念,从而产生计划扩散的步骤。

DiCenso A, Virani T, Bajnok I, Borycki E, Davies B, Graham I, et al. A toolkit to facilitate the implementation of clinical practice guidelines in health care settings. Hosp Q 2002; 5(3): 55-60.

方法:经过 8 个月的时间,小组成员对传播、转化和临床实践指南应用的研究进行了文献回顾和质量评价。

Dixon DR. The behavioral side of information technology. Int J Med Inform 1999; 56(1-3): 117-23.

方法: N/A 不适用

Doyle DM, Dauterive R, Chuang KH, Ellrodt AG. Translating evidence into practice: pursuing perfection in pneumococcal vaccination in a rural community. Respir Care 2001; 46(11): 1258-72.

方法:参考英国关于全科医生对循证护理实践路径看法的调查,影响了作者对克服现实/感知障碍的行为方法这一需求的看法。

Tracy S, Dufault M. Testing a collaborative research utilization model to translate best practices in pain management. Worldviews on Evidence-based Nursing 2004; 1(S1): S26-S32.

方法:基于 Rogers1983 年的创新扩散理论,以及 Havelock 和 Havelock 在 1973 年的研究(Havelock RG, Havelock MC. Training for change agents: a guide to the design of training programs in education and other fields. Chicago: Center for Research on Utilization of Scientific Knowledge, University of Michigan, 1973)。

Feifer C, Ornstein SM. Strategies for increasing adherence to clinical guidelines and improving patient outcomes in small primary care practices. Joint Commission Journal on Quality & Safety 2004; 30(8): 432-41.

方法: 在 PPR Net-TRIP 研究期间, 实践尝试了用新的方法进行实践操作和实施保健服务。记录下每个实践中出现的活动和结构, 作为实验过程评价的一部分。这个评价的目的之一是开发一个改进策略模型, 可作为供他人借鉴的一个范例。运用扎根理论——基于设定社会情景的理论和产生类别的分析方式——从 10 个干预组中收集定性的数据来开发 the PPRNet-TRIP 改进模型。

Fooks C, Cooper J, Bhatia V. Making research transfer work: summary report from the 1st National Workshop on Research Transfer Issues, Methods and Experiences. Toronto: ICES, IWH, CHEPA, 1997 Feb.

方法: 1996 年秋天, 安大略省 3 个研究机构的工作人员发现, 在加拿大一个可以解决问题的工作坊和研究转化的经验可能会给这些领域的人带来益处。"人们可以思考 4 个问题: 什么是研究转化? 谁在做? 是否在做? 如何做?"

Graham ID, Logan J. Innovations in knowledge transfer and continuity of care.Can J Nurs Res 2004; 36(2): 89-103.

方法: 1998 年科学传播杂志第 20 卷第 2 期 227-246 页出版了适应模型: "面向健康照护研究应用的跨学科综合模型"。要素主要来自研究应用、创新扩散、医生的行为变化、实践指南的开发和应用方面相关的文献(1998)。通过在安大略省健康照护评价网、会议报告和临床教育查房中开展的工作坊与参与者进行讨论, 对 OMRU 进行了改进。来源于变革理论、文献和反思的过程。获取与 Donabedian's(1988)原始的工作相关的但没有明确联系的特征和重要的社会因素。

Green LW, Kreuter MW. Health promotion planning: an educational and ecological approach, 3rd edn. Mountain View: Mayfield Publishing Company, 1999.

方法: 建立在 Andersen 提出的家庭健康照护应用模型和计划生育服务的使用、高血压、哮喘自我管理方面的原始工作基础上。后续是社区健康促进基金和健康服务方面的工作。

Grol R, Grimshaw J. Evidence-based implementation of evidence-based medicine. Joint Commission Journal on Quality Improvement 1999; 25(10): 135-40.

方法：在本文中，基于将证据转化为临床实践的理论方法和不同实施策略有效性的实证研究（1999），作者针对变革的实践提出了一个通用模型。文献回顾与变革有关的理论方法，并将其整合到变革的实践框架中。

Grol R, Wensing M. What drives change? Barriers to and incentives for achieving evidence-based practice. Med J Aust 2004; 180(6 Suppl): S57-S60.

方法：通过整合变革理论的各个阶段，编制了一个 10 步模型，用于诱发专业行为的变革。

Herie M, Martin GW. Knowledge diffusion in social work: a new approach to bridging the gap. Soc Work 2002; 47(1): 85-95.

方法：该项目整合了知识传播和社会营销的理论和研究，开发了一个将临床工具和技术转化成直接实践领域的传播模型。

Hickey M. The role of the clinical nurse specialist in the research utilization process. Clinical Nurse Specialist 1990; 4(2): 93-6.

方法：N/A 不适用

Hyde PS, Falls K, Morris JA, Schoenwald SK. Turning knowledge into practice. Boston: Technical Assistance Collaborative Inc., 2003.

方法：这本手册包含大量的知识：临床干预或实践本身、变革管理的过程和结构、日益复杂的资助服务和对残障人员的支持问题。在供应商组织中为临床医生和管理者提供了实用性的帮助。

Kraft JM, Mezoff JS, Sogolow ED, Neumann MS, Thomas PA. A technology transfer model for effective HIV/AIDS interventions: science and practice. AIDS Educ Prev 2000; 12(5 Suppl): 7-20.

方法：从对创新传播和技术转化的文献回顾开始，为艾滋病干预提供了一个技术转化模型。在技术转化的每个阶段，确定了参与者和针对预防服务提供者（例如卫生部门和社区组织）有效干预措施使用的活动。为确定模型的潜在因素，对文献进行回顾，制定了一个模型草案，并寻求来自预防服务提供者和研究者的反馈。

Lavis JN, Robertson D, Woodside JM, McLeod CB, Abelson J. How can research organizations more effectively transfer research knowledge to decision makers? Milbank Q 2003; 81(2): 221-2.

方法：围绕 5 个问题、4 个目标人群和全方位的学科视角及方法，对系统评价和原始研究进行定性文献回顾。对应用健康和经济/社会研究组织的主管就他们的组织如何将研究所得的知识转化到决策的问题进行了调查。

Lundquist G. A rich vision of technology transfer: technology value management. Journal of Technology Transfer 2003; 28: 265-84.

方法：从 7 个不同方面对问题进行阐述：为什么？谁？在哪？什么时间？干什么？什么成本？如何做？（Lundquist 评论：这 7 个部分为读者简化了内容。真正的关键是作者从核心定义开始，然后把这些概念放入一个技术转化的多方面观点的情境中）。

Motwani J, Sower VE, Brashier LW. Implementing TQM in the health care sector. Health Care Manage Rev 1996; 21(1): 73-82.

方法：N/A 不适用

Moulding NT, Silagy CA, Weller DP. A framework for effective management of change in clinical practice: dissemination and implementation of clinical practice guidelines. Qual Health Care 1999; 8: 177-83.

方法：借鉴了社会和行为理论、创新理论的传播、行为改变的跨理论模型、健康教育理论、社会影响理论、社会生态学理论。

National Health and Medical Research Council. How to put the evidence into practice: implementation and dissemination strategies. Canberra: Commonwealth of Australia: National Health and Medical Research Council, 2000.

方法：由多学科委员会开发，经国家卫生与医学研究委员会批准。

Pape TM. Evidence-based nursing practice: to infinity and beyond. J Contin Educ Nurs 2003; 34(4): 154-61.

方法：N/A 不适用

Proctor EK. Leverage points for the implementation of evidence-based practice. Brief Treatment and Crisis Intervention 2004; 4(3): 227-42.

方法：基于知识传播、创新、质量改进方面的文献，本文为多个任务、多名参与者和为循证护理实践的采纳所需的多个平衡点提出了一个概念性框架。

Roberts-Gray C, Gray T. Implementing innovations: a model to bridge the gap between diffusion and utilization. Knowledge: Creation, Diffusion, Utilization 1983; 5(2): 213-32.

方法：集合了程序化实施的 5 个基本要素，部分内容基于 Lewin 在 1947 年提出的社会变革理论。

Rosswurm MA, Larrabee JH. A model for change to evidence-based practice. Image J Nurs Sch 1999; 31(4): 317-22.

方法：该模型以循证实践、研究结果应用、标准化语言和变革理论相关的理论和研究文献为基础。作者开发并验证了模型的有用性，该模型在区域医疗中心可用于指导护士界定和整合基于证据的实践方案。

Simmons R, Brown J, Diaz M. Facilitating large-scale transitions to quality of care: an idea whose time has come. Stud Fam Plann 2002; 33(1): 61-75.

方法：文献回顾（社会科学、计划生育、政治科学、生殖健康、政策和组织科学）

Stetler C. Updating the Stetler Model of research use to facilitate evidencebased practice. Nursing Outlook 2003; 49: 272-9.

方法：该模型最早是在 1976 年与 Marram 共同开发，作为一种实用工具，填补如何从传统的研究评价到实际应用这一空白。在 1994 年，利用概念基础和一系列假设，该模型得以完善，……增加了基于当前科学知识和研究结果应用、与评判性思维相关的附加细节，以及临床护理专家对该模型的文献回顾和应用体验。然后，在 2001 年，基于一个以应用为焦点的整合性文献综述方法学、有针对性的证据概念及临床护理专家的使用经历，该模型得到进一步完善。

Titler MG, Kleiber C, Steelman V, Goode C, Rakel B, Barry-Walker J, et al. Infusing research into practice to promote quality care. Nurs Res 1994; 43(5): 307-13.

方法：质量控制模型应用研究的结果

检索中确定的 31 个理论发表于 1983 年至 2006 年。其中 16 个模型是跨学科的，6 个来自护理，2 个来自医疗，2 个来自社会工作，1 个来自艾滋病预防职业治疗，1 个来自计划生育，1 个来自健康教育，1 个来自卫生信息学。这些理论关注的焦点是健康照护、社会工作和管理。大多数理论源于文献，其次是研究或者原创者的经验。多数（21/31）理论尚未经过验证。在未发表的研究和证据应用项目中，Graham and Logan[14] 提出的模型已经对表面效度和内容效度进行了验证，如同 Green 的模型[15]，被用于指导急诊或门诊哮喘患者的系统的基线诊断性访谈[16]。

　　为确定理论的共性及开发一个框架来比较每个理论的关注点，我们回顾了每个理论的所有组成部分。结果确定了十个行动阶段，某些阶段分为子行动（见表 4.1.1），然后分析每个理论是否涉及每个行动类别。为了精心设计的变革，计划行动理论通常概括了以下阶段（n= 涵盖该阶段的模型数量）。

1. 确认需要解决的问题（n=19）
   - 确定变革的需求（n=22）
   - 确定变革者（例如：实现变革的必要参与者）（n=15）
   - 确定目标人群（n=13）
   - 链接到能够在项目中获得利益的个体或群体（n=15）
2. 回顾证据或文献（n=21）
3. 修改证据和（或）发展创新（n=11）
4. 评估知识应用的障碍（n=18）
5. 选择或定制干预措施从而促进知识的应用（n=26）
6. 实施创新（n=22）
7. 制订计划来评估知识的应用（n=14）
   - 预实验（n=11）
   - 对过程进行评估，确定创新是否被使用和如何使用（n=19）
8. 评估创新的结果与影响（n=20）
9. 维持变革：保持正在进行的知识使用（n=11）
10. 传播实施过程的成果（n=7）

没有一个理论包含所有的行动阶段，没有一个行动阶段包含在所有理论中。有些理论更多地关注评估，另一些理论则关注问题的识别和实施的障碍。在选择计划行动理论指导实施过程时，我们建议仔细回顾组成的要素以及它们是如何被编码成行动类别的，确定哪个理论最适合人们的工作情境和文化。无论选择何种理论（或者是否我们选择使用行动类别的列表作为一种"知识行动框架"中的元理论[17, 18]），记录模型的使用经验将会提高人们对于使用的理解，并为其他尝试相似项目的人提供信息。

表 4.1.1 计划行动理论的要素

要素总数：16	Ashford	Bartholomew	Benefield	Craik	Dearing	DiCenso/RNAO	Dixon	Dufault	Doyle	Feifer	Fooks	Graham/Logan	Green	Grol/Grimshaw	Grol/Wensing	Herie	Hickey	Hyde	Kraft	Lavis 2003	Lundquist	Motwani	Moulding	NHMRC	Pape	Proctor	Rosswurm	Simmons	Steller	Titler	Total/30
确定问题	×	×	×	×	×	×			×		×	×	×				×	×	×		×			×	×		×		×	×	19
确定变革的需求	×	×	×	×	×			×	×	×	×	×	×		×		×	×	×	×	×	×	×	×	×		×	×	×	×	22
确定变革推动者	×	×		×	×	×		×	×	×		×			×	×	×	×	×	×	×	×	×	×	×			×		×	15
确定目标人群（年龄）		×	×			×				×		×		×				×	×	×	×			×	×			×			13
关联（年龄）		×					×	×										×	×		×	×		×				×			15
回顾证据或文献	×		×	×	×	×		×	×		×	×		×	×	×	×	×	×	×	×			×	×		×	×	×	×	21
修改	×													×	×						×			×						×	11
评估障碍		×	×	×					×		×	×	×	×	×			×	×		×			×	×				×	×	18
定制/发展干预	×	×	×	×	×	×			×	×	×	×	×	×	×	×	×	×	×	×	×	×	×	×	×	×	×	×	×	×	26
实施	×			×			×				×			×	×		×	×	×	×	×	×	×	×	×		×	×	×	×	22
发展评估计划	×	×				×	×		×	×	×				×	×	×	×	×		×	×		×	×	×	×		×	×	14
预实验								×						×										×					×	×	11
评估过程	×		×		×	×			×		×	×		×	×	×	×	×	×	×	×	×		×	×	×	×	×	×	×	19
评估结果	×		×		×		×		×	×	×	×	×					×	×	×	×	×	×	×	×		×	×	×	×	20
维持变革			×												×	×	×	×			×		×				×	×	×	×	11
传播			×					×													×						×	×		×	7
要素总数	7 5	5	10 5	10 5	9	12 3	3	10 9	9	7	11	11 11	6	8	8 7	8	11	12 7	11	8	10 7	7	4	14 9	9	7	10 7	9	12 9	12 12	

研究展望

　　未来几年，一个重要的研究领域将是实证分析的计划行动理论。我们还需要更多的研究来确定某一理论是否优于其他理论。

小结

　　我们相信，通过提供一个我们可以理解变革过程，并可看到实施要素成功与否的框架，理论驱动下的实施将促进知识转化的研究。在每个知识应用循环圈的行动类别中，当计划将知识转化为行动时，我们或许可以利用来自多个学科的许多理论知识。

（田君叶　陈　梅　译）

参考文献

1. Krueger JC, Nelson AH, Wolanin MO. *Nursing research: development, collaboration and utilization*. Germantown: Aspen Systems, 1978.
2. Horsley J, Crane J, Bingle JD. Research utilization as an organizational process. *J Nurs Admin*. 1978; **8**(7): 4–6.
3. Stetler CB, Marram G. Evaluation of research findings for applicability in practice. *Nurs Outlook* 1976; **24**(9): 559–63.
4. Rimmer Tiffany C, Johnson Lutjens L. *Planned change theories for nursing: review, analysis and implications*. Thousand Oaks, Sage, 1998.
5. Logan J, Graham ID. Toward a comprehensive interdisciplinary model of health care research use. *Sci Commun* 1998; **20**(2): 227–46.
6. Rogers EM. *Diffusion of innovations*, 4th edn. New York: Free Press, 1995.
7. Kuhn T. *The structure of scientific revolutions*, 2nd edn. Chicago, University of Chicago Press, 1970.
8. Lomas J. Retailing research: Increasing the role of evidence in clinical services for childbirth. *Milbank Quarterly* 1993; **71**(3): 439–75.
9. Lomas J. Teaching old (and not so old) docs new tricks: effective ways to implement research findings. In Dunn EV, Norton PG, Stewart M, Tudiver F, Bass MJ (eds), *Disseminating research/changing practice*, 1st edn. Thousand Oaks, Sage, 1994, pp. 1–18.
10. Tiffany C. Analysis of planned change theories. *Nurs Manage* 1994; **25**(2): 60–2.
11. Tiffany C, Cheatham A, Doornbos D, Loudermelt L, Momadi G. Planned change theory: survey of nursing periodical literature. *Nurs Manage* 1994; **25**(2): 54–9.
12. Graham ID, Tetroe J. Some theoretical underpinnings of knowledge translation. *Acad Emerg Med*. 2007; **14**(11): 936–41.
13. Walker L, Avant K. *Strategies for theory construction in nursing*, 4th edn. Upper Saddle River, Prentice Hall, 2005.

14. Graham ID, Logan J. Innovations in knowledge transfer and continuity of care. *Can J Nurs Res* 2004; **36**(2): 89–103.

15. Green LW, Kreuter MW. *Health promotion planning: an educational and ecological approach*, 3rd edn. Mountain View: Mayfield Publishing Company; 1999.

16. Levine DM, Green LW, Deeds SG, Chwalow J, Russell RP, Finlay J. Health education for hypertensive patients. JAMA 1979; **241**(16): 1700–3.

17. Graham ID, Logan J, Harrison MB, Straus SE, Tetro J, Caswell W, Robinson N. Lost in knowledge translation: time for a map? *J Contin Educ Health Prof.* 2006; **26**(1): 13–24.

18. Graham ID, Tetroe J. The knowledge to action framework (ch. 10). In Rycroft-Malone J, Bucknell T. (eds), *Models and frameworks for implementing evidence-based practice: linking evidence to action*. Wiley-Blackwell: Oxford, 2010.

第 4.2 章　提供者行为改变的认知心理学理论

Alison M. Hutchinson and Carole A. Estabrooks

学习要点

- 认知心理学理论与动机、行为、变革的阶段和决策制定相关,它在知识转化领域中具有影响力。
- 这些理论为检验、衡量和理解研究应用行为提供了一个框架。
- 根据认知心理学理论,设计好的、旨在影响个人认知特征的干预可用于调解 / 调节个人行为。
- 有限但越来越多的实证证据验证认知心理学理论的理论假设。

认知心理学理论主要用于检验和理解个体健康相关行为的决定因素,尤其是认知因素在预测诸如吸烟、运动、饮食习惯和疫苗接种这些行为中的角色。这些理论对于理解和预测研究的应用有潜在的帮助。因此,一些知识转化学者们应用这些理论来指导研究设计和干预措施的制订,从而影响实践中研究证据的应用。与健康相关行为一样,医务人员的研究应用行为在一定程度上受个体的控制。此外,社会认知因素,包括信念,态度和知识,比诸如个性等因素更易于改变。这些特征基于的前提是旨在影响个人认知特征的干预措施可以用于调解或调节个人行为[1]。

与动机相关的理论,如社会认知理论[2]和计划行为理论[3];与行动相关的理论,如实现意图理论[4]和操作性条件理论[5];与变革阶段相关的理论,如跨理论变革模型[6]已经在知识转化领域具有影响力。这些理论为检验、理解行为的决定因素和促进行为改变的潜在机制提供了框架。这些理论中的大多数假设个体基于对他们可用信息的系统分析做出理性决策[1],不考虑外部因素和知识的社会建构是这些理论潜在的局限性。以下是上述理论的简要说明和它们在知识转化中的应用。

动机相关的理论

　　根据动机理论,行为由动机决定,并借助动机来预测。本文对这一领域的两个理论进行分析。首先,社会认知理论 [2,7] 假设行为是由激励和期望决定的,这些激励和期望与情境结局(如果个体放弃各自行为,对预期结果的信念)、行动结局(关于某些结果作为行为的结果发生的可能性的信念)和感觉到的自我效能(关于行为受个人控制的程度的信念)相关。Bandura假设 4 个信息来源影响自我效能和期望:绩效成绩、替代性经验、言语说服和生理反馈。绩效成绩是最有影响力的信息来源,并且来自个人或专业经验,例如,获得进行身体检查所必需的技能。替代性经验是通过观察他人的行为和取得的结果来获得的,例如导师、榜样或意见领袖。言语说服包括培养人们完成特定行为能力的自信心,并说服他们这种行为的益处。这可以通过学术细述和继续教育来实现(见第 3.4 章)。对于那些有兴趣将知识转化为实践的医务人员,由特定行为产生的生理反馈与 Bandura 信息源最不相关。

　　第二,根据计划行为理论 [3],行为的决定因素和潜在预测因素是参与及感知控制行为的意图。意图是一个对行为、主观规范(关于他人对行为观点的信念)和行为控制(感知的参与行为的容易性)的态度的功能。态度由行为结果的感知所决定。主观规范基于规范的信念,也就是说,他人对个体采取特定行为偏好的感知。对规范性信念的考虑与个人渴望遵从群体的预期愿望相平衡。个人行为可能受患者、管理者和多学科团队其他成员的影响,包括那些有说服力的人、受尊敬的人、或有职权的人。行为控制,其结构来源于社会认知理论中自我效能的概念,受感知的资源获取和参与行为机会的影响,通过其中每一个实施或阻碍行为的能力来达到平衡。行为控制包括诸如时间、必要的设备或人员、患者的偏好,这些都可能会影响医务人员的行为改变过程。

　　计划行为理论已被用于一些研究,用以预测医务人员采纳特定研究证据的行为 [8,9]。态度、主观规范和行为控制这一结构模型在发展影响行为的干预措施中的价值已得到研究证实 [8,10]。在一般人群中,行为意图已经被确定为行为的最重要的决定因素之一 [11-13]。例如,在实施临床实践指南时,可设计一个教育干预来解决对于指南的消极态度。在感知行为控制不足时,学术细述可以增强技能方面的信心和(或)去除环境中的约束条件以促进指南的采用。计划行为理论和社会认知理论已经成功地应用于指导干预措施的发展,影响初级健康照护医生为咽喉疼沟通患者开具抗生素处方的行为[14, 15]。此外,计划行为理论用于指导知识转化策略的随机试验的过程评价。初级健康照护医生的测试请求行为与行为意图、态度、主观规范高度相关[16]。由此作者得出结论,当认为干预措施的采纳受计划行为理论的影响时,计划行为理论适合于指导过程评价和理解知识转化策略的因果机制。

行动相关的理论

行动理论关注于有变革动机的个体行为的预测。应用意图理论[4]提出,行为意图与达到某一目标的意图是截然不同的。具体来说,应用意图与何时、何地、如何实施行为以实现目标相关。因此,当满足特定条件时,个体在精神上会致力于某一行为以实现某种意图。计划变革过程的前提是增加个体采纳行为的可能性[17]。依据这种方法,旨在促进计划和准备的干预措施可能有助于促进特定行为的采纳。

操作性条件理论[5]提出正向的反馈,例如对某种行为的奖励或激励,很可能会鼓励这一行为的重复。这种随时间的重复可能会使该行为成为日常实践的一部分。相反,负向的反馈,例如训斥或经济惩罚,很可能会阻止这一行为。干预措施的目标可能是鼓励或阻止某种行为。大量证据表明,操作性条件理论有助于理解和预测医务人员的行为[9, 18]。

变革阶段相关的理论

变革的跨理论模型是一个阶段变革理论。它包含个体行为改变过程中的 5 个阶段:意向前期、沉思期、准备期、行动期、维持期[6]。在意向前期,个体没有计划在可预见的未来采取行动。当个体计划在未来 6 个月内采取行动时,则进入了沉思期。当个体计划在随后一个月内采取行动则进入准备期。当个体在之前的 6 个月一直使用这一行为时则进入行动期。维持期是指积极工作去维持变革。最后,当行为根深蒂固时达到最终阶段;个体不会被诱惑去放弃行为,并且完全相信他们在实施行为时的自我效能。跨理论变革模型的假设之一是针对变革连续统一体的特定阶段的干预措施,将有助于沿着连续体转变[6]。

从意向前期到沉思期的进展涉及知识或态度的改变,对旨在提高意识和重新评估价值的策略是敏感的。这些策略可能包括继续教育、教育拓展、接触共识性声明和绩效反馈[19],这些在第 3.4 章进行了描述。从沉思期到准备期和行动期的转变包括个体对特定行为思考方式上的变化和他们对于自身能力及进行改变的能力（自我效能）的信念。有助于促进行为的策略包括提供适当的资源和支持。提醒系统和提示（在第 3.4e 章进行了描述）以及提供适当的设备可用于促进阶段的进展和依从性。从准备期和行动期到维持期的进展涉及环境的改变，可能包括提供社会支持、激励方案、审核及反馈 [19]。阶段变革理论的支持证据尚不充分。在一项医务人员应用临床实践指南的研究中，阶段变革并不是他们行为的预测因素 [18]。然而，在一般人群中，阶段变革有助于探知某一行为的障碍因素、制订相应的干预和预测结局 [20]。

2008 年，Godin 及其同事发表了一篇关于应用社会认知理论探索医务人员行为和意图的系统综述 [21]。作者发现，理性行为理论或其衍生理论、计划行为理论是最常用的用于预测行为的理论。此外，应用这个理论的研究表明，与应用其他理论的研究相比，此理论对行为的预测力更强。虽然理性行为理论或计划行为理论是最常用的用于预测意图的理论，但应用人际行为理论具有更大的预测意图的能力。

近来一项研究根据情境决策和行为意图，对动机理论（例如社会认知理论和计划行为理论）、行动理论（例如实现意图理论和操作性条件反射理论）和阶段变革理论在预测医务人员应用研究的有用性进行探讨 [22]。结果显示，对于情境决策，计划行为理论能解释其变异的 31%，社会认知理论解释 29%，实现意图理论解释 7%，操作性条件反射理论解释 30%。方案决策中最显著的差异不是由自我调节的行为理论、通用自我调节模型、阶段模型来解释的；对于行为意图，计划行为理论能解释其变异的 30%，社会认知理论解释 25%，操作性条件反射理论解释 58%，通用自我调节模型解释 27%。由此研究者得出结论，认知行为理论可用于帮助理解和预测医务人员的行为。

决策相关的理论

本书的上一版讨论了认知连续理论 [23, 24]。然而，由于缺少应用这一理论论证或解释医务人员决策和（或）证实这一理论的研究，因此，本章节未对该理论进行详细阐述。

心理学理论中的共性概念

不同的心理学理论中包含很多具有共性的概念。为了促进知识转化研究在解释和预测行为改变方面的功效，Michie 及其同事确认了心理学理论中的关键概念。通过头脑风暴和优先级的过程，他们确认了 12 个理论领域来解释行为改变。随后确认一系列特定领域的访谈问题来评估行为改变。此外，研究开发了一个工具，用来将每个理论领域映射到可用于促进相应领域内行为变化的技能[26]。近来一项研究检验了该框架的内容效度，将该框架进行完善，包括 14 个理论领域（见表 4.2.1）。该框架可帮助研究者和医务人员诊断及解释知识转化为什么失败，并指导干预措施的设计，以促进知识转化的成功，已被用于评估知识转化的障碍和促成因素（见第 3.3a章），以及发展行为改变的干预策略（见第 3.3b 章）。

表 4.2.1　理论领域

领域	领域
1. 知识	8. 意图
2. 技能	9. 目标
3. 社会 / 专业角色和身份	10. 记忆力、注意力和决策过程
4. 关于能力的信念	11. 环境与资源
5. 乐观	12. 社会影响
6. 关于结果的信念	13. 情绪
7. 强化	14. 行为准则

Source：Reproduced from[27] Cane J, O'Connor D, Michie S. Validation of the theoretical domains framework for use in behaviour change and implementation research. Impl Sci 2012；7：37. #1900 Cane et al.；licensee BioMed Central Ltd.

研究展望

　　未来这一领域的研究应是使用程序化的方法来系统地、逐渐地开发和评价基于理论的干预措施，从而来验证其理论假设。一个与该方法类似、基于英国医学研究委员会针对复杂干预措施的试验框架的过程模型（见5.2 章）[28]，已被用于检验心理学理论支持下的干预措施[17,29]。根据这个框架，应用理论指导干预措施的选择，以最大限度地利用研究证据。重要的是，理论的使用将有助于理解某一条件下干预措施如何起效和为什么起效[14,15]。理论选择阶段之后为建模阶段，包括确定基于理论的干预观测变量及其作用机制。这些概念可被测量、并用来理解和预测结果。之后应进行探索性研究，以评估干预措施的可行性和指导干预措施的细化。这个阶段先于用于检测干预措施有效性的随机对照试验，在此阶段之后则是在不同情境中进行验证性研究。采用这种方法将有助于增强证据基础，帮助理解建立在认知心理学理论基础上的干预措施如何、为什么以及在何种情况下起效。重要的是,研究方法、干预设计和细化的详细报告对于进行验证性研究和使干预措施真实性最大化很有必要。

小结

认知心理学理论可有助于识别易于改变的认知,为增加医务人员采用相关研究证据的策略提供理论基础,并指导干预策略的制订。这些理论也为旨在探索、测量和理解医务人员研究使用行为,以及验证影响该行为干预措施有效性的研究提供理论基础。

（田君叶 陈 梅 译）

参考文献

1. Conner M, Norman P. Predicting health behaviour: a social cognition approach. In Conner M, Norman P (eds), *Predicting health behaviour*. New York: Open University Press, 2005.

2. Bandura A. Self-efficacy mechanism in human agency. *Am Psychologist* 1982; **37**: 122–47.

3. Azjen I. The theory of planned behavior. *Organ Behav Hum Decis Processes* 1991; **50**: 179–211.

4. Gollwitzer PM. Implementation intentions: strong effects of simple plans. *Am Psychologist* 1999; **54**: 493–503.

5. Blackman D. *Operant conditioning: an experimental analysis of behaviour*. London: Methuen, 1974.

6. Prochaska JO, Velicer WF. The transtheoretical model of health behavior change. *Am J Health Prom* 1997; **12**(1): 38–48.

7. Bandura A. Self-efficacy: towards a unifying theory of behaviour change. *Psycholog Review* 1977; **84**: 191–215.

8. Perkins MB, Jensen PS, Jaccard J, Gollwitzer P, Oettingen G, Pappadopulos E, *et al.* Applying theory-driven approaches to understanding and modifying clinicians' behavior: what do we know? *Psych Serv* 2007; **58**(3): 342–8.

9. Eccles MP, Grimshaw JM, Johnston M, Steen N, Pitts NB, Thomas R, *et al.* Applying psychological theories to evidence-based clinical practice: identifying factors predictive of managing upper respiratory tract infections without antibiotics. *Impl Sci* 2007; **2**(26), http://www.implementationscience.com/content/2/1/26. Accessed September 2012.

10. Eccles MP, Johnston M, Hrisos S, Francis J, Grimshaw J, Steen N, *et al.* Translating clinicians' beliefs into implementation interventions (TRACII): a protocol for an intervention modeling experiment to change clinicians' intentions to implement evidence-based practice. *Impl Sci* 2007; **2**(27), http://www.implementationscience.com/content/2/1/27. Accessed September 2012.

11. Godin G, Conner M, Sheeran P, Belanger-Gravel A, Germain M. Determinants of repeated blood donation among new and experienced blood donors. *Transfu-*

sion 2007; **47**: 1607–15.

12. Giles M, McClenahan C, Cairns E, Mallet J. An application of the theory of planned behaviour to blood donation: the importance of self-efficacy. *Health Educ Res* 2004; **19**(4): 380–91.

13. Armitage CJ, Conner M. Efficacy of the Theory of Planned Behaviour: a meta-analytic review. *Br J Soc Psychol* 2001; **40**: 471–99.

14. Hrisos S, Eccles M, Johnston M, Francis J, Kaner EFS, Steen N, *et al.* Developing the content of two behavioural interventions: using theory-based interventions to promote GP management of upper respiratory tract infection without prescribing antibiotics #1. *BMC Health Serv Res* 2008; **8**(11), http://www.biomed central.com/1472-6963/8/11. Accessed September 2012.

15. Hrisos S, Eccles M, Johnston M, Francis J, Kaner EFS, Steen N, *et al.* An intervention modelling experiment to change GPs' intentions to implement evidence-based practice: using theory-based interventions to promote GP management of upper respiratory tract infection without prescribing antibiotics #2. *BMC Health Serv Res* 2008; **8**(10), http://www.biomedcentral.com/1472-6963/8/10. Accessed September 2012.

16. Ramsay CR, Thomas RE, Croal BL, Grimshaw JM, Eccles MP. Using the theory of planned behaviour as a process evaluation tool in randmised trials of knowledge translation strategies: a case study from UK primary care. *Impl Sci* 2010; **5**: 71, http://www.implementationscience.com/content/5/1/71. Accessed September 2012.

17. Walker A, Grimshaw J, Johnston M, Pitts N, Steen N, Eccles M. PRIME – PRocess modeling in ImpleMEntation research: selecting a theoretical basis for interventions to change clinical practice. *BMC Health Serv Res* 2003; **3**[22], http://www.biomedcentral.com/1472-6963/3/22. Accessed September 2012.

18. Bonetti D, Pitts NB, Eccles M, Grimshaw J, Johnston M, Steen N, *et al.* Applying psychological theory to evidence-based clinical practice: identifying factors predictive of taking intra-oral radiographs. *Soc Sci Med* 2006; **63**: 1889–99.

19. Cohen SJ, Halvorson HW, Gosselink CA. Changing physician behavior to improve disease prevention. *Prev Med* 1994; **23**: 284–91.

20. Weinstein ND, Lyon JE, Sandman PM, Cuite CL. Experimental evidence for stages of health behavior change: the Precaution Adoption Process Model applied to home radon testing. *Health Psychol* 1998; **17**(5): 445–53.

21. Godin G, Belanger-Gravel A, Eccles M, Grimshaw J. Healthcare professionals' intentions and behaviour: a systematic review of studies based on social cognitive theories. *Impl Sci* 2008; **3**: 36, http://www.implementationscience.com/content/3/1/36. Accessed September 2012.

22. Bonetti D, Johnston M, Clarkson JE, Grimshaw J, Pitts N, Eccles M, *et al.* Applying psychological theories to evidence-based clinical practice: identifying factors predictive of placing preventive fissue sealants. *Impl Sci* 2010; **5**: 25, http://www.implementationscience.com/content/5/1/25. Accessed September 2012.

23. Hammond KR. *The integration of research in judgment and decision theory* (Report 226). Boulder, CO: University of Colorado, Center for Research on Judgment and Policy, 1980.

24. Hammond KR. *Principles of organization in intuitive and analytical cognition* (Report 231). Boulder, CO: University of Colorado, Center for Research on Judgement and Policy, 1981.

25. Michie S, Johnston M, Abraham C, Lawton R, Parker D, Walker AE. Making psychological theory useful for implementing evidence based practice: a consensus approach. *Qual Safe Health Care* 2005; **14**(1): 26–33.

26. Francis J, Michie S, Johnston M, Hardeman W, Eccles MP. How do behaviour change techniques map on to psychological constructs? Results of a consensus process. *Psychol Health* 2005; 20 Suppl **1**: 83–4.

27. Cane J, O'Connor D, Michie S. Validation of the theoretical domains framework for use in behaviour change and implementation research. *Impl Sci* 2012; **7**: 37, http://www.implementationscience.com/content/7/1/37. Accessed September 2012.

28. Medical Research Council. *A framework for development and evaluation of RCTs for complex interventions to improve health*. London: MRC, 2000.

29. Walker AE, Grimshaw JM, Armstrong EM. Salient beliefs and intentions to prescribe antibiotics for patients with a sore throat. *Br J Health Psychol* 2001; **6**: 347–60.

第 4.3 章 　教育理论

Alison M. Hutchinson and Carole A. Estabrooks.

> **学习要点**
>
> - 设计一项教育干预措施时，应该考虑认知、情感、精神运动领域的因素以及个体的学习风格。
> - 行为主义者、认知主义者、建构主义者、人本主义者和社会学习的视角均可用于教育干预措施的选择。
> - 学习的需求的基线评估、促进学习者之间的社会互动、提供新习得技能的实践机会以及纳入一系列多层面的教育干预措施均已显示可以提高培训效果。
> - 尽管有深厚的教育理论基础，但是教育理论的证据基础却很有限。

在本书第 3.4b 章建议中显示尽管教育理论在某些特定或相关的研究证据上缺乏知识，但教育干预措施的确可以提高参与者的学习、理解和应用证据的能力。教育理论可用于解释教育干预措施的有效性，以及开发用于设计和测试新的教育干预措施的理论框架[1]。有若干教育理论和原则可用于指导教育干预措施的制定[1-3]。在本章中，我们将讨论针对个体层面的教育理论，以及如何利用它们来指导干预措施的发展，从而促使知识用于实践。

学习领域

教育理论家确定了三个广泛的学习领域：认知领域、情感领域和精神运动领域[2,4]。认知领域涉及学术知识的获取，反映传统上用于卫生专业人员教育的针对信息传递的教学方法。用于促进认知领域学习的典型干预措施是课堂讲授、学术详述和基于计算机的模块[2]。学习的情感领域涉及态度、价值观和信念的采纳，这些是行为改变的重要前提。小组互动、自我评价、角色扮演、案例教学和模拟教学等是促进情感领域学习的干预措施。

精神运动领域指的是精神运动技能的习得和发展。操作示范及随后在督导下的技能操作和临床实践是用于促进技能掌握的干预措施[2]。以上三个领域都是卫生专业人员知识、技能发展和提供高质量健康照护服务能力的基础,在设计教育干预措施时应该考虑到这三个领域。

学习风格

卫生专业人员的学习风格包括活跃型、反思型、理论型和实用型[5,6]。活跃型学习者更喜欢通过经验学习,喜欢团队工作和讨论,乐于接受变革,但也容易在执行过程中产生厌倦情绪并很快地拒绝变革。反思型学习者会在行动前系统性地收集所有可用的信息,但却犹豫不决,导致变革延迟。理论型学习者倾向于在决定采取行动前分析信息和开发因果关系模型。实用型学习者更倾向于将他或她的行为基于变革的实践经验。为了使学习者更好地参与其中,并使学习效果最大化,在设计教育干预措施时应考虑到卫生专业人员的个人学习风格,采用多样化的教学技巧,以满足所有学习者的风格[7]。

学习动机

在设计促进学习的干预措施时,了解行为改变的动机很重要。动机的来源有内在的或外在的[8]。内在的学习动机来源于个人,并且与个人获取新知识的兴趣或为社区推进或贡献服务的意愿等有关。外在的学习动机包括就业需求、职业发展需求,或上级指令等。与外在动机相比,内在动机,如对于专业能力的渴望,为行为改变提供了更强大的动力[8]。

学习理论

下面对五种有益于理解学习的观点进行描述:行为主义、认知主义、建构主义、人本主义和社会学习[9]。我们将依次讨论这些理论观点及其如何指导教育干预措施的选择。

行为主义的观点

行为主义者认为个体所处的环境影响他们的行为。行为主义者对于在某一刺激下的可观察和可测量的行为反应感兴趣[9]。行为强化被看作是学习的一个重要方面。因此,个体反馈对教育干预措施的成功很重要[3]。指导者的作用就是创造一种环境来鼓励期望的行为和阻止不期望的行为[9]。行为理论可用于干预措施的设计,包括定期的绩效评价、行为方面的学习目标和计划的设定、同行评议、使用能力与标准来衡量绩效和基于计算机的学习模块。

认知主义的观点

认知主义者研究用于获取、解释、存储和使用信息以形成知晓、理解和赋予意义的过程[9]。基于他人行为的观察来构建行为是认知主义者认为学习发生的一种机制。认知主义的观点可以帮助人们描述解决问题的过程以及解决问题获得的技能如何应用于新的环境[3]。在新手培训中使用导师制和角色榜样就是应用认知理论的例子。问题导向的学习方法也已成为培训卫生专业人员的一种方法。这种方法通常包括小组讨论、自主学习、导师指导、相关和现实问题的测试和技能发展。该方法被推荐的原因在于解决问题后获得的知识是持久的和可及的[2]。人们做了大量的系统综述和荟萃分析(例如[10-15])来测试问题导向的学习在社会和认知学习结局上的有效性。但结果存在争议,这引发了问题为导向的学习是否有效的争论。在试图比较各种不同的实施方法和基于问题的学习模式方面的证据基础的批判已经被拉平,因为不同的模式会导致不同的结果,从而潜在地对研究结果带来混淆[16]。

建构主义的观点

建构主义者认为学习是基于经验的,从经验中学习者建构了意义和理解[9]。建构主义借鉴了实践的反思,以及通过反思和评估过去的经验来进行学习的潜能等概念。Schon[17]在强调专业学习中反思的重要性方面很有影响力。Mezirow 的转化性学习理论关注经验和评判性反思的概念[18]。根据 Mezirow 的理论,信念、态度和行为的改变需要对经验进行评判性的反思,从而来转变个体的观点。Schon 也提倡由年资高的专业人员辅导新的学习[17]。Benner 认为临床实践经验对于评判性思维能力和反思性实践的发展至关重要[19]。提供反思性实践,反思性记录,信息评估例如质量报告和危机事件的情况说明等机会,这些都反映了建构主义理论的应用。此外,可利用导师项目培训学习者和激发反思性实践。

人本主义的观点

人本主义者认为,学习是成长的一项功能,人类可以控制自己的未来,将积极努力改进,拥有无限的学习潜能[9]。人本主义关注通过经验去学习,强调自主和个体责任的重要性,以达到完善[9]。Benner 的研究关注直觉-人本主义范式[20]和借鉴 Dreyfus 的技能获取模型来了解护士的学习方式[19]。根据这一模型,学习者会经历五个阶段:初学者、高级新手、胜任者、精通者、专家。Benner 认为初学者达到专家水平是随时间不断积累的结果,是坚实知识基础和大量实践经验结合的结果。

表 4.3.1　成人学习理论的原则

成人是自我导向的—他们决定自己想学的内容
成人已经有了一系列的经验和知识。当旧知识可以与新知识整合,学习会变得更有意义
成人是以目标为导向的——在某种情况下需要某种知识将激发学习的主动性
成人是相关性导向的——学习的新知识要与实践相关
成人关注获取实践知识——他们需要知道新知识是可用的和有益的
成人希望得到尊重

来源:Lerb 1991[32]

　　在人本主义的理论中,成人学习理论是一种主流观点。Knowles[21, 22]引入了术语成人教育学用于描述成人学习,并提出了一些常被引用的成人学习的原则(表 4.3.1)。这些原则可用于指导成人教育干预措施的制定,也对卫生专业人员的教育产生了巨大的影响[8, 23]。成人学习理论建立在下列前提的基础之上:成人已经获取了一系列的生活经验和知识,成人对学习与需求直接相关的知识更有动力,成人在学习方式上是以自我为导向的。这一方法与以往教育方法的不同之处在于以往教育是以教师为中心的,学习被视为一项被动的过程,学习者是接受指导者[9]。

　　根据 Knowles[21, 22],成人是以目标为导向的,他们想知道一项教育课程如何帮助他们达成目标。为了满足这一需求,在任何教育课程开始时,教师应告知学生明确的目标,学生知晓目标并对本部分内容有现实的期待[7, 22]。成人对现实中实用性问题的兴趣大于对抽象或概念性问题的兴趣[8]。另外,成人学习者愿意将新知识与旧知识整合起来。因此,学习活动应该考虑到不同的知识水平,提供学习者将旧知识与新知识整合的机会。此外,成人学习者希望新知识与现实情况有相关性,并且可以容易地转移到他们的实践中。基于成人学习者自我导向的前提,他们应该被允许在指导者的帮助下发现新知识。学习的氛围应该有利于互动,有利于学习者产生新观点[2]。及时的、定期的、建设性的提出反馈对于成功的学习和技能掌握很重要[7]。

成人学习理论的原则可用于教育干预措施的设计，以最大限度地提高健康照护方面的知识转化。具体来说，教育干预措施应该包括评估卫生专业人员的学习需求，确认他们与主题有关的现有的知识[7]，提供与卫生专业人员实践相关和有意义的明确目标，使用创新性的方法或活动，使卫生专业人员参与到他们的学习过程。干预措施包括自我导向学习、小组作业、集体讨论、解决问题、个案学习、实践、基于计算机的模块和模拟、学术详述和参观交流，这些在第 3.4d 章已经讨论过。应将正式的反馈环节考虑到干预措施的设计中。在适当的时候也要提供使用非正式反馈的机会。

社会学习的观点

社会学习理论者关注学习是如何通过社会和环境的互动发生的[9]。根据社会学习理论，学习源自于对其他人行为的观察和其他人行动的结果[24]。社会学习理论借鉴行为主义、认知主义和人本主义理论的元素，将经验、动机、自我导向、目标设定和观察他人视为学习的重要方面[3]。角色示范适当的行为已被社会学习理论者确认为促进学习的重要机制[3]。此外，通过社会互动促进学习的导师示范制深深地植根于社会学习理论的基础上[9]。

教育理论和干预措施的证据

虽然教育理论的理论基础深厚，但其证据基础却有限[2]。试图验证这些理论的理论假设的研究受方法局限性、实践和伦理问题的阻碍[2]。即使承认了这些局限性，研究者们也会对使用理论指导教育干预措施的设计继续展开激烈的争论，并为检验教育理论的理论假设展开持续研究提出建议[2]。

在影响知识应用方面已经开展了关于教育理论有效性的众多研究[25, 26]。成人教育的研究成果已经证实了传统被动的、无交互式的教学方法对于卫生专业人员的作用最小，对临床结局没有明显的影响[2, 27]。一项系统综述表明，说教式的教学、分发复印材料，这些在医生教育中使用得最多的方法在改变医生行为上效果是最差的。然而，正如第 3.4d 章所述，支持教育干预措施有效的证据，包括互动教育课程[29]、学术详述[28, 30]和参观交流[25, 28-31]，在卫生专业人员的行为和患者结局方面的确存在。在检验成人教育有效性的研究中，某些因素被证实在改进医生表现方面是有效的[27]，这些因素包括学习需求的基线评估，学习者之间社会互动的促进，提供练习新习得技能的机会以及纳入一系列多层面的教育干预措施。虽然有证据表明教育干预措施可以影响知识的采纳,但看上去仅有这些教育干预措施可能是不够的。

研究展望

　　未来检测教育干预措施有效性的研究应关注普遍性,以教育理论为基础,精心设计,严格执行,避免方法学上的局限比如分析单位误差。这样的研究需要测试和证实教育理论的假设以及确定干预措施的有效性。研究报告应该包括对干预措施详细具体的描述,以及在采取对照的情况下对照组(如果有的话)接受教育的详细描述。这种描述将使例如基于问题的学习的干预措施能够进行系统评价,来控制不同的实施模式和过程。Hung[16] 推荐这种描述包括:①学习需求的解决②学生的特点;③采用的基于问题的学习模式;④选择该模式的理由;⑤学习结局的测量;⑥采用的评价方式。此外,对研究所处的情境进行详细描述,有利于评价研究结论的普遍性。最后,详细的经济评估将有利于决策者在干预措施的适用性和可行性上作出明智的决定。

小结

　　当理论相关的教育干预措施适应个人的学习风格和需求,与学习者的技能相匹配,与实践和以问题和目标为导向相关时,当他们可以使新知识与现有的知识和经验进行融合时,它们可用于促进研究的应用。教育干预措施应该在合作和尊重的氛围中得以执行,使用旨在完成教学目标的方法,允许主动参与和自主学习,并解决关键的学习领域。验证教育理论假设的研究受到方法学的限制。然而,支持某些干预措施在促进知识转化上的证据是有希望的,可用于指导这些干预措施的设计、实施和评价。

(陈 梅 田君叶 译)

参考文献

1. Laidley TL, Braddock III CH. Role of adult learning theory in evaluating and designing strategies for teaching residents in ambulatory settings. *Adv Health Sci Educ* 2000; **5**: 43–54.
2. Stuart GW, Tondora J, Hoge MA. Evidence-based teaching practice: Implications for behavioral health. *Admin Pol Mental Health* 2004; **32**(2): 107–30.

3. Mann KV. The role of educational theory in continuing medical education: has it helped us? *J Cont Educ Health Prof* 2004; **24**: S22–S30.

4. Krathwohl DR, Bloom BS, Masia BB. *Taxonomy of educational objectives: the classification of educational goals. Handbook II: affective domain*. New York: David McKay, 1969.

5. Grol RPTM, Bosch MC, Hulscher MEJL, Eccles MP, Wensing M. Planning and studying improvement in patient care: the use of theoretical perspectives. *Milbank Quarterly* 2007; **85**(1): 93–138.

6. Lewis AP, Bolden KJ. General practitioners and their learning styles. *J R Coll Gen Pract* 1989; **39**: 187–99.

7. Collins J. Education techniques for lifelong learning. *RadioGraphics* 2004; **24**: 1483–9.

8. Grol R, Wensing M, Hulscher M, Eccles MP. Theories on implementation of change in healthcare. In Grol R, Wensing M, Eccles MP (eds), *Improving patient care the implementation of change in clinical practice*. London: Elsevier, 2005.

9. Merriam SB, Caffarella RS. *Learning in adulthood*, 2nd edn. San Francisco: Jossey-Bass Publishers, 1999.

10. Koh GC-H, Khoo HE, Wong ML, Koh D. The effects of problem-based learning during medical school on physician competency: a systematic review. *Can Med Assoc J* 2008; **178**(1): 34–41.

11. Neville AJ. Problem-based learning and medical education forty years on. A review of its effects on knowledge and clinical performance. *Med Prin Pract* 2009; **18**: 1–9.

12. Hartling L, Spooner C, Tjosvold LT, Oswald A. Problem-based learning in pre-clinical medical education: 22 years of outcome research. *Med Teach* 2010; **32**: 28–35.

13. Schmidt HG, van der Molen HT, te Winkel WWR. Constructivist, problem-based learning does work: a meta-analysis of curricular comparisons involving a single medical school. *Educ Psychol* 2009; **44**(4): 227–49.

14. Polyzois I, Claffey N, Mattheos N. Problem-based learning in academic health education: a systematic literature review. *Eur J Dent Educ* 2010; **14**: 55–64.

15. Colliver JA. Effectiveness of problem-based learning curricula: Research and theory. *Acad Med* 2000; **75**(3): 259–66.

16. Hung W. Theory to reality: a few issues in implementing problem-based learning. *Educ Technol Res Dev* 2011; **59**: 529–52.

17. Schon D. *The reflective practitioner: how professionals think in action*. London: Temple Smith, 1983.

18. Mezirow J. *Transformative dimensions of adult learning*. San Francisco: Jossey-Bass, 1991.

19. Benner P. *From novice to expert*. Menlo Park: Addison-Wesley Publishing, 1984.

20. Thompson C. A conceptual treadmill: the need for 'middle ground' in clinical decision making theory in nursing. *J Adv Nurs* 1999; **30**(5): 1222–9.

21. Knowles MS. *The modern practice of adult education: andragogy versus pedagogy*. New York: Association Press, 1970.

22. Knowles MS. *The modern practice of adult education*, revd edn Chicago: Association Press/Follett, 1980.

23. Fox RD, Bennett NL. Learning and change: implications for continuing medical education. *Br Med J* 1998; **316**(7129): 466–8.

24. Bandura A. *Social learning theory*. New York: General Learning Press, 1977.

25. Grimshaw JM, Thomas RE, MacLennan G, Fraser C, Ramsay CR, Vale L, *et al.* Effectiveness and efficiency of guideline dissemination and implementation strategies. *Health Technol Assess* 2004 Feb; **8**(6): iii–iv, 1–72.
26. Gilbody S, Whitty P, Grimshaw J, Thomas R. Educational and organizational interventions to improve the management of depression in primary care: a systematic review. *J Am Med Assoc* 2003; **289**: 3145–51.
27. Mazmanian PE, Davis DA. Continuing medical education and the physician as a learner. Guide to the evidence. *J Am Med Assoc* 2002; **288**(9): 1057–60.
28. Bloom BS. Effects of continuing medical education on improving physician clinical care and patient health: A review of systematic reviews. *Int J Technol Assess* 2005; **21**(3): 380–5.
29. O'Brien MA, Freemantle N, Oxman AD, Wolf F, Davis DA, Herrin J. Continuing education meetings and workshops: effects of professional practice and health care outcomes. *Cochrane Database Syst Rev* 2001; cd003030. Review. Update in *Cochrane Database Systematic Reviews* 2009; (2): CD003030.
30. O'Brien MA, Rogers S, Jamtvedt G, Oxman AD, Odgaard-Jensen J, Kristoffersen DT, *et al.* Educational outreach visits: effects on professional practice and health care outcomes. *Cochrane Database of Syst Rev* 2007 (Issue 4). Art. No.: CD000409. DOI: 10.1002/14651858.CD000409.pub2.
31. NHS Centre for Reviews and Dissemination. Effective health care: getting evidence into practice. *Bulletin on the Effectiveness of Health Service Interventions for Decision Makers* 1999; **5**(5): 1–16.
32. Leib S.Principles of adult learning. Vision, 1991, http://www.ibsa.org.au/Portals/ibsa.org.au/docs/Resources/TAE%20VGC%20VGD%20LLN%20Resources/Readings%20Folder/Lieb%20PRINCIPLES%20OF%20ADULT%20LEARN-ING%20.doc. Accessed September 2012.

第 4.4 章　组织理论

Jean-Louis Denis and Pascale Lehoux

学习要点

- 关于知识应用的组织视角关注于丰富组织背景。
- 能力、过程和编纂这三个概念是知识应用的组织视角的核心。
- 知识应用的具体策略可从上述三个概念的每一个中衍生而来。
- 组织中的知识管理可基于上述三个知识概念的整合。

　　本章的主要目的在于介绍健康照护组织和系统中知识应用的组织视角。从组织的视角来看，意味着我们正在审视组织发展和培育知识和系统能力，用以改进知识的应用，从而最终促进他们的表现、适应和变革[1,2]。一般而言，组织视角强调接受能力的概念，它包括组织参与者的学习和他们创造、共同产生知识的参与过程[3]。组织是能够提升知识创造和使用的资源。

　　组织可以制定策略以促进知识应用的观点建立在学习型组织大量的学术工作[1,4,5]和循证管理的基础上[6,7]。虽然捕获知识、将知识应用于实践、从经验中学习的能力取决于个人的行为、才能和智力，但知识应用的组织视角强调组织可采取步骤来促进决策、执行和产生知识三者之间的紧密联系。总的来说，我们认为在健康照护组织和系统中，提高研究证据使用的策略的净影响取决于组织环境的丰富性。近来一项关于组织和政策领域中知识交换过程的研究[8]支持了这一假设，研究强调了制度上的激励和社会结构在促进知识应用方面扮演着重要角色。

健康照护组织和系统中知识应用的问题

　　健康照护组织传统上一直被定义为有专业性质的官僚机构[9]，其工作过程由高素质的专家掌控，而管理者和后勤服务人员在某种程度上是为专家服务的。通过授予组织操作核心的专家自主权,保证了最新知识的流动性。它也通过临床核心内及其周围的受过良好训练的专业人士的互动,使复杂的问题得以解决。然而,自主和高素质的专业人员的实践既不能保证医疗的质量和安全,也不能保证最新知识和技术的采用或更新[10, 11]。如果上述事情可以得到保证的话,如何建立更有证据基础的健康照护系统、组织和临床实践的关注也就不会成为一个问题了。

从组织视角上看,专家型组织在知识应用上有时候会表现不佳。组织视角假定了三项互相关联的原则:

- 专家和知识不能被分离,实际上,它们是互相赋能的关系。
- 知识应用是一种过程现象,凭借着内部和外部知识的循环以巩固组织。
- 编码的知识在可持续的组织变化中扮演了关键角色。

我们在讨论这三个关键概念时借鉴了上述原则,阐明了组织视角在知识应用上的潜力。第一个概念强调组织和系统特点可以培育知识的应用。第二个概念强调知识应用中的组织过程。最后一个概念审视了利用编码的知识来改进绩效。上述三个概念反映了在基于研究的证据和组织的实践之间寻求一致,在就地学习的需求和为提升质量和绩效进行的调整之间寻求一致性的恒定张力。

知识应用的关键概念

知识作为能力

理解知识作为能力要求我们意识到有形资产和无形资产,它们在一个组织的主要业务和服务上可提升知识的整合度[1, 12, 13]。能力可以激发对知识的注意和使用的特性。当知识是内生的,挑战意味着确保知识向其他组织单元扩散。例如,如果某一临床项目的领导者研究出了改进多学科小组运行的方法,应建立流程确保部门间知识分享和变革的传播。如果知识是外生性的,挑战意味着迅速地捕获知识并将其转化为组织内的创新实践和(或)服务。关于上述挑战的经典事例是一个组织有能力消化和适应新的实践和临床指南。事实上,内生和外生知识来源之间通过不明确的方式结合在一起。

多项研究已为我们奠定了一个坚实的概念起点,它可用于确定影响知识应用的重要的组织能力[3, 19-22]。根据这些研究,以增加绩效压力(比如标杆管理)和关于获取科学知识的开放政策(比如科学出版物的低成本、实用性和有力的传播政策)为形式的竞争增加了组织使用新知识的压力[14]。

如果结构、策略和文化有某些特点的话，一个组织可以提高自己管理知识的能力。在结构上，利用决策自主性和灵活性等有机特性的组织能更好地去准备获取和管理知识[15]。有机特性强调分权决策和为新发问题提供定制解决方案的权威[1]。这些组织类型的权力下放，类似于 Adler and Borys[16] 提及的授权的官僚机构，与利用知识来改善绩效的明确策略相结合。在这样的组织里，激励系统例如团队奖励促进了团队凝聚力和表现力。在文化方面，只要组织处于监督、促进承诺和绩效的位置之中，人们就会认为高水平的专业自主权是令人满意的和可行的[1, 17]。权力下放通过给予负责解决难题的人员以较大的自主权，从而促进知识情境化[18]。在这些类型的组织中，一些资源被用于支持变革项目和覆盖试验的风险。支持知识应用可能还需要发展新的组织形式，如网络[19-21]。网络可以在知识源和实践场所中扮演中介的角色，为经验共享提供空间和促进知识的循环[22]。个人能力和新的专业角色比如嵌入到网络中的知识经纪人，涉及的执行者和组织的地位将对知识应用的组织形式产生影响[23]。

除了组织结构的类型外，基于研究的证据必须是通过各种技术支持可获得的，从而促使其在日常实践中的应用。实施新的角色如知识经纪人[24]也是组织能力池的一部分，虽然在第3.4章已经说明了，但在支持使用的证据上比较有限。

知识作为能力这一概念认为，如果组织管理分散结构的自主权和激发专业人员改进工作表现的需求之间的紧张关系，组织将在知识管理上表现出色[1, 15]。只要专家和其他工作人员拥有获取新的知识来源的资源，并制定本土化或定制的策略来实现知识转化，这种紧张就是建设性的。知识作为能力也要求组织必须容忍风险，接受并不是所有源自于知识整合或传播的举措将会成为真正的创新，并且必定会以积极的方式影响绩效。组织机制比如系统地评价用于确认和选择有前途的创新和来源于新知识的实践，这都是有效的知识管理策略的关键组成部分[25]。

知识作为过程

虽然对能力的关注强调了组织用于促进知识应用的资源、计划和规范，而知识作为过程将过程看成知识的可接受性和潜能力。从潜在使用者的观点来看，知识被认为是一种创新。支持组织网络中知识构建和传播的社会过程被认为决定了知识应用的水平。从过程的角度看，知识是一个动态的、模糊不清的实体，其特点是边界不固定[26]。知识得以应用是因为它在相关的个体和组织的网络中被转换[27]。相应的，情境并非某种给人的东西而是由日常互动产生的社会建构或者现象[28]。

　　科学证据在传播临床 - 管理创新中的角色提供了知识作为过程的较好实例 [29, 30]。使用案例研究的方法，通过访谈关键知情人和对传播过程中二手资料的分析，本研究追踪了在临床和组织环境中创新知识的传播。在研究的四种创新知识中，作者都确认了硬性的核心证据（硬性证据就是不受争议的证据），还确认了每个创新知识的软性外围（软性外围是一种更可协商的创新边界的空间，可信的科学证据的概念不确定性，创新的成本 - 效益的评价更有争议）。例如，Denis 及其同事研究了主动社区治疗（assertive community treatment，ACT）的案例，ACT 是一种为严重精神疾病的患者提供服务的模式。这一创新被利益相关者在利益的科学论证的价值和可信性方面进行了各种评估。社区卫生组织寻求在患者自主权方面提供更大价值的替代方法，在某种程度上他们也不愿意采用一种控制患者日常生活的标准方法。ACT 需要在工作的组织、计划安排和人员配备上进行调整。Denis 及其同事发现，干预措施收益和损失的评估受推广人员、患者代表（比如社区群体）和工作人员的影响。ACT 的传播像是围绕创新方法发展起来的网络种类和将反对者转化为支持者或推动者的能力。在另一个类似的创新技术中，Denis 及其同事研究了通过腹腔镜手术进行胆囊切除术。他们发现这一手术方法通过医生和患者的网络得到了迅速的扩散。对医生来说，腹腔镜胆囊切除术是与不断增长的市场需求保持同步的唯一方法。不学习新术式，医生将面临着从本领域被逐出或失去重要位置的危机。对患者来说，快速恢复、创口小的允诺将他们转变为支持者，但术式的快速传播和适应证范围的扩大会带来风险。ACT 和腹腔镜手术的例子表明一个复杂的互动网络和意义系统决定了什么被认为是知识和人们赋予创新的可信性。从知识的过程角度来看，上述两个事例说明了这样一个事实：知识应用是知识的定制或调整，以适应组织多元化的情境。

　　Lehoux 及其同事对健康照护领域的技术进行了社会学分析 [31, 32]，揭示了知识作为过程另外一方面的重要概念。在关于技术传播的研究中，Lehoux 强调了标准的设想在这些技术的可接受度的塑造和水平上的作用 [33]。这样的设想，比如现代健康照护系统所需要的各种创新观念，通常是不言而喻的，但却决定了人们和组织如何看待新知识。规范性的预期也内嵌在健康领域的政治经济学中，其中某些技术，比如适合初级健康照护的低成本的移动式放射设备 [34]，比其他设备被传播和采用的机会要小一些。

　　知识是一种社会建构，有时候超越专业和临床边界，有时候又被其所限制 [35]。参与认知论对话的人们对有效和有用的知识的形式发展出各种定义。在这样的情况下，当多数人（包括所有的利益相关者或知识使用者）和组织之间出现融合时，知识就会被应用。值得指出的是，相关的行动者促进某种知识以获得权力和维持他们的兴趣,适应的过程并不能完全被纯粹的政治考虑所确认。从过程的角度来看,当知识提高了个人的问题解决能力时,当知识提高了个人对工作环境和日常实践的自我控制感时[4],当知识反映了一项创新应该做什么的规范性的偏好时,它就会被应用。

Wenger 在实践社团的工作[36]为在网络环境下思考知识应用提供了基础。根据 Wenger 的观点,发展实践社团围绕三个关键组分:身份、问题分享和手工制品的开发。由于其具有有机的和情境的性质,实践社团在形式上连接了社会动态和学习,这种形式保持了组织内和组织间转化和分配知识过程的潜能。然而必须注意到,实践社团的学习过程受到植根于组织或社会环境的管理结构和规范框架的限制。

健康照护领域的知识转化

知识作为过程的观点表明,组织应该超越正式能力的实施,比如计划、激励和知识的可及性和可用性。相反,组织应该设计社会过程、学习和知识应用相协调的干预手段[37-39]。知识作为过程这一观点表明,基于研究的证据的应用取决于组织内的人们对一系列问题达成一致意见的能力和在不可避免的争议之下仍保持合作和沟通的能力。

知识作为规范

Polanyi 对隐性知识和显性知识(嵌入到规范的知识)做出了经典的区分[40]。知识作为规范指的是知识嵌入在正式、可见的规范和技术之中。在健康照护组织中,嵌入到规范的知识包括临床实践指南、质量指标、绩效管理系统、信息化系统和电子病历。

当前关于临床管理的研究强调用于提高组织和临床绩效的嵌入到规范的知识的重要性[41,42]。在健康照护组织中,嵌入到规范的知识的发展通常与寻求增加问责制和打开资源使用的黑箱的需求相关。当嵌入到规范的知识随着技术能力的共同进步时,它同样在健康照护组织和系统的管理中发挥日益增长的作用。例如,加拿大卫生信息研究院(Canadian Institute for Health Information,CIHI)致力于在加拿大健康照护系统的管理下提高嵌入到规范的知识的应用。英国的组织比如国家卫生与临床技术优化研究所(NICE)和英国国民医疗保健制度(NHS)的创新和改进研究所都在推动嵌入到规范的知识的应用,其目的在于影响卫生决策者和专家的行为。在美国,退伍军人管理局信息系统的重建的枢纽作用进一步展现了嵌入到规范的知识在提高临床绩效上的潜力[43]。

关于知识应用的组织视角认为用于健康照护组织管理的嵌入到规范

的知识的扩展有潜力,也有局限性。潜力在于通过提供关于支持组织改进工作的过程和结局的信息,来诱导满足需要的变化的可能性。关于健康照护组织改进和绩效的研究倾向于强调可嵌入到规范的知识这一积极的一面。

　　然而,组织视角强调要注意可嵌入到规范的知识的局限性。局限性在于可嵌入到规范的知识系统可以刺激不良的动态。这些信息系统中充满着各种用于对行为和绩效进行简要评价的指标。为遵守嵌入式期望而开发的游戏就是这种结果的经典例子。一项关于健康照护领域内的绩效公众报告的效益的研究表明,为了从系统获得最大化效益,提供者认为在这种情况下遵从医疗标准的压力应得到解决[44]。第3.4章也讨论过类似的情况,基于绩效措施的经济干预手段可导致系统的博弈。

　　其他局限性(风险)见于当这些系统用于评估临床质量和服务绩效时存在的潜在不足。例如,在一个离散的时间点评价医院的服务质量与在超越单一组织边界的一个完整的护理时间段来评价医院的临床质量存在差别。质量或绩效评价系统或许会提供一个关于活动和责任的简化视图,而不考虑重要的活动片段或维度。另外,嵌入到规范的知识系统可以具有自身的生命力,因此,降低了个人的能力以及他们作出调整或采取更可取的行动的能力。最新的一项研究报告了以经验主义的方法使用指标重建健康照护系统和关闭设施的现象[45]。研究者发现政策制定者使用一套有局限性的指标确定需要关闭的医院。虽然多数情况下指标系统支持的决策是合理的,但在一家医院的情况下,不清晰的是决策考虑了组织的作用和其活力。尽管存在着缺点,决策者并没能调整他们关闭医院的决定,从而受指标系统所限。公开的承认系统的局限性将会削弱指标的合理性,最终削弱整个重建项目的决策过程的合理性。

　　引用这个有争议的决策事例,我们并不是要贬低可嵌入规范的知识系统的潜力。相反,我们建议如果关注于开发这些实施工具(关注非计划的结果)的组织的动态变化。使用这样的系统将会更加受益。虽然问责制的问题很重要而且可能是不可避免的,但是关于组织治理的研究[46]表明存在于不同个体和组织之间的责任关系在一个有争议性的框架中被开发,这一框架中人们争辩他们行为和成绩的质量和适当性。在这样的过程中,可嵌入到规范的知识与倾向争论和审议的系统和行为相结合,强调持续改善而不是过分强调控制。这一情况与最新的关于护理安全的研究一致,该研究推动了一种学习的文化的需求而不是责备的文化[47]。

研究展望

从关于知识应用的组织视角来看,未来的研究应该关注将可嵌入到规范的知识转化为学习机会和工作改进的特殊属性和动态。人们有紧迫的需求,希望更好地理解正式的知识系统和更有机的过程之间的关系,也希望这两种方式有助于提升健康照护组织的绩效。我们还必须更加关注某些可能对学习和改进起作用的组织资产(比如技术,新的组织角色比如知识经纪人)。最后,关于新的组织形式比如网络如何协助知识交换,关于如何激励在不同组织形式和健康照护系统之间建立网络以增进互相学习,仍有许多需要研究的地方。

小结

组织视角有助于理解阻碍或促进基于研究的证据的应用的因素和过程,以增强决策和实践。组织视角建立在三种关键的知识概念上:能力、过程和嵌入规范。在健康照护组织和系统中,每个概念在促进知识或研究证据的使用上体现了不同的策略。

知识作为能力强调组织结构和资源在支持行动者尝试使用知识上的潜力。与此同时,知识作为过程强调在知识应用上的灵活性,强调将知识情境化以适应本土环境和变化的需求。因此,实验和可行性是成功的关键。知识作为规范关注管理健康照护组织的复杂信息系统的潜力,这种方法在当人们面对可以从工具中提取的信息时是最受益的。理想状态下,不应以牺牲学习的代价来寻求增强的责任感。

(陈 梅 田君叶 译)

参考文献

1. Quinn JB, Anderson P, Finkelstein S. Managing professional intellect: making the most of the best. *Harv Bus Rev.* 1996; **74**(2): 71–80.
2. Quinn JB. *Intelligent enterprise: a knowledge and service based paradigm for industry.* New York: Free Press, 1992.
3. Greenhalgh T, Robert G, Bate P, Kyriakidou O, Macfarlane F, Peacock R. *How to spread good ideas: a systematic review of the literature on diffusion, dissemination and sustainability of innovations in health service delivery and organisation.* Report for the National Co-ordinating Centre for NHS Service Delivery and Organisation. London: NCCSDO, 2004.
4. Schön DA. *The reflective practitioner: how professionals think in action.* New

York: Basic Books, 1983.

5. Nonaka I. A dynamic theory of organizational knowledge creation. *Organization Science* 1994; **5**(1): 14–37.

6. Rousseau DM. Is there such a thing as "evidence-based management"? *Acad Manage Rev.* 2006; **31**(2): 256–69.

7. Denis JL, Lomas J, Stipich N. Creating receptor capacity for research in the health system: The Executive Training for Research Application (EXTRA) program in Canada. *J Health Serv Res Policy* 2008; **13** Suppl 1: 1–7.

8. Controdriopoulos D, Lemire M, Denis JL, Tremblay É. Knowledge exchange processes in organizations and policy arenas: a narrative systematic review of the literature. *Milbank Quarterly* 2010; **88**(4): 444–83.

9. Mintzberg H. *The structure of organizations.* Englewood Cliffs: Prentice Hall, 1979.

10. Baker R, Norton P. La sécurité des patients et les erreurs médicales dans le système de santé canadien: Un examen et une analyse systématiques des principales initiatives prises dans le monde. Health Canada, Ottawa, 2002, www.hs-sc.gc.ca/hcs-sss/pubs/care-soins/2002-patient-securit-rev-exam/index_f.html. Accessed September 2012.

11. McGlynn EA, Asch SM, Adams J, *et al.* The quality of health care delivered to adults in the United States. *NEJM* 2003; **348**(26): 2635–45.

12. Cohen WM, Levinthal DA. Absorptive capacity: a new perspective on learning and innovation. *Adm Sci Q.* 1990; **35**(1): 128–52.

13. Barney J. Firm resources and sustained competitive advantage. *J Manage.* 1991; **17**(1): 99–120.

14. Cummings J. *Knowledge sharing: a review of the literature.* Washington, DC: World Bank Operations Evaluation Department, 2003.

15. Burns T, Stalker GM. *The management of innovation.* London: Tavistock, 1961.

16. Adler PS. Borys B. Two types of bureaucracy: enabling and coercitive. *Adm Sci Q.* 1996; **41**(1): 61–89.

17. Brunsson N, Sahlin-Andersson K. Constructing organizations: the example of public sector reform. *Organization Studies.* 2000; **21**(4): 721–46.

18. Champagne F, Lemieux-Charles L, McGuire W. Introduction: towards a broader understanding of the use of knowledge and evidence (pp. 3–17). In Lemieux-Charles L, Champagne F (eds), *Using knowledge and evidence in health care.* Toronto: University of Toronto Press, 2004.

19. Rangachari P. Knowledge sharing networks related to hospital quality measurement and reporting. *Health Care Management Review* 2008; **33**(3): 253–63.

20. Becker F. Organizational ecology and knowledge networks. *California Management Review* 2007; **49**(2): 42.

21. Tagliaventi MR and Mattarelli E. The role of networks of practice, value sharing, and operational proximity in knowledge flows between professional groups. *Human Relations* 2006; **59**(3): 291–319.

22. Bansal P, Bertels S, Ewart T, MacConnachie P, O'Brien J. Bridging the research gap. *Academy of Management Perspectives* 2012; February: 73–88.

23. Shropshire C. The role of interlocking directors and board receptivity in the diffusion of practices. *Academy of Management Review* 2010; **35**(2): 246–64.

24. CHSRF. 2008, http://www.chsrf.ca/brokering/. Accessed September 2012.

25. Langley A. Innovativeness in large public systems. *Optimum* 1997; **27**(2): 21–31.

26. Waddell C, Lavis J, Abelson J, Lomas J, Sheperd C, Bird-Gayson T, *et al.* Research use in children's mental health policy in Canada: maintaining vigilance

amid ambiguity. *Soc Science Med.* 2005; **61**(8): 1649–57.

27. Latour B. *La science en action: introduction à la sociologie des sciences.* Paris: Gallimard, 1989.

28. Dopson S. A view from organization studies. *Nurs Res* 2007; **56** (4, Suppl 1): S72–7.

29. Denis JL, Hébert Y, Langley A, Trottier LH, Lozeau D. Explaining diffusion patterns for complex health care innovations. *Health Care Manage Rev.* 2002; **27**(3): 60–73.

30. Langley A, Denis, JL. Beyond evidence: the micropolitics of improvement. *BMJ Quality and Safety* 2011; **20** (suppl 1): 143–6.

31. Lehoux P, Denis J-L, Rock M, Tailliez S, Hivon M. How do medical specialists appraise three controversial health innovations? Scientific, clinical and social arguments. *Sociology of Health & Illness* 2009; **32**(1): 1–17.

32. Lehoux P, Daudelin G, Denis JL, Miller F. Scientists and policymakers at work: listening to epistemic conversations in a genetics science network. *Science and Public Policy* 2008; **35**(3): 207–20.

33. Campbell JL. Ideas, politics, and public policy. *Annual Rev Soc.* 2002; **28**: 21–38.

34. Christensen, CM, Bohmer R, Kenagy J. Will disruptive innovations cure health care? *Harv Bus Rev.* 2000; **78**(5): 102–12.

35. Lehoux P, Daudelin G, Denis JL, Miller F. Scientists and policymakers at work: Listening to epistemic conversations in a genetics science network. *Science and Public Policy* 2008; **35**(3): 207–20.

36. Wenger E. *Communities of practice: learning, meaning and identity.* Cambridge: Cambridge University Press, 1999.

37. Kothari AR, *et al.* Uncovering tacit knowledge: a pilot study to broaden the concept of knowledge in knowledge translation. *BMC Health Services Research* 2011; **11**: 198.

38. Norman CD and Huerta T. Knowledge transfer & exchange through social networks: building foundations for a community of practice within tobacco control. *Implementation Science: IS* 2006; **1**: 20.

39. Sales AE, Estabrooks CA, Valente TW. (2010). The impact of social networks on knowledge transfer in long-term care facilities: Protocol for a study. *Implementation Science: IS* 2010; **5**: 49.

40. Polanyi M. *The tacit dimension.* London: Routledge & Kegan Paul, 1966.

41. Starey N. What is clinical governance? *Evidence-Based Medicine* 2003; **1** (12)

42. Scally G, Donaldson LJ. Clinical governance and the drive for quality improvement in the NHS in England. *BMJ* 1998; **317**: 61–5.

43. Perlin JB, Kolodner RM, Roswell RH. The Veterans Health Administration: quality, value, accountability, and information as transforming strategies for patient-centered care, *HealthcarePapers* 2005; **5**(4): 10–24.

44. Marshall M, Shekelle PG, Davies HTO, Smith PC. Public reporting on quality in the United States and the United Kingdom. *Health Affairs* 2003; **22**(3): 134–48.

45. Denis JL, Langley A, Rouleau L. The power of numbers in strategizing. *Strategic Organization* 2006; **4**(4): 349–77.

46. Denis JL, Champagne F, Pomey MP, Preval J, Tré G. *An analytical framework for governance of health care organizations.* Report submitted to the Canadian Council on Health Services Accreditation. Ottawa, 2005.

47. Leape LL, BerwicK DM. Safe health care: are we up to it? *BMJ* 2000; **320**(7237): 725–6.

第 4.5 章　质量改进理论

Anne Sales

学习要点

• 质量改进与知识转化有相似之处,但两者又有不同。
• 文献中质量改进与提升患者安全的举措密切相关。
• 质量改进本身,相比知识转化,是更为本土化而非泛化的。
• 质量改进和患者安全的概念框架与知识转化的概念框架有较强的重叠,但是,质量改进与患者安全的理论基础有多坚实,尚不清楚。
• 已经有很多已发表的关于质量改进的文献,包括进行质量改进的方法和质量改进过程与结果的报告。

质量改进的定义

美国医学会(The Institute of Medicine)将护理质量定义为"卫生服务改善个体或群体预期的健康结局以及与现有专业知识一致性的程度"[1]。尽管还有其他关于护理质量的定义,但大部分与此定义一致。因此,质量改进就是致力于提高或改善卫生服务提高预期健康结局的可能性及其与当前专业知识一致的程度。Batalden 和 Davidoff 将质量改进定义为"医务人员、患者及其家庭成员、研究者、投资者、计划者和教育者共同不断的努力,以获取更好的患者健康结局,更佳的服务和更好的专业发展[2]"。质量改进和患者安全的概念联系越来越紧密,两者之间有许多重叠的任务和活动[3]。

质量改进与知识转化研究的关系

质量改进与知识转化的重叠部分在于旨在提升卫生服务与"当前专业知识"一致性的程度。然而,尽管质量改进与知识转化存在一定重叠,质量改进的一些做法可能与上述目标无关,相反,常常是着手于解决影响"改善可能的预期健康结局"程度的因素,或被认为是无效、有害、或与其他高质量护理相关概念相悖的问题,其中包括安全、有效、患者为中心、及时、高效、公平 [1]。所有的这些可能是"预期的健康结局"的一部分,但可能不涉及专业知识或实践活动是否是当前的和有效的。虽然质量改进与知识转化都是为了改进护理服务,但是两者的具体目标不尽相同。

质量改进的框架

Avedis Donabedian 将质量改进模型及建议的历史回溯到了 20 世纪早期 [4]。他提出的理解护理服务质量的影响因素的框架,特别是卫生服务结局,在健康照护质量改进的文献中被广泛应用。他提出卫生服务的结构,包括提供卫生服务的硬件设备,服务的类型(例如重症监护的等级、手术或专业服务的可及性)以及卫生服务的人员配备或人均比率(例如每千人口医生人数)等因素影响服务的过程。服务过程包括特定干预措施,如手术、开药、入院时生命体征监测等 [5]。在 Donabedian 的理论框架中,上述这些因素从不同层面影响卫生服务的结局,尽管框架中强调的是患者层面的卫生服务结局。这些结局包括急诊抢救中患者是否存活,例如心肌梗死后住院,因某种健康状况或问题(如癌症患者进行化疗和放疗)接受卫生服务后的生活质量,以及其他因健康问题和接受卫生服务后的结局。这些结局包括接受卫生服务后的医源性后果或不良反应。值得注意的是,尽管 Donabedian 的代表作是结构 - 过程 - 结果框架,他也详尽阐述了其他几条指导卫生服务质量改进的原则,其中一部分与医学会列出的六大核心原则相似 [6]。除了患者方面的结局,他还关注健康照护系统方面的结局,如成本和效率 [7-9]。

因卫生服务或不良事件造成的不良后果,近年来广受关注。因此,出现了定义卫生服务质量改进的其他框架。这一策略源于制造业,归功于 Joseph Juran 和 W. Edwards Deming,这两位专家都是从事质量改进和发明全面质量管理和持续质量改进过程和策略的质量管理专家 [10]。而将这方法转化到卫生服务领域,要归功于 Donald Berwick。他的转化工作使得质量改进原则应用在美国联合委员会对医院和健康照护机构的认证程序,以及其他司法管辖领域;通过健康照护改进协会(the Institute for Healthcare Improvement, IHI),Berwick 的工作对其他许多国家都产生了深远的影响。持续质量改进框架的核心包括几条原则:使用数据和统计分析来确定和控制过程;使用基准化分析法和相关群体进行比较;运用团队来识别问题、过程和解决方案;使用某种模式的改进过程,通常被描述为一个循环:计划、实施、检查、调整。接下来,重复循环,进一步计划、实施、检查和进一步调整 [11]。这些原则被质量改进协会和其他机构发展为共同参与过程,即几个健康照护机构一起,经过 12-18 个月的共同参与以解决某个特定问题,例如解决手术伤口感染的问题[12-14]。在最近一个项目中,质量改进专家描述了质量改进项目的特点 - 以帮助我们如何确定质量改进项目。他们发现专家的观点中仅有几点是一致的,使得我们很难判断什么时候进行持续质量改进(continuous quality improvement, CQI),何时不能进行持续质量改进[15]。在最近一篇社论中,Berwick 提出了关于尝试质量改进分类的警示[16],质量改进可能更多的是一门艺术而不是科学。尽管存在上述问题,尤其在患者安全质量改进方面,我们仍在不断努力以增加质量改进的理论基础,开发并评估提升我们更好地理解患者安全实践的理论框架[18]。

将对质量改进的评估作为知识转化或进行循证实践的方法

有几篇系统评价提到质量改进过程和技术达到预期卫生服务质量改进目标程度的问题[19-22]。其中部分系统评价试图评估质量改进措施的全局影响,另外一些系统评价关注于质量改进措施的具体实施方法。在给健康照护研究和质量管理局的一系列研究报告中,来自美国斯坦福大学和位于旧金山的加利福尼亚大学的研究团队,针对慢性病管理的质量改进措施,如高血压[19]和 2 型糖尿病[20]的效果进行了评价。后者的综述最近进行了更新[22]。他们发现,质量改进措施包括了各种各样的实践活动,总体来说,质量改进方法的结果在有效性方面上尚不一致。在一篇相关文献中,Shojania 和 Grimshaw 综述了质量改进技术的循证基础,同时发现部分质量改进措施是有问题的,缺乏循证基础,导致结果不一致,并且研究方法同质性差[21]。同样,Øvretveit 及其同事发现质量改进措施的长期可持续性证据相对缺乏,这表明一些质量改进措施缺乏持续的效果,即使它们在短期项目中表现出有效性[14, 23-25]。

这些系统评价中指出了质量改进与知识转化或实施科学的实质性差异。质量改进措施倾向于本土化。问题在地方层面被识别,通常并没有对其他场所或机构推广,尤其在他们的特异性上。此外,质量改进旨在解决即刻问题,以及解决如何及时地向特定患者提供服务的问题。知识转化研究是通过系统的应用研究方法和研究原理来推导概括性的知识,将从一个特定环境中获得的经验应用于另一个环境,或跨越不同场所或机构。

作为知识转化的一种方法,质量改进所关注的问题

在质量改进活动中,患者和卫生服务提供者的伦理审查和保护问题受

到质疑。研究中毫无疑问要进行伦理或保护研究对象的必要性审查,但是,质量改进过程中很少考虑到这一问题,甚至是在使用类似的实践方法和干预措施时,也很少考虑这一问题[26-28]。一些知识转化的形式,尤其在试图实施循证医学或循证护理方面,是否可能与试图参与有意义的质量改进活动相矛盾,这时就会引发关注[29-32]。一方面,在质量改进活动缺乏循证依据时,这些问题就会反复出现[21,33];另一方面,要考虑证据的应用标准[34]。证据引起了当前国际上对患者安全的普遍关注的问题,特别是证据显示在像美国这样的国家中,成千上万与医疗过失有关的患者死亡是可以避免的[35-38];虽然患者安全与质量改进的需求少有争议,但准确并恰当的测量不良事件,是应对这一问题有效和高效的先决条件。其他关注的问题包括如何发现护理质量问题以及专业和个人视角在早期确定问题中的作用[39],以及不同卫生服务专业人员如何评价质量问题的严重性[40,41]。质量改进高度本土化的性质可能会使得这些问题比知识转化研究本身受到更多关注,使其在更广泛的范围内得到大力的推广。

尽管存在着这些问题和警示,质量改进仍然是努力改善患者就医体验的中流砥柱。在质量改进和知识转化研究观点方面有越来越多的融合,证据来自于一些大型的多中心的质量改进措施,包括使用类似于 IHI 倡导的合作的方法,以及其他方法[42-46]。其中部分改进措施正在尝试为 Donabedian 的结构 - 过程 - 结果框架提供证据,支持质量改进措施的理论基础[47]。总之,循证实践、知识转化和质量改进的观点越来越一致,这可能会导致来自健康照护组织和系统的患者和消费者护理服务的改善[48]。

研究展望

鉴于质量改进的性质和目的,是否需要一个关于质量改进的学科还不清楚,虽然有人呼吁发展这样的学科[48,49]。然而,有些领域需要提高质量改进措施的可靠性和有效性,这取决于发展可靠而有效的提高护理质量的方法。这些方法与实施科学或知识转化学科共享,质量改进相关研究和质量改进措施本身,有助于建立广泛的知识和可靠有效的干预措施。一个直到最近才受到关注的重要的方法,是对大量关于质量改进过程和成果的文献进行综合。这是一个长期的研究议程,实质上将有助于改进护理方法方面的知识的提高。近来,我们努力尝试去弥补这种知识的差距,尽管还处在早期的努力阶段[15,50,51]。运用统一的标准来报告质量改进措施和患者安全改进成果[49,53]将对上述努力起到重要作用。

（李 变 刘 瑾 译）

参考文献

1. Institute of Medicine. Committee on Quality of Health Care in America. *Crossing the quality chasm: a new health system for the 21st century*. Washington: National Academy Press, 2001.

2. Batalden PB, Davidoff F: What is "quality improvement" and how can it transform healthcare? *Qual Saf Health Care* 2007; **16**(1): 2–3.

3. Wachter RM, Shojania KG, Markowitz AJ, Smith M, Saint S. Quality grand rounds: the case for patient safety. *Ann Intern Med* 2006; **145**(8): 629–30.

4. Donabedian A. 20 years of research on the quality of medical care, 1964–1984. *Salud Publica Mex* 1988; **30**(2): 202–15.

5. Donabedian A. Monitoring: the eyes and ears of healthcare. *Health Prog* 1988; **69** (9): 38–43.

6. Donabedian A. The seven pillars of quality. *Arch Pathol Lab Med* 1990; **114**(11): 1115–18.

7. Donabedian A. Quality and cost: choices and responsibilities. *J Occup Med* 1990; **32**(12): 1167–72.

8. Donabedian A. Quality, cost, and clinical decisions. *Ann Am Acad Pol Soc Sci* 1983; **468**: 196–204.

9. Donabedian A, Wheeler JR, Wyszewianski L. Quality, cost, and health: an integrative model. *Med Care* 1982; **20**(10): 975–92.

10. Berwick DM. Harvesting knowledge from improvement. *J Am Med Assoc* 1996; **275**(11): 877–8.

11. McLaughlin CP, Kaluzny AD. *Continuous quality improvement in health care: theory, implementation, and applications*. Burlington: Jones and Bartlett Learning, 2006.

12. Marsteller JA, Shortell SM, Lin M, Mendel P, Dell E, Wang S, *et al.* Teamwork and communication: how do teams in quality improvement collaboratives interact? *Joint Commission Journal on Quality and Patient Safety* 2007; **33**(5): 267–76.

13. Cretin S, Shortell SM, Keeler EB. An evaluation of collaborative interventions to improve chronic illness care framework and study design. *Eval Rev* 2004; **28**(1): 28–51.

14. Øvretveit J, Robert G, Shortell S, Wilson T, Bate P, Cleary P, *et al.* Quality collaboratives: Lessons from research. *Quality and Safety in Health Care* 2002; **11** (4): 345–51.

15. O'Neill SM, Hempel S, Lim Y, Danz MS, Foy R, Suttorp MJ, Shekelle PG, Rubenstein LV. Identifying continuous quality improvement publications: what makes an improvement intervention 'CQI'? *BMJ Quality and Safety* 2011; **20** (12): 1011–19.

16. Berwick DM. The question of improvement. *JAMA* 2012; **307**(19): 2093–4.

17. Foy R, Ovretveit J, Shekelle PG, Pronovost PJ, Taylor SL, Dy S, H *et al.* The role of theory in research to develop and evaluate the implementation of patient safety practices. *BMJ Quality and Safety* 2011; **20**(5): 453–9.

18. Dy SM, Taylor SL, Carr LH, Foy R, Pronovost PJ, Ovretveit J, *et al.* A framework for classifying patient safety practices: results from an expert consensus process. *BMJ Qual Saf* 2011; **20**(7): 618–24.

19. Walsh JME, McDonald KM, Shojania KG, Sundaram V, Nayak S, Lewis R,

Owens DK, Goldstein MK. Quality improvement strategies for hypertension management: A systematic review. *Med Care* 2006; **44**(7): 646–57.

20. Shojania KG, Ranji SR, McDonald KM, Grimshaw JM, Sundaram V, Rushakoff RJ, Owens DK. Effects of quality improvement strategies for type 2 diabetes on glycemic control: a meta-regression analysis. *JAMA* 2006; **296**(4): 427–40.

21. Shojania KG, Grimshaw JM. Evidence-based quality improvement: the state of the science. *Health Aff (Millwood)* 2005; **24**(1): 138–50.

22. Tricco AC, Ivers NM, Grimshaw JM, Moher D, Turner L, Galipeau J, *et al.* Effectiveness of quality improvement strategies on the management of diabetes: a systematic review and meta-analysis. *Lancet* 2012; **379**(9833): 2252–61.

23. Øvretveit J, Gustafson D. Evaluation of quality improvement programmes. *Quality and Safety in Health Care* 2002; **11**(3): 270–5.

24. Øvretveit J. Understanding the conditions for improvement: research to discover which context influences affect improvement success. *BMJ Quality and Safety* 2011; **20** (Suppl. 1): i18–i23.

25. Øvretveit J, Staines A. Sustained improvement? Findings from an independent case study of the Jönköping quality program. *Qual Manag Health Care* 2007; **16** (1): 68–83.

26. Cretin S, Keeler EB, Lynn J, Batalden PB, Berwick DM, Bisognano M. Should patients in quality-improvement activities have the same protections as participants in research studies? *JAMA* 2000; **284**(14): 1786; author reply 1787–8.

27. Casarett D, Karlawish JHT, Sugarman J. Determining when quality improvement initiatives should be considered research: Proposed criteria and potential implications. *J Am Med Assoc* 2000; **283**(17): 2275–80.

28. Abbo ED. Promoting free speech in clinical quality improvement research. *Northwestern University Law Review* 2007; **101**(2): 575–91.

29. Glasby J, Walshe K, Harvey G. What counts as 'evidence' in 'evidence-based practice'? *Evidence and Policy* 2007; **3**(3): 325–7.

30. Harvey G. Quality improvement and evidence-based practice: as one or at odds in the effort to promote better health care? *Worldviews on Evidence-Based Nursing* 2005; **2**(2): 52–4.

31. Rycroft-Malone J, Seers K, Titchen A, Harvey G, Kitson A, McCormack B. What counts as evidence in evidence-based practice? *J Adv Nurs* 2004; **47**(1): 81–90.

32. Harvey G, Wensing M. Methods for evaluation of small scale quality improvement projects. *Qual Saf Health Care* 2003; **12**(3): 210–14.

33. Auerbach AD, Landefeld CS, Shojania KG. The tension between needing to improve care and knowing how to do it. *N Engl J Med* 2007; **357**(6): 608–13.

34. Berwick DM: Broadening the view of evidence-based medicine. *Quality and Safety in Health Care* 2005; **14**(5): 315–16.

35. Shojania KG. Deaths due to medical error: Jumbo jets or just small propeller planes? *Quality and Safety in Health Care* 2012.

36. Forster AJ, Shojania KG, Van Walraven C. Improving patient safety: Moving beyond the "hype" of medical errors. *CMAJ* 2005; **173**(8): 893–4.

37. Hogan H, Healey F, Neale G, Thomson R, Vincent C, Black N. Preventable deaths due to problems in care in English acute hospitals: a retrospective case record review study. *BMJ Qual Saf* 2012; **21**(9): 737–45.

38. Hayward RA, Hofer TP: Estimating hospital deaths due to medical errors: Preventability is in the eye of the reviewer. *J Am Med Assoc* 2001; **286**(4): 415–20.

39. Sales A, Lurie N, Moscovice I, Goes J. Is quality in the eye of the beholder? *Jt*

Comm J Qual Improv 1995; **21**(5): 219–25.

40. Sales A, Moscovice I, Lurie N. Measuring seriousness of hospital quality of care issues. *Jt Comm J Qual Improv* 1996; **22**(12): 811–16.

41. Amalberti R, Auroy Y, Berwick D, Barach P. Five system barriers to achieving ultrasafe health care. *Ann Intern Med* 2005; **142**(9): 756–64.

42. Berwick DM, Calkins DR, Joseph McCannon C, Hackbarth AD. The 100 000 lives campaign: Setting a goal and a deadline for improving health care quality. *J Am Med Assoc* 2006; **295**(3): 324–7.

43. Jain M, Miller L, Belt D, King D, Berwick DM. Decline in ICU adverse events, nosocomial infections and cost through a quality improvement initiative focusing on teamwork and culture change. *Qual Saf Health Care* 2006; **15**(4): 235–9.

44. Cohen MG, Roe MT, Mulgund J, Peterson ED, Sonel AF, Menon V, *et al.* Clinical characteristics, process of care, and outcomes of Hispanic patients presenting with non-ST-segment elevation acute coronary syndromes: results from Can Rapid risk stratification of Unstable angina patients Suppress ADverse outcomes with Early implementation of the ACC/AHA Guidelines (CRUSADE). *Am Heart J* 2006; **152**(1): 110–17.

45. Skolnick AH, Alexander KP, Chen AY, Roe MT, Pollack CV, Jr, Ohman EM, *et al.* Characteristics, management, and outcomes of 5,557 patients age > or = 90 years with acute coronary syndromes: results from the CRUSADE Initiative. *J Am Coll Cardiol* 2007; **49**(17): 1790–7.

46. Tricoci P, Peterson ED, Chen AY, Newby LK, Harrington RA, Greenbaum AB, *et al.* Timing of glycoprotein iib/iiia inhibitor use and outcomes among patients with non-st-segment elevation myocardial infarction undergoing percutaneous coronary intervention (results from CRUSADE). *Am J Cardiol* 2007; **99**(10): 1389–93.

47. Peterson ED, Roe MT, Mulgund J, DeLong ER, Lytle BL, Brindis RG, *et al.* Association between hospital process performance and outcomes among patients with acute coronary syndromes. *J Am Med Assoc* 2006; **295**(16): 1912–20.

48. Berwick DM. The science of improvement. *JAMA* 2008; **299**(10): 1182–4.

49. Clancy CM, Berwick DM. The science of safety improvement: learning while doing. *Ann Intern Med* 2011; **154**(10): 699–701.

50. Danz MS, Rubenstein LV, Hempel S, Foy R, Suttorp M, Farmer MM, Shekelle PG: Identifying quality improvement intervention evaluations: is consensus achievable? *Quality and Safety in Health Care* 2010; **19**(4): 279–83.

51. Hempel S, Rubenstein LV, Shanman RM, Foy R, Golder S, Danz M, Shekelle PG. Identifying quality improvement intervention publications: a comparison of electronic search strategies. *Implementation Science* 2011 Aug 1; **6**: 85. doi: 10.1186/1748-5908-6-85.

52. Ogrinc G, Mooney SE, Estrada C, Foster T, Goldmann D, Hall LW, *et al.* The SQUIRE (Standards for QUality Improvement Reporting Excellence) guidelines for quality improvement reporting: Explanation and Elaboration. *Quality and Safety in Health Care* 2008; **17** (Supple 1): i13–i32.

53. Shekelle PG, Pronovost PJ, Wachter RM, Taylor SL, Dy SM, Foy R, *et al.* Advancing the science of patient safety. *Ann Intern Med* 2011; **154**(10): 693–6.

第五篇　知识转化的评价

第5.1章　知识转化措施有效性的评价方法

Onil Bhattacharyya，Leigh Hayden，and Merrick Zwarenstein

学习要点

- （虽然）改变临床实践的措施的证据基础在不断增加，但证据强度仍不够。我们了解一些日常工作中常用的证据转化的措施，但是并不知道何时使用以及如何使用更为恰当。
- 考虑到实施知识转化措施的成本和变量的影响，应对其进行严格地评价。
- 评价，即使是非正式评价，也应在变革理论的指导下进行。变革理论是一些关于如何实现组织变革和行为变化的观点和假设。
- 评价研究需要追求内部效度，即结局指标受某项措施影响的程度。随机对照试验的内部效度最高。
- 非随机试验的内部效度较低，但较易执行。
- 外部效度是指特定研究结果推广到一般实践场所的程度。提升外部效度可通过选择典型对象、场所以及广泛可行的知识转化等措施。
- 应该同时使用质性研究与量性研究来了解具体情境对研究结果的影响，以及措施达到（或者没有达到）效果的机制，从而提高我们对变革理论的认识。

"循证医学应以循证实施为补充。"

Richard Grol

知识转化领域促进了对于循证实践的理解，但是常常出现的情况是，一些未经证实的知识转化措施被用于实践[1,2]。一方面是有急迫需要提高护理质量的压力；另一方面是关于哪些措施可以提高护理质量，以及在何种情境下、如何能够提高护理质量，目前仍没有足够资料给出明确的支持观点。使用表面上"有效的"方法进行干预看似简单诱人[4]，但实际上很多措施并没有效果，甚至有些措施可能是有害的。如果每一项知识转化的措施都经过严格评价，那将有助于我们快速建立可靠的证据基础，并可分辨出在何种情境下，哪些证据是有效的，哪些证据是无效的。本章呼吁应对每一项知识转化措施进行常规地严格评价。

研究的实施通常会在多个层面上进行，目前在于去除对患者的影响，包括护理实践的情境、多学科团队、医疗机构以及当地和国家健康照护系统。目前在概念和方法学上均存在巨大挑战，尤其源于措施效果的论证强度并不大[5]。此外，我们几乎不知道对于一个设定好的情境，什么才是最有效的知识转化的措施，以及如何去运用这些措施[6]。

在考克兰协作网中，在临床医学和健康照护领域中已注册的随机对照试验有 350 000 多项，但仅有不足 1% 随机对照试验中的干预措施（包括知识转化措施）是能够提高健康照护服务[7]。导致这种知识差距的部分原因可能是治疗措施（包括药物、技术、手术等）比提供健康照护服务或优化策略的监管更为严格。提高护理质量可带来的巨大潜在价值促使人们从开发新的治疗措施转变到研究已被证实有效的措施是如何持续实施的方法[8]。考虑到目前证据基础比较薄弱，参与提供和改善健康照护服务的人员都有责任去评估证据的有效性[9]，不仅仅是因为许多措施是无效的，会造成资源浪费[10]，而且因为在实施评价过程中会增长人的知识从而使他人获益。

使用整合型知识转化的方法（见第 1.2 章）有益于评价知识转化措施的有效性，该方法特意让使用评价研究结果的人员参与研究的设计。首先要确保评价问题与使用研究结果的人（管理者、决策者、投资者、供应商等）是相关的，由于知识的使用者了解研究场所的情境，知道希望从研究结果中获得什么，因此要求使用者参与到研究设计中（包括研究场所、研究对象的选择、结局指标的测评）也可让其参与到知识转化措施的选择和修改（如框5.1.1 中所述）。该方法的目的是尽最大可能通过评价为使用者提供相关的、有用的和必需的信息，帮助其做出明智决策。

框 5.1.1

腰背痛实践指南中一项基于理论的干预措施的评价[37]

临床实践指南的目的是将目前能获得的最好的有关疾病状况和治疗方法的科学证据传达给实践者，以提高护理质量和患者结局。然而，众所周知,临床实践指南被采纳得很少。例如,虽然大多数澳大利亚初级保健从业者都知道并且认同腰背痛指南,但是他们中的很多人并没有遵循指南中的推荐意见执行。这项实施研究是一个群组随机对照试验,目的是评价基于理论的干预措施,旨在提升澳大利亚家庭医生对于腰背痛指南的接受程度。随机化在实践层面进行,目的是尽可能降低沾染。为了设计干预措施,研究者与普通实践者进行了一系列的焦点小组访谈,以了解腰背痛指南实施的障碍和促进因素。研究团队将焦点小组访谈得到的数据映射到理论领域,以便理解并促进行为的改变。研究者以结果为依据,制定了干预措施。干预措施是举行旨在解决阻碍和促进指南采纳因素的专题研讨会,包括一系列行为改变技术,因为在焦点小组访谈中,行为改变技术被认为是解决特定的阻碍和促进因素的最好方法。例如,在焦点小组访谈中确定的一个阻碍因素是,大家坚守一份信念,认为遵循指南将会导致患者接受更糟糕的护理服务。为了处理这个问题,研讨会重点关注推荐意见的证据基础和利害平衡。为了评价干预措施的有效性,研究团队将分别在家庭医生层面(将腰背痛患者转诊去做 X 线检查)和患者层面(腰背痛导致的功能障碍)进行结果测量。

加拿大健康研究所发表了一篇关于评价健康照护领域研究的重要综述。这篇综述描述了评价与研究之间的区别,不同类型的评价,以及如何设计和实施评价的步骤[11]。在这一章中,我们将特别关注与知识转化措施最相关的方法学决策与方法。当考虑如何对干预措施的效果进行评价时,首要问题是确定我们感兴趣的是本土化知识还是可泛化的知识。前者是管理者关注的,他们在一个机构中负责提高管理质量,而知识转化研究者对后者更有兴趣,他们在寻找有效的知识转化干预措施。本章将为管理者和研究者回顾几种研究设计,并解释每种设计的利弊。

理论如何指导知识转化干预措施的评价?

知识转化领域的学者认为,知识转化干预措施有限性和多变性的效果很难解释,其部分原因是由于很多干预措施缺乏明确的依据[12]。进一步了解一项干预措施是如何发挥作用的,能够有助于优化研究设计,包括找到更加合适的测量其效果的方法。干预措施的选择应该受行为和组织变革机制或变革理论有关的理念和假设的影响。这里所说的理论是指"一组高度普适、逻辑上相互关联，能解释所关注现象的命题"[13]。变革理论描述了一项促进和维持变革所需的干预措施及其要素之间的因果关系，它可以是正式的（从文献中获取，可能已经经过实证研究的验证，比如计划行为理论），也可以是非正式的（个人理论或者通常奉行的解释）。设计某一个评价时，如果能够基于一个特定的变革理论，可能有助于改善干预效果，因为这有助于实施团队更清晰地认识到他们将要促进什么变革机制，如何更好地影响他们来实现变革[12]。

借助一个理论有助于人们去思考"如何测量和理解行为变化"，促使研究设计者以确定变革的调节变量，探究可能的变革路径，并且选择恰当、可行的测量方法[12]。因此，有理论依据的评价有助于确保测评到想要测的结局，并为研究者提供可能的机制来解释为何措施有效或无效。框 5.1.1 举例说明了理论是如何指导知识转化干预措施和评价的。

现有的资源以及对本土化或普适性知识的需求影响对知识转化干预措施的评价设计。设计评价干预性研究时最重要的目标是内部效度，即在没有偏倚的情况下，观察到的效果能归因于研究干预措施的程度。其次是外部效度、适用性或可推广性，即在一个场所中得出的研究结果能被应用到其他场所的程度[10]。如果一项研究的内部效度较差（干预措施和效应之间的关系未被准确测评出），它的可推广性就无从谈起，因为对效果的估计是不真实的。然而，即使研究结果内部效度高，如果该研究是在一个理想的情境中做的，被选择的干预实施者都是最佳效果的履行者，被选择的患者都是精心选择的，具有更高的依从性，目的是强化干预措施和观察效应之间的关系，那么这项研究结果也可能并不具备广泛的适用性。因此，一个内部效度高的研究结果可能不能被推广到其他场所，甚至可能也不适用于该研究场所中更为典型的干预实施者和患者。下面将首先探讨确保内部效度的研究设计要素，然后是确保外部效度的要素。

如何确保一项研究的内部效度？

一项干预措施看似有效而实则无效，这是有很多原因的。例如，在某个科室实施了一项措施后，护理质量提高了，有可能是因为这项措施确实有效，也有可能是在某段时间内由于外部因素导致护理质量持续提高，如资源增加，或在干预实施的临近时间，有一项国家激励计划启动。举个例子，一家重要的学术型医院，在外科手术方面实施了一项临床路径，比较实施前后住院时间的差异。结果显示，住院时间缩减了 67%；然而，在其他医院同样实施该临床路径，分析住院时间长短，可能得出住院时间无差异或住院时间缩短更多的结果。这种不同很有可能源于外部因素，如因为经济负担而缩短住院时间，并且如果没有考虑控制现场数据，这些来自外部的因素也有可能被忽略[14]。一项干预措施看起来有效而实则无效的另外一个原因是，项目选择的实践者在入组时表现较差，随着时间的推移，当完成研究结果时，回归到正常水平表现。后一种现象被称为"回归平均"，从而解释了为何有些首次测量属于极端变量者（如表现差者），在二次测量时更接近于平均变量。

效果评价研究的目的就是要了解结局的改善是否归因于所研究的干预措施。

干预性研究设计主要包括随机和非随机（或类试验）设计这两类。在随机化设计中，研究者通过控制干预措施的分配来确保试验组和对照组具有可比性。在非随机化设计中，可以设置一个匹配的对照组，或者选择多个时间点，测量试验组在干预措施实施前后的结果，来掌握基本趋势的走向。如果分组由研究者来确定或非随机，则会出现较高的偏倚风险[15]。在本章中，我们将介绍几个随机试验设计的变量和用于干预性研究的三种非随机设计：无对照组的干预前后设计、有对照组的干预前后设计和间歇时间序列设计。此外，还将介绍在观察性研究中采用现代技术调整混杂变量的方法来分析可用队列数据的几种方法：即倾向性匹配队列设计、工具变量设计和多基线设计。

在负责健康照护系统的部分机构内进行随机化研究可能需要灵活性，并且因为随机化研究能提供更加可靠的结果而越来越受到青睐[16,17]。非随机化研究可能在管理上遇到的挑战性更小，而且当随机化不可能实现的时候，非随机化研究是一种更为适当的选择。我们将分别描述每种类型研究中应考虑的设计问题。

随机化设计

随机对照试验（RCT）被认为是评价一项干预措施效果的重要标准[18]。如图 5.1.1 所示，我们可以对个人或自然单位中的整群进行随机化，比如整个家庭成员接受家庭初级健康照护措施或被分配在对照组。随机试验最重要、且独特的优点是对于未知的混杂因素，能够确保试验组和对照组之间的平衡。我们很难了解到所有影响结局的因素，而随机化本身就能确保这些未知因素在组间被平均分配。此外，随机化也能确保影响研究结果的其他因素在组间能够均衡分布。最后，由于它们的统计特性，与非随机研究相比，随机对照试验具有更好的显著性检验和可信区间（即确定被观察到的结果是归因于偶然性而非干预效果的可能性）。

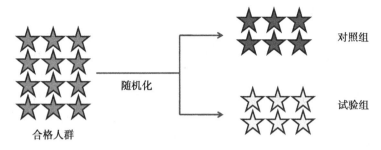

图 5.1.1　随机对照试验的设计

　　在所有的干预性研究设计中,向研究对象隐瞒干预措施直至他们不可逆转地被纳入到研究中,这个方法有助于防止偏倚。虽然与随机化相比相对次要一些,但在主观评价结局指标的研究中,盲法(研究对象不知道他们是否接受干预或作为对照)有助于将偏倚最小化[19]。由于在知识转化研究中,很难做到对干预实施者、患者和结局测评者施盲,应尽可能选择可用客观方法测评的结局指标,以降低这种偏倚(由患者报告的结局指标,如生活质量,显然是个例外)。

　　随机对照试验常常被用于检验药物、设备和手术的效果。然而,鉴于一些原因,他们同样特别适合于对知识转化干预措施进行有效性检验。首先,就像在第 3.4a 章中提到的那样,大多数干预措施结果的有效性都在 10% 左右,因此,将偏倚最小化很重要,因为组间不均衡可能会掩盖效果。其次,我们往往对于专业行为以及行为变化缺乏理论上的理解,所以,在我们尝试去解释知识转化干预措施是如何发挥作用之前,重要的是先确定它确实是有效的(尤其是当处于没有根据地假设干预措施的有效性时)[20]。第三,我们对于可能出现的混杂因素的了解非常有限(通常我们仅仅知道一般考虑的混杂因素,比如措施提供者的年龄、性别和照护组织所带来的影响),因此,如果随机分组的话,各个研究组在基线时就更有可能均衡。

　　尽管随机对照试验具有很多益处,有人认为它过于严格而难以评估复杂的干预措施[21]。这种观点对严格分配、严格定义和监控干预措施带来质疑,这是不必要的。对随机对照试验设计的现代实用主义方法[22,23],允许甚至鼓励干预措施具有现实世界的灵活性,在不牺牲干预措施灵活性的同时,保持对于效果评价的严谨性和可靠性。选择使用随机对照试验来评价一项干预措施的效果就开启了一系列研究设计的选择,包括对照组的数量、随机的单位以及样本量。

对照组数量（研究组）

随机对照试验有多少种可能性设计，取决于研究者想评价多少项干预措施。两组试验（图 5.1.1）是最常见的，如果一项干预措施比正在实施的另一项措施更好的话，研究者可以做出选择。在知识转化研究中，对照组常常是提供常规治疗。多组试验可对不同干预措施进行比较，并且评估不同方法的相对有效性。如果我们想知道两种干预措施是否具有协同性，那么可以使用析因设计，单独将每一项干预措施或者组合干预措施与对照组进行比较（图 5.1.2）。

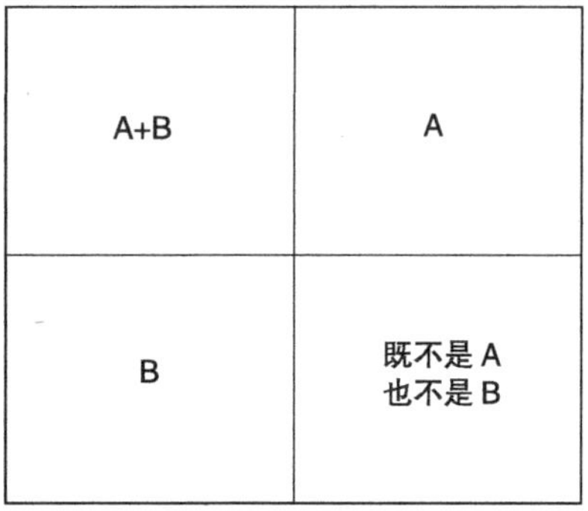

A+B	A
B	既不是 A 也不是 B

图 5.1.2 析因实验设计

随机的单位

在药物试验中，患者通常随机接受试验药物或者安慰剂（或其他治疗方法的对照）。在质量改进研究中，这种方法可能不可行。如果干预措施是护理组织的变化，比如引进电子病历，那么就很难纳入一些患者，而不纳入同一个机构中的其他患者。同样，如果干预措施是针对医生开展教育研讨会，那么医生也不可能只将知识应用于某些患者，而不应用在其他患者身上。

另一个需要关注的问题是沾染，当对照组中的研究对象受到干预措施的影响时就会发生沾染，通常是通过与试验组的研究对象接触发生的。通常对完整的单位（如诊所或实践单元）进行随机化更容易，这样不仅管理方便，而且由于在自然水平下应用干预措施，能够减少沾染。这些单位被称为整群，并且有大量关于整群随机试验的有用文献。例如，将病房作为随机化单元，在试验中需要评价各个专业间的合作举措[24]。另外，诊所、社区或健康照护提供者都有可能是随机的单位。谨记：在同一个场所，较大数量的随机化能促使措施的贯彻落实，但招募大量的诊所和医院可能并不可行。

样本量

为了将由偶然因素导致观察结果变化的可能性最小化，随机对照试验必须包括足够数量的患者或卫生服务提供者。如果随机分配患者，样本量大小的估计就是确定的，它取决于研究者试图发现的效果大小以及研究的效能（对于没有找到确实存在的差异的可接受程度）。

整群（而不是个人）随机的样本量计算稍微复杂一些。由于同行互动，组织文化对服务的影响,共享的社会文化和经济背景,除了相似的患者名单,在同一诊所或者附近诊所的医务人员更有可能会有相似的表现。因此,每个个体都不是完全独立的,这就增加了对于样本量的需求,因为归因于每个个体的信息量较少。同一小组内受试者的相似程度通过组内相关系数来反映,样本量大小受到影响的程度被称为膨胀因子[25]。一般而言,研究效能的增加来源于群组的增加,而非每个群组中患者数量的增加,因此,每个群组招募超过 50 位患者的效益是很小的[18]。

招募时间

有时,在几乎同一时间招募到所有的研究对象是可行的。然而,当这种方式不可行的时候,也可选择其他代替的设计。例如,在一个阶梯楔形研究设计中,所有的参与者按照随机选择的序贯退出次序来接受措施的干预[26]。从研究一开始,就收集所有参与者(那些已经接受或没有接受干预的人)的结局指标,增加被试内或群组干预前数据的优势,以更好地调整估计效应。当同时对所有的参与者进行干预并不可行或并不明智的时候,这种类型的设计是有益的。

非随机化设计

与随机对照试验相比,这些设计更容易出现偏倚,但是需要的资源也更少,而且在小范围内更容易进行管理。

无对照组的干预前后设计

这种设计不设对照组,在基线时对护理质量进行一次测量,在实施干预措施后,选择另一个时间点进行测量,可以评估护理质量随时间变化是否有提高。然而,这样不可能知道研究结果是否归因于干预措施,或者干预措施在另外的情境中是否有效。

有对照组的干预前后设计

如果我们关注在一个单一的情境下检验干预措施的效果,那么确定一个具有可比性的对照组,对于数据收集而言,需要加倍的努力,但同时可以提供更加可信的结论(图 5.1.3)。如果在一家指定的医院内有多个病房或在一个实践组中有多个诊所,可以随机选择其中一个率先接受干预措施,如果干预措施有效,那么其他的在将来一个选定的时间点接受干预。这项策略除了明显的科学效益外,还具有经济和理论效益。然而,如果参与的单元较少,那么就不太可能找到具有可比性的组来控制混杂因素。

如果组间不具有可比性,他们之间结局指标的长期变化趋势可能是不同的,从而导致对照无效[18]。然而,良好匹配的对照能够提供长期趋势和

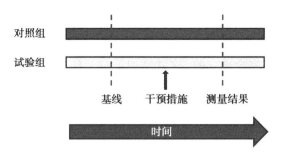

图 5.1.3 有对照组的干预前后设计

突然变化,而且如果随机试验或断续时间序列(如下)不可能实现时,应该尝试进行对照试验。

倾向匹配队列设计

当干预的单元不具有同质性或者具有复杂的特征,那么就很难将暴露于干预措施的单元与未暴露的进行匹配。在这种情况下,可采用倾向匹配队列设计。在这种类型的研究设计中,不论研究对象是否暴露于干预措施中,他们是被自然观察的(不是被分配的),两组研究对象在治疗效果上的差异由计算得出。治疗效果的测量结果可能会由于两组之间存在的差异而出现偏倚。通过确定研究对象的倾向评分(暴露于干预措施的概率),评价团队可使用去掉已知混杂因素影响的计算模型,提供对于干预措施效果不太偏颇的评价。当影响接受治疗倾向的特征(年龄、健康状况、地理位置等)众所周知时,最适于采用这种设计。因为它属于观察性研究,是相对廉价的研究设计,且执行起来简单,但是需要访问包含潜在未包含的对照组参与者的大型数据库。这种研究设计最主要的局限是容易出现偏倚,并且需要对于暴露于治疗措施的可能性进行精确地计算,这对于新开展的或者原型的治疗措施研究比较困难。

工具变量设计

由于倾向匹配队列设计无法控制不可预测的变量,容易出现偏倚。工具变量设计是一种复杂的统计技术,需要使用"工具变量"(假定变量本身与结果不相关)和结果之间的联系作为随机化的替代。一个理想的工具候选变量应该与暴露的干预措施关系密切,但是它本身不会影响结果,或者与结果有共同的原因 [27]。虽然这种设计在理论上可以减少未知混杂因素所致的偏倚,但无法了解被选择的"工具变量"是否符合这些标准,因此,这种技术可被看做是调整观察性研究的一种复杂方法,而不是一种随机试验的形式。

间歇时间序列设计

这种设计在干预措施实施前后采用多点测量的方法，来确定干预措施是否比潜在趋势更有效[28]。例如，在英国，护理质量已经被改善了好多年，所以当引进"绩效工资"的举措后，从干预后的质量来看（E点和F点），它似乎是有效的，但是，事实上与之前存在的改进率相比，并没有改善（从A到D点）[29]（图5.1.4）。当需要评估一项干预措施，而无法设立同期对照组时，比如一项媒体活动或者政策在一个地区内对每个人都要实施时，就特别适于采用间歇时间序列设计。间歇时间序列设计需要在实施干预措施前进行多点测量，以确定潜在趋势或周期规律，并且在多点测量之后查看以前的测量趋势是否有变化。从分析的角度来看，时间点的数目和时间间隔决定了预测潜在趋势的稳定性。非常接近彼此的时间点比那些远离的时间点的测量结果更相似，这被称为自相关现象[18]。

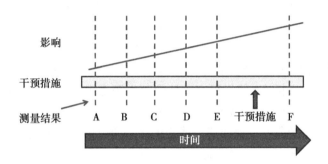

图5.1.4　间歇时间序列设计

虽然比组间未做到均衡的前后对照试验更可信，但是，间歇时间序列研究不能控制同时进行的其他干预措施或对结局指标有影响的其他因素的干扰[30]。间歇时间序列研究最适宜在能够长期获得常规结果数据的场所中开展。如果达不到这一点，间歇时间序列研究在正式研究开始之前，需要收集数月甚至是数年的数据，这导致它与随机对照试验一样难于实施。

多基线设计

这种设计用来增加干预与所关注的结局指标变化之间的论证强度。这种设计需要两个或多个组在不同的起始时间接受干预。在整个研究期间，对所有组同时进行多种测量，因此，这种设计可被作一项多个间歇时间序列研究。与间歇时间序列研究中单一的干预措施点相比，这种方法更为敏感，有助于判断所关注的结局指标的变化到底是由干预措施本身引起的，还是一种长期趋势所致[30]。

如何确保外部效度?

实用性设计

上述提及的研究设计在控制偏倚和确定所观测到的效果是否由正在研究的干预措施引起这两方面的能力上存在差异。提到效度,涉及到下列因素:包括足够大的样本量,对结局测评者、数据分析者和患者施盲,以及在条件允许时使用安慰剂对照,这些都能提高内部效度。然而,具有内部效度的研究不一定具有很高的外部效度 [31]。实用性研究设计具有很高的外部效度,因为它们是在常规情境下评价干预措施的效果,最大限度地提高研究结果和真实世界决策的相关性 [32,33],常常适用于更为广泛的情境。

质量改进和知识转化研究常常是处于支持性环境中,由对研究积极性很高的人实施的,如果这些都是干预措施成功必不可少的条件,那么研究结果很可能无法推广到其他场所。有必要尽可能提升研究结果的可推广性,以确保将试点项目推广到常规情境中,也能产生类似的结果。

宽泛的纳入标准,使得很高比例的卫生服务提供者或健康照护机构纳入研究和结果分析,这是实用性研究设计的一个关键特征。框 5.1.2 中就描述了一项这样的研究。退出研究或拒绝参与研究的人可能是没有足够的动机来依从劳动密集型干预措施。因此,研究中仅纳入积极性高的群体,可能会高估干预措施在一个普通的实践环境中的效果。另外,具有较强动机的群体可能也具有较高的基线水平,由于天花板效应,会最小化干预措施的效果。常采用"实用性的"(也称为效果)和"解释性的"(也称为效力)这些术语来描述检验治疗或方案选择的试验,而后者常用来描述检验因果关系研究假设的试验。表 5.1.1 概述了这两种类型试验之间的主要差异。因为很少有研究设计只是实用性的或解释性的,Thorpe 及其同事们 [23] 开发了一种工具,帮助研究设计者和其他人来评估试验在效用 - 效力曲线中所处的状态。

实用性研究设计还会增加研究结果推广到其他实践场所的强度。尽管在实用性研究设计中,干预措施的实施以及实践场所都有较大的变异性,且能推广到研究之外的大多数场所,但研究结果对于任何一个特定机构意味着什么并不清楚,它在积极性方面的层次可能要比一般的研究稍高 [4]。例如,某研究在 8 个机构进行一项简单的手术核查单的评价,虽然研究结果发现,在选择安全手术方案的平均改善率为 22%,但在不同的机构,改善程度变异大,为 0.1%~51% [34]。

框 5.1.2

前庭康复健康教育干预能帮助慢性头晕患者吗?
一项三组的实用性随机对照研究[38]

　　适龄工作人群中 10%、60 岁及以上的老年人中 20% 都有头晕的问题,会干扰他们的日常活动、医疗咨询或药物使用。针对前庭功能障碍导致的头晕,有种康复锻炼方法,被称为"前庭康复"或"平衡再训练",是最为有效的一种管理方法。然而,近来一项研究显示,在一家初级保健机构中,需要治疗的患者中仅有 3% 的人真正得到了治疗。这是因为接受前庭康复常常涉及到一个漫长且昂贵的专科就诊过程。为了增加前庭康复的使用,研究者设计了一本教育手册来指导大家如何进行练习,以消除为了见到专家而进行长期和昂贵的转诊的必要性。为了确定这种干预的有效性,进行了一项研究。该项随机对照试验包含三组研究对象,目的是测量患者自我管理手册的有效性,给予患者自我管理手册和前庭专家的电话支持,将常规医疗护理作为对照。英国(来自农村、郊区和城市的初级健康照护机构)35 个家庭中的成年人参加了该项研究,这些参与者在过去两年内曾抱怨头晕,并且头晕是前庭性的。同意参加研究的患者被随机分为三组。分别在基线、接受治疗后 12 周和 1 年后测评头晕相关的结局指标。干预 12 周后,三组患者在自我报告的头晕症状方面无统计学差异。但 1 年后,自我管理手册组(有或没有电话支持)与对照组相比,主观症状改善、头晕相关症状及与头晕相关的障碍减少。

表 5.1.1　解释性和实用性研究设计的比较

	解释性/效力	实用性/效果
目的	检测效力(测量某项干预措施所带来的有益变化的能力)	检测效果(测量某项干预措施在实践中有多有效)
环境	"理想"条件;环境受控	典型的实践场所
研究对象选择	有动机的实践或提供者仔细筛选最有可能获益的患者	典型的常规实践或提供者任何人都可能接受干预或常规护理
干预措施	严格实施和监测依从性	灵活应用,以适合典型实践与研究对象、资助者、健康照护提供

续表

	解释性/效力	实用性/效果
		者、决策者以及其他利益相关者有关的结局指标
结局测评	短期或过程指标	直接：努力将研究设计与日常实践紧密联系
与实践的关联度	间接：研究设计与决策者的需求匹配度较小	

　　如果对情境和干预措施本身描述欠具体，就很难在其他场所重复该干预措施。为了有助于解释研究结果，应在临床试验的同时进行定性研究和定量研究，以评估干预措施实际实施的程度，并且给出一些视角去洞察一项干预措施为何成功或失败。这种方法可能需要对研究对象进行调查，会访谈能够提供信息的关键人员，比如管理人员或团队领导。它可能也需要研究对象通过观察去记录实施的过程和程度。例如，Brady 及其同事 [35] 发现，包含定性指标去评价一项复杂的干预措施的实施，能够针对之前没有观察到的干预措施以及招募员工观点的一致性提供重要视角。

　　我们还建议，定性研究可用于检验干预措施背后的组织和行为变化的相关理论，了解为何和如何出现治疗效果。这些信息可通过帮助措施实施团队来修改措施以适应其他场所或决定哪些场所可能不利于实施该干预措施，来提供并扩大潜在的知识转化范围。此外，它还会增加知识转化科学的丰富性和内涵，深化对于复杂干预措施机制的领域理解。最后，混合研究方法可用来探究知识转化干预措施的哪些要素是预期实施的检验，从而检验干预措施实施的依从度 [36]。

小结

　　鉴于实施知识转化措施所需的时间和资源，有必要严格地评估它们。性质复杂的干预措施应该进行预试验，而且，如果效果理想，应该通过解释性试验进行评价 [31]。随机对照试验的主观偏差最小，但是需要大量的样本（患者、服务提供者、诊所），实施起来有一定的挑战。当随机化不可行的时候，可采用非随机化或类试验研究。实用性研究设计提升了将研究结果推广到其他实践场所的可能性。一项并行的定性调查可以评估实施的程度，并且提供探究一项干预措施成功或失败的视角 [5]。此外，还可以提供对于变革机制更深入的理解以及促进或变革的情境性因素，这样有助于将研究推广到其他场所中。

（苏　莉　郭　杰　译）

参考文献

1. Grol R, Grimshaw J. From best evidence to best practice: effective implementation of change in patient's care. *Lancet* 2003; **362**(9391): 1225–30.

2. Grimshaw J, Eccles M. Is evidence-based implementation of evidence-based care possible? *Med J Aust* 2004; **180**(6 Suppl): S50–S51.

3. Grimshaw J, Thomas R, MacLennan G, *et al.* Effectiveness and efficiency of guideline dissemination and implementation strategies. *Health Technol Assess* 2004; **8**(6): iii–72.

4. Auerbach A, Landefeld C, Shojania K. The tension between needing to improve care and knowing how to do it. *N Engl J Med* 2007; **357**(6): 608–13.

5. Grimshaw J, Eccles M, Thomas R, *et al.* Toward evidence-based quality improvement. Evidence (and its limitations) of the effectiveness of guideline dissemination and implementation strategies 1966–1998. *J Gen Intern Med* 2006; **21**(Suppl 2): S14–S20.

6. Foy R, Eccles M, Jamtvedt G, Young J, Grimshaw J, Baker R. What do we know about how to do audit and feedback? Pitfalls in applying evidence from a systematic review. *BMC Health Services Research* 2005; **5**(1): 50.

7. Salzwedel D.Effective practice and organization of care, Cochrane collaboration. 10-12-2007. Personal communication.

8. Woolf S, Johnson R. The break-even point: when medical advances are less important than improving the fidelity with which they are delivered. *Ann Fam Med* 2005; **3**(6): 545–52.

9. Lynn J, Baily M, Bottrell M, *et al.* The ethics of using quality improvement methods in health care. *Ann Intern Med* 2007; **146**(9): 666–73.

10. Eldridge S, Ashby D, Bennett C, Wakelin M, Feder G. Internal and external validity of cluster randomised trials: systematic review of recent trials. *BMJ* 2008; **336**(April 19): 876–84.

11. Bowen S.A Guide to Evaluation in Health Research, 2012 http://www cihr-irsc gc ca/e/45336 html#a1. Accessed September 2012.

12. French S, Green S, O'Connor D, *et al.* Developing theory-informed behaviour change interventions to implement evidence into practice: a systematic approach using the Theoretical Domains Framework. *Implement Sci* 2012; **7**(1): 38.

13. Weiss C. How can theory-based evaluation make greater headway? *Evaluation Review* 1997; **21**(4): 501–24.

14. Pearson S, Kleefield S, Soukop J, Cook E, Lee T. Critical pathways intervention to reduce length of hospital stay. *American Journal of Medicine* 2001; **110**(3): 175–80.

15. Campbell D, Stanley J. *Experimental and quasi-experimental designs for research.* Chicago: Rand McNally, 1969.

16. Selby J, Beal A, Frank L. The Patient-Centred Outcomes Research Institute (PCORI) national priorities for research and initial research agenda. *JAMA*

2012; **307**(15): 1583–4.

17. George C, Green A, Slavkovich V, *et al.* A cluster-based randomized controlled trial promoting community participation in arsenic mitigation efforts in Sin-gair, Bangladesh. *Environ Health* 2012; **11**(1): 41.

18. Eccles M, Grimshaw J, Campbell M, Ramsay C. Research designs for studies evaluating the effectiveness of change and improvement strategies. *Qual Saf Health Care* 2003; **12**(1): 47–52.

19. Viera A, Bangdiwala S. Eliminating bias in randomized controlled trials: impor-tance of allocation concealment and masking. *Family Medicine* 2007; **39**(2): 132–7.

20. Bhattacharyya O, Reeves S, Garfinkel S, Zwarenstein M. Designing theoretically-informed implementation interventions: fine in theory, but evidence of effec-tiveness in practice is needed. *Implement Sci* 2006; **1**(1): 5.

21. Berwick D. The science of improvement. *JAMA* 2008; **299**(10): 1182–4.

22. Chalkidou K, Tunis S, Whicher D, Fowler R, Zwarenstein M. The role for prag-matic randomized controlled trials (pRCTs) in comparative effectiveness research. *Clin Trials* 2012 Aug; **9**(4): 436–46. doi: 10.1177/1740774512450097. Epub 2012 Jul 2.

23. Thorpe K, Zwarenstein M, Oxman A, *et al.* A pragmatic-explanatory continuum indicator summary (PRECIS): a tool to help trial designers. *CMAJ* 2009; **180**(10): E47–E57.

24. Zwarenstein M, Reeves S, Russell A. et al. Structuring communication relation-ships for interprofessional teamwork (SCRIPT): a cluster randomized controlled trial. *Trials* 2007 Sep 18; **8**: 23.

25. Reading R, Harvey I, Mclean M. Cluster randomised trials in maternal and child health: implications for power and sample size. *Arch Dis Child* 2000; **82**(1): 79–83.

26. Brown C, Lilford R. The stepped wedge trial design: a systematic review. *BMC Medical Research Methodology* 2006; **6**: 54.

27. Ayad K. Analytical approaches to achieve quasi-randomization in retrospective database analysis. *ISPOR Connections* 2012; **17**(2), http://www.ispor.org/news/articles/Mar-Apr2011/analytical-approaches-to-achieve-quasi-randomization.asp. Accessed December 2012.

28. Cook T, Campbell D. Causal inference and the language of experimentation (pp. 1–36). In Cook T, Campbell D (eds), *Quasi-experimentation: design and analysis issues for field settings.* Boston: Houghton Mifflin, 1979.

29. Campbell S, Reeves S, Kontopantelis E, Middleton E, Sibbald B, Roland M. Quality of primary care in England with the introduction of pay for perform-ance. *N Engl J Med* 2007; **357**(2): 181–90.

30. Hawkins N, Sanson-Fisher R, Shakeshaft A, D'Este C, Green L. The multiple baseline design for evaluating population-based research. *Am J Prev Med* 2007; **33**(2): 162–8.

31. Campbell M, Fitzpatrick R, Haines A, *et al.* Framework for design and evalua-tion of complex interventions to improve health. *BMJ* 2000; **321**(7262): 694–6.

32. Zwarenstein M, Treweek S, Gagnier J, *et al.* Improving the reporting of pragmatic trials: an extension of the CONSORT statement. *BMJ* 2008; Nov **11** (337): a2390.

33. Schwartz D, Lellouch J. Explanatory and pragmatic attitudes in therapeutic trials. *Journal of Clinical Epidemiology* 2009; **62**(5): 499–505.

34. Haynes A, Weiser T, Berry W, *et al.* A surgical safety checklist to reduce morbid-

ity and mortality in a global population. *N Engl J Med* 2009; **360**(5): 491–9.

35. Brady M, Stott D, Norrie J, *et al.* Developing and evaluating the implementation of a complex intervention: using mixed methods to inform the design of a randomized controlled trial of an oral healthcare intervention after stroke. *Trials* 2011 Jul 5; **12**: 168. doi: 10.1186/1745-6215-12-168.

36. Hasson H, Blomberg S, Duner A. Fidelity and moderating factors in complex interventions: a case study of a continuum of care program for frail elderly people in health and social care. *Impl Sci* 2012; Mar **22**(7): 23.

37. McKenzie J, French S, O'Connor D, *et al.* IMPLEmenting a clinical practice guideline for acute low back pain evidence-based manageMENT in general practice (IMPLEMENT): Cluster randomised controlled trial study protocol. *Impl Sci* 2008 Feb 22; **3**: 11. doi: 10.1186/1748-5908-3-11.

38. Yardley L, Barker F, Muller I, *et al.* Clinical and cost effectiveness of booklet based vestibular rehabilitation for chronic dizziness in primary care: single blind, parallel gruop, pragmatic, randomised controlled trial. *BMJ* 2012; Jun **6**(344): e2237.

第5.2章　知识转化的经济学评价

Emma Quinn，Craig Mitton，and Jeanette Ward

学习要点

- 健康照护决策制定者应将经济原则和证据整合到知识-应用循环（K2A）的全过程，以确保知识转化（KT）价值。
- 为了提高知识转化的实效、公平和效率，应将卫生经济学谨慎地添加到知识-应用周期的每个步骤。
- 由于在各级健康照护系统中应用卫生经济学证据均存在明显的障碍，因此本章基于卫生经济学的原则和方法，介绍如何计划、实施和评价知识转化活动的框架和实践要点。

为什么知识转化过程中应纳入卫生经济学考量

由于可利用的医疗资源有限，因此健康照护管理人员、决策者和医务人员不得不总是有意或无意地对这些资源进行分配。随着世界上绝大多数的健康照护资源越来越紧张，从伦理学和社会学来看，在制定政策、启动新项目或干预措施、实施临床指南或衡量临床实践中的利益和风险时进行经济学分析是势在必行的。目前，卫生经济学的证据并没有被很好地理解、应用，或以尽可能最佳方式进行知识转化[1-4]。由于对结果缺乏理解，导致了健康照护系统的效率低下和患者预后较差[5]。在这种背景下，负责设计和执行知识转化的人会意识到自己在工作中的价值、效果和成本越来越受关注。这一章内容将会指导负责计划、实施和评估知识转化的人如何将卫生经济学作为一个重要维度整合到知识-应用循环中。

为什么卫生经济学原则能指导健康照护决策

有两条主要的经济学原则对于健康照护决策非常重要[6]。第一条原则是，以一种方式分配资源即意味着放弃了资源在其他地方使用的机会，这就是所谓"机会成本"。任何知识转化活动都有成本,这些成本可能是用在健康照护系统其他部分中的费用。第二条原则是,资源分配方式应当确保追加成本利益最大化,这被称为"边际分析"。如果知识转化可获得额外资金资助,健康照护管理人员应该资助知识转化活动,以使投资产生最大的利益回报[7]。

除了以上两个原则,普遍认为当资源在群体中公正公平分配(按需要分配时)时社会可获益,并可避免产生或加剧健康结局的不平等[8]。

在制定决策时应采用哪些卫生经济学证据?

在本章中,我们将卫生经济学证据定义为关于增量资源使用的科学可靠的数据或信息、成本以及对更广泛环境产生的效益。从本质上说,这是有关成本和收益两个交替活动的相关证据[9]。卫生经济学证据可以从随机对照试验(RCTs)和其他使用经济评价方法的研究设计中产生,也可以是将现有的经济学证据纳入决策分析模型或合成为一项荟萃分析(见第 2.1 章)。尽管在生成有效可靠的经济证据时存在方法论方面的挑战[10],但目前已经发布相关指南,以确保经济学证据的开发和发布过程更加一致、明确和透明[11, 12]。

尽管如此,在组织层面纳入经济学证据仍存在很多障碍,如僵化的健康照护预算、复杂的决策制定背景、国家政治和组织文化[1, 3, 4, 13]。

必须考虑的一个问题是在健康照护系统的哪一个层面应用经济学证据。在国家层面,一些国家有明确的经济分析体制,当需要经济学分析时,可与健康照护决策关联(如英国国家健康和临床质量研究所, the National Institute of Health and Clinical Excel-lence in the UK)。在健康照护组织层面,如基金机构或健康维持组织(即 HealthMaintenanceOrganization, HMO),决定哪些项目、服务或干预措施可以得到资助或实施,通常依靠具有财务授权的资深行政管理人员(例如政策决策者、公共卫生从业人员或卫生服务管理人员)做出选择,并投放资源。

在患者或临床层面,由医生和护士来确定将哪些治疗或服务提供给患者。但一些已发表的卫生经济学证据认为,在某种程度上,一些其他因素会在这个层面上影响决策的制定,如患者的偏好、精神状态、社会背景、公平性和支付意愿[14]。因此,设计知识转化活动的负责人应当了解这一层面,以及卫生经济学证据可以影响知识转化活动的其他层面。

当着手进行知识转化活动时，应考虑哪些经济学问题？

知识转化的目的在于确保在卫生决策过程中更有效地运用证据。鉴于在如何产生、了解和使用经济证据中存在诸多困难，下面将阐释卫生决策者应如何在知识 - 应用周期（K2A cycle）各个阶段引入经济学原则及其方法。接下来，我们用一个组织层面的案例来说明实践要点。

在美国，要求医院管理者关注医院获得性感染（Hospital-Acquired Infection, HAI）的发生率[15]。因此，能够有助于减少患者手术、导管和呼吸机相关性医院获得性感染发生率的指南、项目和干预措施等引起了越来越多的关注。这同美国经济激励机制有着极大的关系，因为美国医疗保险和医疗补助服务中心不再为考核不合格的医院进行经济补偿[16]。

明确知识差距

在知识 - 应用循环的第一阶段，需要明确政策或实践的差距，并对其进行系统化地识别和描述。为帮助决策者从经济学的角度理解知识差距，有许多网络工具可以协助搜索和获得卫生经济学证据，在第 2.3 章介绍了部分工具[17-19]。

当考虑政策或实践之间的潜在差距时，我们建议，要弄清楚是否新的干预方法、指南或服务同原有的相关内容相冲突，或者差距是否与平衡或重新分配现有的服务、项目和干预有关。接下来，就需要对当前实践或活动通过审核方法进行需求评估和（或）成本核算。对于医院和其他卫生服务机构，本地行政管理数据以及当地居民的人口统计学资料有助于估算现有服务和干预措施的成本。此外，还可以确定拟实施的循证实践的成本，这也是知识转化活动的目标。明确这些经济相关因素有助于澄清存在的知识差距。

美国国际开发和医疗管理科学署开发了感染控制评估工具包[20]，可以帮助健康照护管理人员识别、评估和审查与医院获得性感染率有关的方面（即需求评估），并根据国家和国际最佳实践指南，为预防和控制医院获得性感染发生率，提供经济且有效的干预措施。

让知识因地制宜

在知识转化周期的这个阶段,非常重要的一点是让医务人员和健康照护管理人员参与讨论,以帮助了解当地的情境。例如,有必要了解是否有来自外部因素推动当地情境的改变,如通过开展一项全国性活动或指南的变化,或者受到当地实际需求的驱动。在进行进一步规划时需要特别注意将机会成本原则放在前列。要对实施政策或实践变革产生的直接成本(指由于干预造成的资源消耗,如处方费用、设备费用)与间接成本(指由于干预的结果造成的成本,如工作人员花费的时间、监测执行情况)进行讨论。同时也应该注意预算总额。以商业案例的形式有助于相关决策者进行协商,如行动成本与未付费用和利益损失(如患者预后)的比较,利益损失来源于无作为或依从性差的循证实践——"即机会成本"。

美国健康照护流行病学协会开发了一项指南,用于指导如何在医院感染控制中开发经济学商业案例[21],包括关于医院感染和对患者治疗效果影响的归因成本(包括直接和间接成本)的相关信息。这个指南能够让当地的决策者们更好地讨论潜在的成本负担和由于循证实践依从性差造成的损失。

应鼓励医务人员和健康照护管理人员参与到对经济学原则和医疗保险(简称医保)的讨论中来,通过此方法,他们可确定提议的知识转化活动的价值。

遗憾的是,决策者们应清楚地认识到,目前没有或缺少适当的经济证据来指导进一步的决策。应考虑新的知识转化活动是否需要进行经济学评价,或是否可以整合现有的经济学证据,或通过荟萃分析或开发决定分析模型来寻找能满足实际需要的经济学证据。

评估应用知识的障碍和促进因素

在英国、欧洲、美国和澳大利亚等不同国家实施的多项研究表明,在卫生决策制定过程中应用经济学证据时都遇到了类似的障碍[1, 3, 4, 13, 22-24](表 5.2.1)。让组织成员接受卫生经济学证据,是确保知识转化活动顺利进行的关键[4, 23]。在知识转化活动中,生成地方一级可接受的卫生经济证据,是确保其一体化的关键。教会医务人员、健康照护管理人员和政策制定者经济学基本原则和应用方法[1,13,22-25],将有助于促进经济学证据在健康照护决策中的使用。

有质性研究[26,27]报告了在某医院实施感染控制指南或有效干预措施的障碍。这通常涉及资源缺乏(例如实验室设备和工作人员)、不同医院病房的床位数和隔离能力。感染控制与质量绩效指标不相关的看法也是障碍之一。

选择、调整和实施知识转化活动

在知识-应用循环的这一阶段,决策制定者们应基于经济学原则制定透明化的决策标准,以促使在当地选择和实施知识转化活动。这个过程中有很多理论框架可以帮助决策者(见表5.2.2)。要阐明即将实施的干预、服务或政策可能带来的预期收益以及如何对其进行评价。本步骤除了在学术上更加严谨之外,也促使利益相关者依据成本(例如时间和资源等)和效益确定干预措施的优先顺序。例如,经济学视角有助于从成本的角度阐明系统再造的收益。

Graves[28]指出了在决定医院获得性感染控制项目投入时应该考虑的基本经济学概念,即通过边际分析提出成本和获益的多种选择。这篇文章指导决策者如何论证哪些类型的项目或干预措施能够带来潜在的经济利益。

表 5.2.1 在卫生政策制定过程中应用经济学证据的障碍

障碍	描述	参考文献
国家或系统层面		
健康照护预算的限制	区域和地方健康照护对融资的安排和管理可能会限制基于证据的资源分配	[1, 3, 13, 22]
文化、信仰和组织目标	组织文化(尤其是同循证实践相关)、信仰和战略目标都会对经济学证据的使用方法和时机产生影响	[3, 4, 13]
组织的政治背景	需要符合国家规定和政策,这些可能对在本地层面应用经济证据造成一定的抵触和限制	[3, 23]

续表

障碍	描述	参考文献
组织或本地层面		
缺少对经济评估方法的理解	本地决策者可能缺少相关的知识或技能,来理解或解释经济学证据	[1, 13, 22–25]
本地相关经济学证据的可用性	现有的经济证据同本地决策者所需的证据脱节	[3, 4, 22]
缺乏时间和经济评价的及时性	本地的决策过程没有足够的时间纳入所有形式的证据或讨论应用情境。经济学证据在需要时常常不可用	[3, 13, 23-25]
决策过程的情境	本地决策制定的特点(即本地管理过程和沟通)也决定了是否使用经济学证据	[4, 23]
患者或临床层面		
不仅仅基于经济学原则或证据制定决策	资源分配决策应纳入伦理原则、公平的考量和患者水平的临床自主权	[1]
缺少具有可推广性的研究结果	最常用的经济学评价方法往往把重点放在具体的疾病和干预措施上	[1, 13, 23]
缺少可信或已发表的经济证据	由于研究方法种类繁多,已发表研究的质量不稳定,而且往往对制药行业资助的评价研究表示不信任	[1, 3, 13, 22, 24]

表 5.2.2　将经济学证据整合到卫生决策制定中的理论框架

描述	优点	缺点	参考文献
离散选择实验			
离散选择实验包括对适当的利益相关者进行偏好调查,生成关于健康照护干预措施首选项的数据。然后根据这些首选项,构建并分析偏好模型来推导其他健康成果(即实效性等)。	离散选择实验经常用在讨论和分析患者在健康照护产品和项目上的偏好	设计最优选择集和估计调查样本量存在一定的技术困难 到目前为止,离散选择实验通常不应用于对经济评价结果的测量	[31]

描述	优点	缺点	参考文献
多标准决策分析			
多标准决策分析根据预先商定的多个评估标准,为不同干预选项的测量和分级提供了结构化的方法	允许对每个干预选项的性能标准进行定性和定量的分析	近几年在卫生领域得到了越来越多的应用	[32]
项目预算边际分析			
项目预算边际分析使用一套实践程序,指导咨询小组对卫生程序或服务选项的相对成本和效益进行判断和排名	项目预算边际分析依赖于多学科的咨询小组,在卫生服务的不同层次确定资源分配的优先顺序	促进组织稳定性、领导力和经济原则的接受程度	
然后就如何给定的预算(如投资、重新分配或撤资)进行分配提出建议	决策的实践指南基于明确的经济原则的指导	需要提供成本、活动或相关卫生指标数据来申请	[7]

监测和评价知识运用的情况

在知识转化循环的这一阶段,监测和衡量实施证据的效果能够验证活动实施是否达到了预期的结果。实施知识转化活动时,应该事先明确成本(直接与间接)和益处(例如降低发病率或提高患者的生活质量),以有助于进行持续监测和评价。

进行知识转化活动的经济学评价对于确定实施的总成本(单独)或成本效益(即增量比率)非常重要。评价的角度(即患者与健康照护提供者)将确定需要评估和报告哪些成本和效益。

Graves 等人[29]认为,在医院获得性感染控制项目(HAI infection control programs)的决策中要明确纳入经济学信息。他们讨论了如何测量医院获得性感染给医院造成的经济损失,和实施循证感染控制项目引起的患者健康结局和其他效益。医院可以持续监测由预防治疗和感染管理引起的医院获得性感染发生率的降低和成本节约。

持续应用知识

为了使知识转化活动在成本和效益的方面可持续发展，需要将经济学原则和证据整合到知识 - 应用循环的全过程。如果目前的知识转化活动需要长期的资金支持，并且考虑增加现有的卫生干预措施，这一点就显得至关重要。在形成和使用成本数据时需要用到的经济学原则，包括边际分析、规模经济与规模不经济对比等，将其不断地应用于当地情境，从而制定出关于健康照护干预措施长期产出效益和成本的决策[30]。

将经济学视角整合到知识 - 应用循环，对于健康照护中的任何一项创新都十分关键，因为今后的知识转化活动将越来越多地受到成本效益的影响。虽然目前的实证研究很少，维持卫生经济学在局部层面对循证实践的影响可能需要通过改变组织文化，让工作人员认识并理解如何产生和使用卫生经济学证据，并为更加灵活的财务和临床信息系统进行投资。

向医院管理人员展示实施感染控制方案或干预措施的成本 - 效益数据，通过提供令人信服的证据，使其继续资助这一计划。

小结

卫生经济学原理和证据能提高知识 - 应用循环的实用性和可接受性，已成为在知识转化活动的计划、执行和评估中的金标准。确保在知识转化活动的每个步骤中都关注了卫生经济学问题，从而使以患者健康结局为中心的健康照护服务实现经济的可持续发展。

研究展望

通过不同国家进行的实证研究明确了促进和维持卫生经济学证据在知识 - 应用循环中应用的组织和个人因素，能够快速建立坚实的证据基础，以提高成本效益和在资源受限时知识转化的稳定性。

（郭　杰　苏　莉　译）

参考文献

1. Hoffman C, Stoykova BA, Nixon J, Glanville JM, Misso K, Drummond MF. Do health-care decision makers find economic evaluations useful? The findings of focus group research in UK health authorities. *Value in Health* 2002; **5**(2): 71–8.

2. Williams I, McIver S, Moore D, Byran S. The use of economic evaluations in NHS decision-making: a review and empirical investigation. NHS R&D HTA programme. *Health Technology Assessment* 2008; **12**(7): iii, ix–x, 1–175.

3. Eddama O, Coast J. A systematic review of the use of economic evaluation in local decision-making. *Health Policy* 2008; **86**(2–3): 129–41.

4. Eddama O, Coast J. Use of economic evaluation in local health care decision-making in England: A qualitative investigation. *Health Policy* 2009; **89**: 261–70.

5. Straus SE, Tetroe JM, Graham ID. Knowledge translation is the use of knowledge in health care decision making. *Journal of Clinical Epidemiology* 2011; **64**: 6–10.

6. Mitton C. Priority setting for decision makers: using health economics in practice. *European Journal of Health Economics* 2002; **3**: 240–3.

7. Mitton C, Donaldson, C. Health care priority setting: principles, practice and challenges. *Cost Eff Resour Alloc* 2004; **2**(1): 3.

8. Cookson R, Drummond M, Weatherly H. Explicit incorporation of equity considerations into economic evaluation of public health interventions. *Health Economics, Policy and Law* 2009; **4**: 231–45.

9. Shemilt I, Mugford M, Vale L, Marsh K, Donaldson C, Drummond, M. Evidence synthesis, economics and public policy. *Research Synthesis Methods* 2010; **1**(2): 126–35.

10. Jefferson T, Vale L, Demicheli V. *Methodological quality of economic evaluations of health care interventions: evidence from systematic reviews*. In Donaldson C, Mugford M, Vale L (eds), *Evidence-based Health Economics: from effectiveness to efficiency in systematic review*. London: BMJ, 2002.

11. Petrou S, Gray A. Economic evaluation using decision analytical modelling: design, conduct, analysis, and reporting. *BMJ* 2011; **342**: d1766.

12. Petrou S, Gray A. Economic evaluation alongside randomised controlled trials: design, conduct, analysis, and reporting. *BMJ* 2011; **342**: d1548.

13. Galani C, R FFH. Self-reported healthcare decision-maker's attitudes towards economic evaluations of medical technologies. *Current Medical Research and Opinion* 2008; **24**(11): 3049–58.

14. Peacock S, Ruta D, Mitton C, Donaldson C, Bate A, Murtagh M. Using economics to set pragmatic and ethical priorities. *British Medical Journal* 2006; **332**: 482–5.

15. Halpin HA, *et al.* Mandatory public reporting of hospital-acquired infection rates: a report from California. *Health Aff (Millwood)* 2011; **30**(4): 723–9.

16. Stone PW, *et al.* CMS changes in reimbursement for HAIs: setting a research agenda. *Med Care* 2010; **48**(5): 433–9.

17. Centre for Reviews and Dissemination. NHS Economic Evaluation Database, 11/08/2012], http://www.crd.york.ac.uk/CRDWeb/AboutNHSEED.asp. Accessed September 2012.

18. Wiley Interscience. Health Economic Evaluation Database, 11/08/2012], http://onlinelibrary.wiley.com/book/10.1002/9780470510933/. Accessed September 2012.

19. College des Economistes de la Sante. CODECS, 11/08/2012], http://www.ces-asso.org/. Accessed September 2012.

20. Rational Pharmaceutical Management Plus. *A standardized approach for improving hospital infection control practices: user manual for the infection control assessment tool.* Submitted to the U.S. Agency for International Development by the Rational Pharmaceutical Management Plus Program, 2006.

21. Perencevich EN, Stone PW, Wright SB, Carmeli Y, Fisman DN, Cosgrove SE. Raising standards while watching the bottom line: making a business case for infection control. *Infection Control and Hospital Epidemiology* 2007; **28**(7): 1121–33.

22. Suh DC, Okpara IR, Agnese WB, Toscani M, Application of pharmacoeconomics to formulary decision making in managed care organisations. *American Journal of Managed Care* 2002; **8**: 161–9.

23. Ross J. The use of economic evaluation in health care: Australian decision makers' perceptions. *Health Policy* 1995; **31**(2): 103–10.

24. Payne K, Proskorovsky I. A health economics survey of European hospital pharmacists. *European Journal of Hospital Pharmacy Science* 2007; **13**(2): 33.

25. Ammerman AS, *et al.* Health economics in public health. *Am J Prev Med* 2009; **36**(3): 273–5.

26. Fitzpatrick F, *et al.* Challenges of implementing national guidelines for the control and prevention of methicillin-resistant staphylococcus aureus colonization or infection in acute care hospitals in the republic of ireland. *Infection Control and Hospital Epidemiology* 2009; **30**(3): 277–81.

27. Scott D, Pope P, *et al.* Results of survey on implementation of infectious diseases society of america and society for healthcare epidemiology of america guidelines for developing an institutional program to enhance antimicrobial stewardship. *Infection Control and Hospital Epidemiology* 2009; **30**(1): 97–8.

28. Graves N. Economics and preventing hospital-acquired infection. *Emerg Infect Dis* 2004; **10**(4): 561–6.

29. Graves N, Harbarth S, Beyersmann J, Barnett A, Halton K, Cooper B. Estimating the cost of health care-associated infections: mind your p's and q's. *Clin Infect Dis* 2010; **50**(7): 1017–21.

30. Mangham LJ, Hanson K. Scaling up in international health: what are the key issues? *Health Policy Plan* 2010; **25**(2): 85–96.

31. Lancsar E, Louviere J. Conducting discrete choice experiments to inform healthcare decision making: a user's guide. *Pharmacoeconomics* 2008; **26**(8): 661–77.

32. Baltussen R, Niessen L. Priority setting of health interventions: the need for multi-criteria decision analysis. *Cost Eff Resour Alloc* 2006; **4**: 14.

第六篇 伦　理

第6.1章　科学生命周期中的伦理问题
拓宽伦理分析的范围

Kristiann Allen and Jaime Flamenbaum

学习要点

- 伦理问题超越了对受试者及其个人信息的保护。
- 鼓励所有专业和各学科的研究者在工作过程中的每个阶段都要考虑潜在的伦理问题。
- 在知识‑应用循环圈的任何情境和阶段进行权力关系的评判性分析都要考虑伦理问题。
- 本章提供一个简单的框架以帮助大家结构化地考虑在科学研究周期中的伦理因素。

引言

在全球卫生研究领域,人力和财政资源的增长是前所未有的,这引发了科研伦理作为专业活动在范围和广度上相应的扩展[1]。就像一个学科有一套标准的操作程序一样,科研伦理的形成受到了文献、国际声明的开发和使用以及全球所有伦理审查委员会持续讨论的影响。的确,学术伦理学家、应用伦理学家和审查委员会成员都可以证实即使坚持了长期建立的原则,形成科研伦理的过程仍然是动态的和变化的。

对科学家来说,他们能对科研伦理原则的理解和应用进行挑战,但不能否认伦理的核心作用。从越来越多的在线培训项目和模块的内容来看,伦理审查过程本身就占据研究者的核心地位。在快节奏的卫生研究领域,效率决定研究者是否能很好地精通保护受试者及其隐私信息的"规则",以迅速满足科研伦理委员会的要求而不延迟研究。事实上,在科学委员会内,对一个科研计划书的审查往往是从考虑科研伦理开始和结束的。

然而,伦理问题是研究的每个阶段都固有的,从概念到实际应用效果。

这些问题即使可能并不总是直接反映对相关人类研究受试者的保护，也不应减少对其的关注。相反，这样的问题"谁控制了研究议程？"或"谁将受到本研究结果的影响？"可能从伦理的角度来看有更深远的影响。

解决这些影响所需要的工具是简单的，是以帮助研究人员在科学研究的所有阶段预测、识别和进行伦理考量。为了在科研中培养伦理文化，这种工具应广泛涉及任何学科，并包括整体的科学的知识创造和知识应用目标。在这一章，我们提出一个简单的分析框架，以图表的形式来表示科研伦理中一个通用的"生命周期方法"。根据格雷厄姆等的工作[2]，我们在两个方面调适知识到行动（KTA）圈：①解析圈中知识创造的关键阶段以匹配知识应用的细节，及强调两者之间的交互迭代；②仔细考虑出现在每一个阶段的一些伦理问题。

科学生命周期中的伦理问题是什么？

伦理可以有很多描述方法，就像不同的大学课程所证明的。例如用法律或宗教的方法，可以根据确定的教义或法律标准倾向性的对比的描述，如"正确"和"错误"。这种方法是基于一系列价值观来支撑他们的决策过程。这些是否反映了在民主立法框架下的社会价值观或宗教教义的价值观，其共同挑战是在特定时间和文化衍生系统下的所有价值系统，这些系统没有统一的代表。如，什么是犯罪在不同国家，其界定是不同的，就像什么被认为是罪恶，在不同宗教内也会有所不同。

客观性和实验严谨性的问题可能使伦理到科学的应用过程复杂化。虽然我们会想让科学的价值更中立，但可以说，这对任何人类活动来说都是不可能的。但是从伦理的角度看科学确实具有特殊的地位。基于伦理价值的计算（确定正确或错误的，好的或坏的）不适用于人类或组织行为的科学研究。同样，生物伦理学模型价值原则的建立，如仁慈、不伤害和正义不能简单地直接导入到研究，因为实验方法如果真的"没有伤害"将无法进行。尽管如此，伦理论证仍然是知识创新及其应用的核心。

我们认为科学生命周期的伦理框架必须具有足够的广泛性和灵活性，不仅要包括长久建立并管理的科学研究对人类受试者保护的通用原则，还包括评判性分析生命周期的（非预期的）后果或隐藏的偏见。因此，我们提出一个在科学生命周期中接触伦理的实用方法，它将伦理定位为一个权力关系和语境的评判性分析。下文将用一个实际的例子——H5N1 的研究发表——介绍这一理论框架（框 6.1.1）。

框 6.1.1

真实的例子: H5N1

一年来,两个独立的研究小组想要发表他们研究哺乳动物(雪貂)H5N1 型流感在空气中传播性的结果。按照科研的国际标准,"材料和方法"部分包括制造这种病毒过程的详细描述,以使结果可以被重复。

这个情况引发了博客间相当大的争论。有些人强烈捍卫调查自由,而其他人则担心如果结果公布会引发公共安全问题,因为这些信息可能会被用于违法的目的。这两个实验室都制造了一种有传染性的 H5N1 病毒;任何一个病毒释放都可能引发人类流感大流行。围绕这个问题的争议不断升级,导致美国国家科学顾问委员会于 2012 年 2 月召开了听证会。

最后,这两篇被争论的论文于 2012 年 6 月发表在国际知名期刊《科学》(http://www.sciencemag.org/content/336/6088/1534. 2012 年 9 月获取)和《自然》杂志上(http://www.nature.com/nature/journal/v486/n7403/full/nature 10831. html, 2012 年 9 月获取)。

关键权力关系和语境的分析

在框 6.6.1 的示例中,是不可能给出一个"好 - 坏, 对 - 错"的伦理框架做参考。传统原则,如仁慈,不伤害,自主与正义——医疗伦理的原则——在这种情况下不适用。这些框架没有包括科学探索本身固有的风险,而传统科研伦理框架除了保护人类受试者,不能囊括更广泛的社会责任的问题。所以这个例子被夹在两个伦理框架之间,没有哪个能灵活地囊括研究的短期和长期后果以及新知识的转化。

研究者可自由定义他或她的议程,这是其行使权力。通过具体机构,社会有权监管和资助其认为适合的研究,这也是在行使权力。如果我们评价权力斗争,我们将更好地了解这一特定情况所涉及的风险和获益。例如,证明空气传播的可能性(之前拒绝了)将会对科学和公共卫生有重要意义,但是从公众健康和安全的角度来讲,防止潜在的违法使用新知识同等重要。最后,研究人员和公共卫生官员在这种特殊情况下设法证明获得的知识会对社会产生积极的结果,虽然如果应用不当会有潜在的危害。

在证明 H5N1 流感的案例中，我们可以很容易想象知识是好是坏或是对是错。同样的，我们可以很容易地将知识同时置于仁慈 - 犯罪的两端。事实上科学的历史充斥着这种模棱两可的影响的例子。想到 Anto'nio Egas Moniz，他因额叶切除术的研究被授予诺贝尔医学奖，这个手术后来完全名誉扫地 [3]；或想到萨力多胺是为了减少女性的孕期恶心，但导致对孩子产生悲惨后果。这种药现在卷土重来，治疗一些肿瘤和慢性感染性疾病 [4]。

因为这个固有的歧义，最好的知识创造和知识应用的伦理指南程序不是一个规定的指令，而是支持分析短期、中期、和长期利益关系的简单的评判性分析工具。科学研究人员和其他利益相关者也因此被鼓励去评判性地思考，在某种情况下谁有权威和发声，谁（无意）沉默；谁受益而谁没有受益，以及是在什么样的情况下？这种方法的目的是考虑某种情况中每个元素的影响和潜在的后果。因此这种阐释伦理问题的方法，可以促进社会中最站得住脚的行动方针。

知识 - 应用伦理框架

为了有助于在整个科学周期过程中应用一种实用的伦理方法，我们已经开发出一种用图形表示的分析框架。知识 - 应用伦理（the knowledge-to-action ethics，KTA-E）框架（图 6.1.1、图 6.1.2 和图 6.1.3）的设计代表着知识创造与知识有关的活动应用之间的连接和迭代关系。知识 - 应用（KTA）圈由 Graham 构建 [2] 并从关系的角度探索在这个过程中每个阶段的伦理因素。

谨慎地考虑到通用性，这个框架设计应用于任何学科的研究类型和研究方法，包括实验性研究和定性研究。虽然入选受试者阶段都包含在框架中（阶段 5 到 7，表 6.1.2），但是这些阶段根据研究类型可以调整或略过。在表 6.1.2 中强调的这些阶段事实上特别关注传统思维，往往限制了这些阶段的伦理分析。结果是有效地忽视不涉及人类（或动物）问题的研究的伦理可能性。相比之下，KTA-E 框架表明即使研究不涉及人类也必须从伦理的角度考虑。

为了视觉的清晰，图形被分解成三个部分（见图 6.1.1、图 6.1.2 和图 6.1.3），尽管这些部分应该被认为是相互依存和重复的，对知识应用的关注与知识创造的活动直接相关，例如发展研究伙伴关系和形成研究问题（即整体 KT）。作为突显了这种相互依存关系的视觉提示，知识创造和应用被包围在涵盖了科学的完整生命周期的整体系统内。

同时,图形的分段特性也促进了在知识创造和知识应用的独立过程中对伦理问题的更详细的分析。

应该注意的是,其他层面的分析也可以应用这个框架。例如,性别问题或环境影响可以使用该模型进行分析。

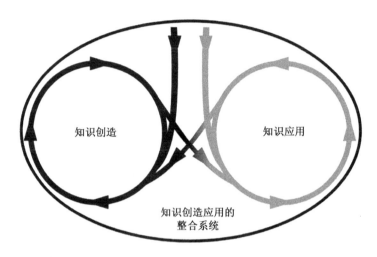

图 6.1.1 KTA-E 框架:通过识别问题进入知识创造和应用的整合系统

表 6.1.1 进入科学生命圈的伦理考量

阶段	活动	一些可能的伦理考量
	识别存在的问题:不管重点是一项研究(知识创造)还是研究的应用	• 学科和认识论的影响 • 社会政治背景的影响 • 优先级设置过程 • 议程设置过程 • 利益相关者的参与 • 权力和声音:谁的关注得到解决;谁(无意间)沉默 • 研究的社会责任

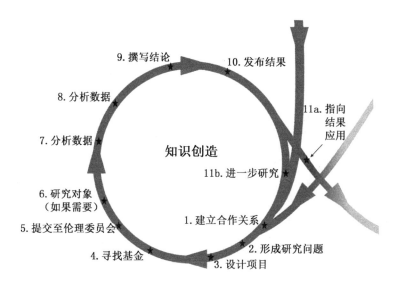

图 6.1.2　KTA-E 框架中知识创造的各个阶段

表 6.1.2　在图 6.1.2 中知识创造阶段的伦理考量(KC)

阶段	知识创造活动	一些潜在的伦理考量
1	建立(或加强)伙伴关系	选择合作者；关注公平；权力和发声(谁关注的问题解决了？如何设置议程？谁参与；谁被遗漏，为什么？)
2	形成研究问题	利益相关者参与；情境的影响；框架；理论的影响；既往研究的影响
3	设计研究计划	可用的资源和能力；使用理论；使用方法，研究人群选择
4	寻求资金	选择的资助者；资助者义务；公 - 私资金的考虑
5	提交 REB(如果需要)	保护研究参与者，隐私问题；知情同意；数据管理；真正的，潜在的或感知的利益冲突
6	招募参与者(如果有必要的话)	保护研究参与者，隐私问题；知情同意；数据管理；潜在的或感知的利益冲突
7	收集数据	保护研究参与者；隐私问题；知情同意；数据管理；真正的，潜在的或感知的利益冲突
8	分析数据	方法选择的影响；合作者的作用；研究完整性
9	下结论	什么被视为证据，为什么？对个人的影响；群体和人群；真实的，潜在的或感知的利益冲突
10	发表结果	著作权和归属；选择出版地；出版偏倚；阴性结果的处理
11a	对结果的应用	选择证据以说明知识应用的方法(什么是足够的证据？)
11b	进一步的研究	负责管理资金；论证进一步研究

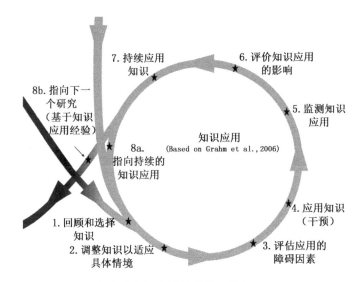

图 6.1.3 KTA-E 框架中知识应用的阶段。引自 Graham，ID，Logan J，Harrison MB，Straus SE，Tetroe J，Casell W，*et al.* Lost in knowledge translation：time for a map？*J Contin Ed Health Prof* 2006；26(1)：13-24.

表 6.1.3 在上图中知识应用(KA)阶段的伦理考量

阶段	知识应用活动	一些潜在的伦理考量
1	回顾和选择知识	选择 KA 理论；发表偏倚；数据的获取；知识产权的考量；阴性结果的处理
2	使知识适应情境	尊重本地知识；声音；机构
3	评估，应用障碍	关注公平；获取问题
4	知识转化干预	资源分配；公平；机会成本；知识产权
5	监控知识使用	在角色和责任方面潜在的实际的或感知的利益冲突（如果调查人员对结果的应用感兴趣）
6	评估知识应用的影响	标准制定；潜在的，实际的或感知的利益冲突（如果研究者对结果的应用感兴趣）；由知识应用而造成的无意中的差异
7	维持知识应用	伦理的可持续性方面的考虑（能力建设，以持续应用知识）；机会成本（应用新知识可能意味着政策和预算分配的权衡）
8a	走向下一阶段的研究	选择证据；负责任的资金管理（在这方面的进一步研究是否合理？基于什么？）
8b	在知识应用方面的持续质量改进（即：再走一次这个周期）	选择证据；对资金负责的管理（继续应用这种知识合理吗？基于什么？）

应用 KTA-E 框架：案例场景和分析

为了举例说明权力关系和情境的评判性分析是如何突出一个项目的伦理性，并有助于定位和理解知识创造和知识应用中的伦理问题的，我们列出了下面一些情景。这个周期中每一个被分析的阶段都有它本身的伦理方面的考虑。在开始每一个场景时，都应记住一些共同的注意事项：

- 知识创造或应用活动的目的，设计和方法如何影响其伦理性？
- 参与者和研究者在同等基础上吗？在活动中有不公平的获益或优势（或劣势）吗？
- 公共资源使用合理吗？公共和私人资源如何使用？

场景 1

各大学的一组研究人员决定创建一个基于网络的信息共享网站，他们会自由和开放地交换信息。网站利用强大的安全协议，只有最初的研究小组（所有成员互相了解彼此）才能够参与。信息共享的类型包括研究参与者的个人身份验证和他们的健康档案的具体内容。

场景 1 与知识转化以及它如何影响下一轮的知识创造特别相关。与这个案例相关的一些伦理考虑包括：

- 研究人员有权处理他们收集的数据或作为个人财产使用吗？
- 在隐私和保密情况下，专家间的信息自由共享不就是知识创造的一个重要元素吗？

这些问题涉及 KTA-E 周期知识应用的阶段 3（获取、应用障碍）和阶段 7（维持知识应用）。这种情况很有趣，因为伦理审查的视角可能是两种对立的方向。一个分析家可能会优先看重保护参与者的隐私，而另一个可能支持自由共享数据的迫切性，因为这可能有利于公共利益的重要的科学进步。

场景 2

研究人员召开 HIV/AIDS 社区治疗中心成员的会议，讨论一种新药的第三期临床试验的设计。参与者对原设计提出了一系列修改。这些变化包括扩大临床研究者的医疗照护责任，以及扩大试验赞助商的责任，不仅在试验结束后仍然提供药物，而且还对参与者提供更长时间的补偿。

场景 2 例证了从知识到行动过程的连续性和迭代性。研究参与者想要获得知识并且愿意有偿参与活动。研究者和试验赞助者都会被要求去协商那些参与者无形的利益条款。这个场景引出了我们的问题：

- 谁来界定和控制研究的获益？
- 对获益的不同定义将意味着什么？

这个案例反映出在知识创新的阶段 1~4 和知识应用的阶段 4 方面的一些问题。

场景 3

一位研究者获得了控制流行病的联邦应急基金的资助，也获得了一个公司的资助。他在一个公共在线论坛上跟同事说自己无意间有了一个重要的发现，这个发现可能永远改变一个关键的疫苗接种方案。然而，他要和公司签订一份合同，以确保在公司变更方案后他将获得部分利润，在签合同之前他不会分享这个结果。

在其他职业中，职业发展和个人利益往往被视为成功的积极措施，但在健康研究中，这些同样的目标常常被消极的理解为自我激励。我们可以停下来思考：

- 在知识创造活动中应该优先考虑谁的利益：研究人员？社会？代表社会的出资机构？用人单位？当时的政府？
- 研究人员有责任为社会目标服务吗？这与他们的资金从何而来有关吗？

场景 3 侧重于与研究的使用和应用有关的问题以及使用中的一些潜在障碍。一些障碍可能非常明显以致于知识到行动循环的后续迭代都可能不会发生。这个场景表明，研究者的个人选择可能影响知识到行动周期的所有阶段。

场景 4

一组社会工作者希望开发一个旨在改善郊区健康状况的干预性研究计划。目标人群是有工作的、感兴趣的、有经济实力的并且心智成熟的群体。临床伦理委员会希望社会工作者将研究资源用于弱势人群。社会工作者认为，从他们选择研究的人群中仍有很多东西要研究。

开展社会工作研究弱势的、服务匮乏的、或易受伤害人群是很常见的，但同样的研究工作不能用于富裕人口。乍一看，这可能被视为一种资源浪费。通过 KTA-E 分析框架，问题可能出现在：

- 谁制定了研究议程进而规定了研究人群？有不"需要"研究的人群，而其他人群"值得"研究吗？
- 谁规定了资源应该和不应该用到哪儿？

在场景 4 中，因为它是干预研究，所以创建知识的具体目标是将其转化成针对特定人群的服务。大多数人从社会公平的角度看，如果这是一组贫困的城市人群，将有许多理由进行研究。然而，对于富裕的人群，有研究的"权利"吗？甚至，研究可以被认为是"权利"吗？

虽然 KTA-E 周期的许多考量都应该解决，但这种情况特别引起了知识创造方面第 5 阶段的问题。科研伦理委员会会看到这个协议与临床伦理委员会（伦理提交处）有什么不同？研究人员在任何情况下都必须证明他们选择的研究人群吗？如果选择更弱势的人群进行研究，那么伦理委员会是否会考虑不同的提案要素？

场景 5

　　研究人员在农村社区制定了一个参与性项目，解决与年轻人心理健康有关的问题。通过使用赏析性探究的方法，她的研究证明适应力对这组人群的重要性。因为阳性的研究结果可能会减少地区卫生委员会为这个社区提供的精神健康照护资金分配，社区成员施加了一些压力要求不发表重要数据，以努力维持目前用于心理健康服务的健康照护资金分配。

场景 5 例证了研究的意外后果。一个非常简单的研究计划，评价公共卫生干预的结果，表明了干预的益处。因此，社区面临着减少其资金分配的前景。

- 研究者有义务公布他的结果吗？
- 研究者对参与的社区有义务吗？这个社区的利益优先于研究发表所代表的社会利益吗？
- 对结果的省略或歪曲能以保护参与者人群为正当理由吗？

场景 5 强调在没有冲击知识创造的情况下，外部因素可能影响其知识的应用。

场景 6

一组研究人员已经完成了实验性抗惊厥药的体外研究阶段。在准备试剂在体内药理作用的研究时,他们要选择动物模型。文献中指出灵长类动物将是一个适当的试验模型,但研究人员对使用高阶动物感到不安。研究人员必须决定使用最好的动物模型 - 灵长类动物还是使用可能产生不同质量数据的小鼠模型,但使用小鼠模型通常不会有与灵长类动物研究相同的伦理敏感性。

个人的感觉或信念可能干扰研究设计。在一些情况下,干扰可能损害实验的科学有效性,而在另一些情况下,它可能开辟新的知识创造途径。无论科学家是否承认,这些信念支撑着 KTA-E 循环的所有阶段。正是在他们影响研究设计或证据选择和使用的关键因素的时候,他们可以对结果产生最重要的影响。这种情况导致了科学哲学的"大局"问题,例如:

- 当数据成为信息和信息成为证据时,对工作有什么影响?
- 所有证据都平等吗?
- 谁决定什么会或不会被"作为证据?"当医疗干预措施处于成败关头时,这个选择意味着什么?

场景 6 反映了 KTA-E 周期中知识创造方面第 2 阶段的考量。然而,这一阶段的结果将对整个周期的各阶段产生一系列影响。事实上,不应低估研究设计决策对知识应用的影响。

小结和研究展望

正如本章试图说明的,研究人员、研究管理者、研究机构和资助者的社会和伦理责任不限于伦理审查过程。最根本的是,审查过程评估政策和法规的遵守情况,并降低识别出来的风险——通常是对个人。但是遵守不等同于合乎伦理,也不意味着从科学生命周期的角度来看待潜在的非预期后果,包括应用所产生的知识。

在卫生研究快速变化的局面下,研究比以往更加昂贵,更多合作,更加国际化,迫切需要更好地理解在科学实践中伦理的含义。这种理解必须考虑科学部门中的多方不同观点——从资助者和资助伙伴到管理者、机构、调查者、受训者、医务人员和患者。在知识到行动的过程中,关于专业诚信,过程的公平性,以及对参与者和隐私的保护等概念,不足以说明科学在社会中的特殊地位。

本章介绍的框架提供了一些线索，有助于（可能）非伦理学的医学研究者建立评判性思维，但它也邀请伦理学家来更详细地考虑 KTA-E 生命周期的所有阶段。欢迎在评判性分析"如何"，"那又怎么样"的领域有更多实证性伦理研究，例如：设置研究议程；选择研究人群；运用特定的方法，作者归属；当然，在这些领域从"数据"到"证据"再到"行动"。

（许　莹　陶珍晖　译）

参考文献

1. This is evidenced by the establishment of associations and societies the objective of which is to promote exchange and best practices in the conduct of ethics review of research. See for instance: http://www.careb-accer.org/, accessed September 2012; http://www.arec.org.uk/. Accessed September 2012.

2. Graham, ID, Logan J, Harrison MB, Straus SE, Tetroe J, Casell W, *et al*. Lost in knowledge translation: time for a map? *J Contin Ed Health Prof* 2006; **26**(1): 13–24.

3. Valenstein ES. *Great and desperate cures: the rise and decline of psychosurgery and other radical treatments for mental illness*. New York: Basic Books, 1986.

4. Bartlett JB, Dredge K, Dalgleish A. Timeline: the evolution of thalidomide and its IMiD derivatives as anticancer agents. *Nature Reviews Cancer* 2004; **4**: 314–322. doi: 10.1038/nrc1323

第6.2章 知识转化过程中整群随机试验的伦理问题

Monica Taljaard, Charles Weijer, and Jeremy Grimshaw

学习要点

- 人类研究受四个伦理原则的支配,这些原则反映在一些国家和国际法规中,即:尊重个人,有利,公正和尊重社区。
- 在知识转化(KT)研究中,对群体(相对于个体)的随机化选择必须合法化。
- 评估知识转化干预措施的整群随机试验(CRT)是一种研究,因此必须向研究伦理委员会递交相关材料并获得批准后方可实行。
- 介入知识转化整群随机试验的专业人士是研究的参与者,而患者可能不是研究参与者。
- 与任何研究设计的情况一样,如果寻求知情同意将使得知识转化中的整群随机试验变得不可行,那么,研究人员可以向研究伦理委员会申请豁免同意,而前提是研究几乎不会造成任何的风险。
- 当某些群体负责人有权决定是否可以将一个群体纳入到知识转化试验中时,可以联系负责人以获得授权,但是负责人的许可并不可替代单个研究参与者的知情同意书。

第5.1章介绍了一些评估知识转化干预措施有效性的研究设计。随机对照试验通常被认为是评估知识转化干预效果的理想选择,因为若应用得当,随机对照研究可以保证研究的内部有效性。在整群随机试验中,分配单元可以是一个医务人员、医疗机构、医院或类似单位,而从患者个体那里收集的结果包含在这些分配单元内。整群随机化具有方法学以及伦理方面的内涵。虽然国家和国际研究伦理指南(例如三委员会政策声明,赫尔辛基宣言和国际医学科学组织理事会)适用于知识转化研究中的整群随机研究,但这些伦理指南的解释也更为复杂。例如,在任何一个独立的研究中,

分配、干预和结果测量的单元可能均不尽相同。

整群随机试验的伦理设计和实施的渥太华声明为整群随机试验的伦理设计和实施提供了明确的推荐建议(见建议清单框 6.2.1)。渥太华声明是一个为期五年的混合方法研究项目的结果,这些研究项目包括一系列关于整群随机研究的伦理挑战的实证研究,同时,渥太华声明也经历过广泛的伦理分析和达成共识的过程。研究团队是任命的由 19 名成员组成的多学科专家小组,在闭门会议期间制定相关指南。指南的草案公布在项目网站上,在形成指南最终出版之前,邀请与会议代表和更多的研究人士提出意见。在文件的其他地方提供了达成共识过程的细节。在本章中,我们使用三个案例来解释渥太华声明中关于知识转化干预整群随机试验的建议。案例示例总结在框 6.2.2 中。

一般伦理原则

所有涉及人类参与的研究应遵循四个基本伦理原则:尊重个人,有利,公正和尊重公众。这些原则基于道德理论、研究伦理学的文献和惯例。

框 6.2.1

渥太华共识声明中的建议摘要

论证整群随机设计

1. 研究人员应提供使用整群随机设计的明确理由,并采用适合此设计的统计学方法。

研究伦理委员会审查

2. 开始之前,为得到研究伦理委员会的批准,研究人员必须提交一份包含研究参与者的整群随机试验设计。

确定研究参与者

3. 研究人员应该清楚地界定整群随机试验的研究参与者。研究参与者可以被认为是一个独立个体,其利益可能受到研究干预或数据收集过程的影响,即个体是:

(a)将在实验组(或对照组)接受干预措施者

或者

(b)是他所在环境中实验组(或对照组)的直接干预目标,或者

(c)调查员与其进行交流,以收集关于该个人的数据,或者

(d)调查员为了获取关于该个人的数据而收集其可识别的私人信息。

除非满足这些标准中的一个或多个,否则该个体不是研究参与者。

获得知情同意书

4. 在整群随机试验中,研究人员必须获得研究参与者的知情同意,除非研究伦理委员会在特定情况下允许同意豁免。

5. 若需要获得研究参与者的知情同意,但是在整群随机化之前又无法招募参与者,则研究者必须在整群随机化后尽快寻求参与者的同意,也就是说,要尽早确定潜在的研究参与者,但要在参与者已经接受研究干预或数据收集过程之前。

6. 研究伦理委员会在以下情况下,可以同意豁免或更改知情同意的要求

(1)如果没有豁免或改变知情同意,研究是不可行;

(2)研究干预和数据收集过程造成的风险几乎为零。

7. 研究人员必须获得作为研究参与者的专业人员或其他服务提供者的知情同意,除非符合同意豁免或更改知情同意的条件。

负责人

8. 负责人不应代表其群体中的个人签署代理知情同意书。

9. 当整群随机试验可能严重影响到群体或组织利益时,负责人拥有代表群体或组织做出决策的合法权力。研究人员应在获得负责人的许可后才能将群体或组织纳入研究。这种许可不能取代研究参与者本人签署知情同意书。

10. 当整群随机试验干预可能严重影响群体利益时,研究人员应通过集体咨询来提供研究设计、实施和报告的信息,以保护群体利益。必要时,负责人通常可以协助这种咨询。

评估获益和危害

11. 研究者必须确保研究干预得到充分的论证。研究干预的获益和危害必须与整群随机试验有关的研究领域的合格的实践相符。

12. 研究人员必须充分论证对照组条件的选择。当对照组是进行常规治疗或没有治疗时,对照组中的个人不得被剥夺有效的护理措施,或者是假设没有此研究,他们原本可以接受的治疗方案。

13. 研究人员必须确保数据收集过程的合理性。数据收集过程的风险必须:①因严谨的设计而被最小化;②与要获得的知识有合理的相关性。

保护弱势参与者

14. 群体中可能包含一些较为弱势的参与者。在这些情况下,研究人员和研究伦理委员会必须考虑其是否需要得到额外的保护。

15. 当需要获得个人知情同意,而有的个体由于其在群体或组织层次中的位置而可能无法自由选择是否参与时,研究伦理委员会应特别关注这些人的招募、保护隐私和签署知情同意书等程序。

框 6.2.2

案 例 示 范

案例1　患者决策助手对乳腺癌手术选择的随机试验[29]

目的:评估决策助手对告知早期乳腺癌患者治疗选择的效果。

随机化单元:在社区医院工作的普通外科医生。

干预:患者层面。在手术咨询期间,干预组使用一个决策助手(录音带和工作簿),对照组是发给患者标准的教育手册。

数据收集:患者在决策冲突量表的得分,在乳腺癌知识、焦虑和决策遗憾方面的问卷调查。由研究护士从患者病历中提取病理学和实际治疗的资料。

结果:知识、焦虑或决策遗憾方面差异没有显著性,决策助手组中决策冲突量表得分更低,但没有统计学意义。

案例2　行为干预改善产科护理

目的:评估行为干预在改善阿根廷和乌拉圭的产科护理中的有效性。

随机化单元:医院被随机分到行为干预组或无干预的对照组。

干预:医务人员层面。助产团队(医生,居民和助产士)被确定为意见领袖,并参加了一个研讨会,以制定和传播临床指南。团队返回各自的医院,传播指南,培训其他助产人员,并建立了一个提醒系统。

数据收集:使用标准临床记录表格收集第三阶段产程的外阴切开术的发生率和预防性催产素的使用率。医院患者的个人信息没有收集。助产人员完成了一份测量他们是否已经准备好改变的自我管理方面的问卷。

结果:预防性催产素使用率显著提高。干预组外阴切开术的发生率显著低于对照组医院。

案例3　计算机化的循证指南对初级保健中成人哮喘和心绞痛管理的效果

目标:评估使用计算机系统支持基于证据的用于初级保健中哮喘和心绞痛管理的临床决策的效果。

随机化单元:英国的60个初级保健机构。

干预:医疗机构层面。将计算机化的决策支持系统整合到医疗机构的计算机软件中。请每个医疗机构派两个成员参加一个培训班。研究中的每位医生或临床护士都收到了两份纸质版的指南摘要,每个机构都收到了两份纸质版的完整指南。

数据收集:用计算机检索的方法从医疗机构中确定患者。从计算机系统的临床记录中提取处方资料。经过培训的数据收集者从患者的纸质病历和电子病历中提取非处方资料。通过邮寄调查问卷的方式,调查患者的生活质量。

结果:干预对护理的过程或结果都没有影响。

尊重个人意味着需要寻求研究参与者的有效的知情同意书以进行研究。有利原则要求研究者不要造成不必要的伤害,并在可能的情况下促进研究参与者的福祉。公正原则可以被定义为公平分配研究的获益和负担的伦理责任。尊重公众意味着研究人员有义务尊重公众的价值观,保护和赋予公众权力,并在适用的情况下遵守合法的公众当局的决定。

整群随机试验设计的理由

设计知识转化研究试验的一个重要决定是关于分配单元。这个决定必须得到仔细论证。这个决定部分地取决于施用知识转化干预的"层面"。在医疗机构层面或整群层面干预的情况下,整群随机化可能是唯一可行的选择。在案例2(针对助产人员的行为干预研究)和案例3(在一般做法中采用电子决策支持系统)的情况下,对个体患者进行随机化是不切实际的。相比之下,在案例1(患者层面的干预)中,患者可以作为分配单元,但是为了避免试验污染,选择了外科医生作为分配单元。

是否需要研究伦理审查?

国家和国际研究伦理指南规定,所有人类研究必须提交并由研究伦理委员会批准。研究可以被定义为用于产生可归纳的知识的系统性调查。知识转化干预的整群随机试验符合研究的定义，因此必须由研究伦理委员会进行审查。研究伦理委员会应对不同研究方案的审查采取相应的方法。因此，不涉及弱势参与者并且对研究参与者仅具有低风险的方案，可能有资格接受快速或委托审查。

如何确定研究参与者？

　　知识转化中的整群随机试验的群体通常由多个级别的成员（例如患者，医务人员）组成，但不是群体中的所有成员都必须是研究参与者。在确定研究参与者的知情同意前有一定的伦理要求，即研究带来的危害和获益能得到公平的考虑。研究参与者的一个定义性特征是，他们的利益在研究干预过程中或数据收集过程中受到了影响。基于这一定义，渥太华声明中为确定整群随机试验中的研究参与者提供了四个标准（见框 6.2.1，建议 3）。

　　在案例 1 中，患者是研究参与者，因为他们是试验性干预（决策辅助）的对象（a），完成了研究问卷填写（c），并通过审查他们的医疗记录提供了可识别的医疗信息（d）。外科医生不是任何干预的目标，没有为其他研究人员提供任何数据，也没有提供可识别的个人信息，因此，外科医生不是研究参与者。案例 2 中的助产人员是研究参与者，因为他们是行为干预的接受者（a）并且完成了问卷调查（c）。患者不是研究参与者，他们没有直接接受调查员的干预，也没有通过操纵他们的环境进行间接干预，研究者没有为了收集数据与他们接触，患者的信息也没有在医院之外传播。案例 3 中的医生和护士是研究参与者，因为他们被直接干预（a，b）。接受生活质量问卷调查的患者（c）和医疗病历被研究者用来收集数据的患者（d），都属于研究参与者。表 6.2.1 总结了三个案例中研究参与者的确定方法。

表 6.2.1　三个案例中研究参与者的确定

标准	案例1		案例2		案例3	
	外科医生	患者	助产人员	患者	医生护士	患者
（a）干预对象？	否	是	是	否	是	否
（b）环境操纵的直接目标？	否	–	–	否	是	否
（c）为收集资料，与研究者接触？	否	是	是	否	否	是
（d）可识别的个人信息数据被收集？	否	是	–	否	否	是
研究参与者？	否	是	是	否	是	是

从谁那获得知情同意？

尊重个人的伦理原则通常要求研究人员寻求潜在研究参与者的知情同意。知情同意的过程允许潜在参与者将研究的结果作为自己的结果，而不是仅仅作为结束的手段。在知识转化的整群随机试验中，群体中只有研究参与者才需要签署知情同意书。

在案例 1 中，需要患者（研究参与者）而不是外科医生的知情同意；在案例 2 的中，需要助产士（研究参与者），签署知情同意书而非患者；病例 3 中，医生和护士，以及完成调查问卷的患者和医疗记录信息被审查的患者都是研究参与者，因此需要得到他们的知情同意。

知情同意什么？

国家和国际研究伦理指南为知情同意过程提供详细的发布要求，信息包括研究目的、研究干预和数据收集程序，研究参与者潜在的获益和风险以及参与研究的可选择性。在标准随机对照试验中，患者通常在参与研究前，需要在随机分组、干预措施、数据收集方面签署相关知情同意书。然而，在知识转化的随机对照试验中，分配单位、干预和数据收集通常是不同的，这就意味着可能需要从试验的三个方面单独签署知情同意。在案例 1 中，患者需要同意研究干预和数据收集程序；在案例 2 中，助产士需要同意研究干预措施和完成问卷调查；在案例 3 中，医生和护士需要同意研究干预，而患者需要同意数据收集。

如果知情同意书不可行怎么办？

在某些知识转化整群随机试验的过程中，寻求个人知情同意在逻辑上可能是不可能做到的。例如，由于庞大的群体规模的原因，而这个群体可能是一个机构、城市甚至地区。在这种情况下，假如研究参与者的风险最小，可以使用知情同意豁免。知情同意豁免意味着研究伦理委员会将去掉获得知情同意的要求。最小的风险是指研究人群在日常生活中就可能遇到的风险。有很多研究过程通常被视为对研究参与者产生的风险最小，包括体检、非侵入性医疗监测、超声波以及医疗病历的审查等。研究者只需要向伦理委员会充分证明获得知情同意是不可行的，并且只会对研究参与者产生最小的风险。在案例 3 中，只要适当的保护其隐私，研究伦理委员会可以批准豁免审查患者病历的知情同意。

在一些知识转化整群随机试验中,干预是在一个群体的层面进行实施。一个群体层面的知识转化干预的例子是在医院候诊室中将抗生素治疗相关教育信息的海报和视频展示给患者。在群体层面的干预试验中,个体的知情同意通常是不可行的,因为个体不能选择退出或避免干预,因此,拒绝签署知情同意书并没有意义。在这种情况下,研究人员可以申请放弃对研究干预的同意,只要它对研究参与者几乎不会造成风险。然而,知情同意豁免并不适用于所有研究程序。例如,如果授予研究干预的同意豁免,研究人员可能仍需要征求数据收集程序的知情同意。

在一些知识转化整群随机试验中,研究人员可能担心在知情同意过程中,发布的信息可能会导致选择或应答偏倚。由研究伦理委员会来确定这些问题是否具备豁免或更改知情同意的充分理由。知情同意的更改意味着研究伦理委员会允许在知情同意中更改或删除某些标准的暴露因素,例如,允许不完全暴露行为干预的本质。改变知情同意程序必须由研究伦理委员会批准,并受到与知情同意豁免相同的限制,即偏倚的风险一定会使研究变得不可行且研究干预造成的风险必须几乎为零。为了最大限度地降低案例 1 中的参与或应答偏倚的风险,研究伦理委员会可以批准改变知情同意,允许研究人员向干预组和对照组的患者提供不公开干预本质信息的一致的知情同意书。在其他情况下,可以通过采用某些特定的设计来降低偏倚的风险。在案例 3 中,研究人员采用不完全的模块设计:一组接受心绞痛管理指南,另一组接收哮喘管理指南。这个设计被用来平衡医务人员由于意识到了研究中使用的指南而引起的任何可能的霍桑效应。

何时应征求知情同意?

研究人员应努力在群体分配前,确定研究参与者并征求他们的知情同意。然而,在一些知识转化的整群随机试验中,在整群随机化之前不可能接触到或者识别合格的研究参与者。在这种情况下,研究人员应在参与者被确认后,并在研究干预或资料收集前,立即寻求这些潜在参与者的知情同意。研究人员应该意识到随机化后的知情同意存在偏倚风险,应避免研究的干预组和对照组中的征求知情同意程序存在差异。

在案例 1 中,随机化前的知情同意是不可行的,因为乳腺癌患者需要在分配外科医生后进行前瞻性判断。然而,患者在接受决策助手和完成问卷之前,可以提供知情同意。研究人员可能已经考虑到可能的选择性偏倚,这是由于需要外科医生知道自己的分配状况并熟悉患者的特征,因此在识别和招募患者时可能产生偏倚。

医务人员知情同意程序中的注意事项

医务人员通常是知识转化的整群随机试验的研究参与者;在这种情况下,除非获得了知情豁免,他们也需要签署知情同意书。知识转化的整群随机试验对医务人员的招募应该不受医院主管、医院管理人员或组织领导的强制影响。医务人员的知情同意程序应包括职业相关风险的讨论(例如,由于监测到渎职或不称职)。关于医务人员绩效的数据应在研究团队内保密,除非以下情况出现,如出现重大过失或不能胜任工作等情况,需要向专业认证或许可机构披露。

群体中负责人的作用是什么?

知识转化的整群随机试验可以具有与研究群体相关的一个或多个“负责人”。负责人的例子包括:医院管理者,高级实践合作伙伴或执业经理。负责人在保护知识转化的整群随机试验给群体或机构利益带来的影响中具有重要作用。只要负责人在群体或组织内的角色赋予他们代表群体作出决策的权力,并且只要群体中的成员认可这种权力,则研究人员就可以通过负责人获得将一个群体纳入整群试验中的许可。然而,负责人的许可不能取代知识转化的整群随机试验中研究参与者的知情同意。在案例2中,必须获得医院当局的许可才能在其机构进行研究(但不是在试验中招募助产士)。在案例3中,必须寻求执业经理的许可,包括实践和安装计算机软件(但不是在试验中招募个别医生或护士)。

负责人还可以促进研究人员和群体成员之间关于研究的目标、设计和实施以及研究结果的传播等方面的咨询。在案例2和3中,医院当局和执业经理可以分别促进与助产士、医生和护士关于研究具体方面的咨询。

负责人还可以有权从正在进行的 KT CRT 中撤出。由于整群的撤出对参与者以及 CRT 的科学有效性可能带来严重后果,研究人员应尽一切努力在试验中保留所有纳入的群体。在案例2中,研究人员在研究结束时为对照组的医院提供了干预措施等方面的信息,以确保医院愿意合作并减少医院退出。

研究展望

在渥太华声明公布之前，没有专门针对整群随机试验的全面伦理指南，因此，研究人员和研究伦理委员会必须依赖于标准研究伦理指南的一些模糊解释。这个情况导致了在不同管辖区内和区间，在整群随机试验的执行和伦理审查过程中存在相当大的不确定性和可变性。未来的研究可以侧重于评估研究人员和研究伦理委员会对渥太华声明的采用情况，并确定其在多大程度上有助于改进知识转化的整群随机试验的研究伦理审查过程。为知识转化研究人员和研究伦理委员会开发转化材料是采用渥太华声明所需的重要的第一步。

在本章中，我们解释了渥太华声明中关于知识转化在医疗保健中的应用的建议。现在在公共卫生、教育、福利和预防犯罪以及经济发展、工程和商业等领域的研究人员对应用科学的兴趣越来越大。未来的研究可以侧重于将渥太华声明应用于这些领域的知识转化的整群随机研究中。最后，鉴于该领域的迅速扩大和发展，"渥太华声明"的作者预计在今后的几年内，必须对指南进行重大修订和补充。

小结

本章重点讨论了渥太华声明中就 CRT 设计的合理性、REB 审查的必要性、研究参与者的确定、获得知情同意书以及 KT CRT 中的负责人角色等方面的具体建议。整群随机化是评估知识转化干预研究的理想研究设计，但对于群体的（相对于个体）随机化的选择必须认真考虑。知识转化的整群随机试验必须应提交至研究伦理委员会并经过批准方可执行。在设计知情同意程序时，研究人员应首先确定研究参与者是谁，除非研究参与者是个人，否则不需要他们的知情同意。知情同意豁免可适用于许多风险最小的知识转化整群随机研究。拥有合法权力的群体负责人可能会被允许同意群体参与到 KT CRT 中，但负责人权力不能代替个体研究参与者的知情同意。渥太华声明中的其他建议（这里不讨论）为评估利益和危害，以及为保护弱势参与者提供指导。

（陶珍晖　许　莹　译）

参考文献

1. Donner A, Klar N. *Design and analysis of cluster randomization trials in health research*. London: Arnold, 2000.

2. Campbell MK, Mollison J, Steen N, Grimshaw JM, Eccles M. Analysis of cluster randomized trials in primary care: a practical approach. *Family Practice* 2000; **17**: 192–6.

3. Edwards SJL, Braunholtz DA, Lilford RJ, Stevens AJ. Ethical issues in the design and conduct of cluster randomised controlled trials. *BMJ* 1999; **318**(7195): 1407–9.

4. Hutton JL Are distinctive ethical principles required for cluster randomized controlled trials? *Stat Med* 2001; **20**(3): 473–88.

5. Eldridge SM, Ashby D, Feder GS. Informed patient consent to participation in cluster randomized trials: an empirical exploration of trials in primary care. *Clin Trials* 2005; **2**: 91–8.

6. Klar N, Donner A. *Ethical challenges posed by cluster randomization*. Wiley Encyclopedia of Clinical Trials: 1-5. Published online: December 14, 2007. DOI: 10.1002/9780471462422.eoct050.

7. Mann H, Reyes M. Identifying the human research subject in cluster randomized controlled trials. *IRB* 2008; **30**(5): 14–18.

8. Sim J, Dawson A. Informed consent and cluster-randomized trials. *Am J Public Health* 2012; **102**(3): 480–5.

9. Weijer C, Grimshaw JM, Taljaard M, Binik A, Boruch R, *et al*. Ethical issues posed by cluster randomized trials in health research. *Trials* 2011; **12**: 100.

10. Tri-Council Policy Statement. Ethical Conduct of Research Involving Humans, 2nd edition, 2010, http://www.pre.ethics.gc.ca/eng/index/. Accessed September 2012.

11. World Medical Association. Declaration of Helsinki, 2008.

12. Council for International Organizations of Medical Sciences (CIOMS). *International ethical guidelines for biomedical research involving human subjects*. Geneva: CIOMS, 2002.

13. Weijer C, Grimshaw JM, Eccles MP, McRae AD, White A, Brehaut JC, Taljaard M and the Ottawa Ethics of Cluster Trials Consensus Group. The Ottawa Consensus Statement on the Ethical Design and Conduct of CRTs. *PloS Medicine* 2012; **9**(11): e1001346. doi: 10.1371/journal.pmed.1001346.

14. Taljaard M, Weijer C, Grimshaw J, Belle Brown J, Binik A, *et al*. Study protocol: ethical and policy issues in cluster randomized trials: rationale and design of a mixed methods research study. *Trials* 2009; **10**: 61.

15. National Commission for the Protection of Human Subjects of Biomedical and Behavioral Research. *The Belmont Report: ethical principles for the protection of human subjects of biomedical and behavioral research*. Washington: US Government Printing Office, 1978.

16. Campbell MK, Piaggio G, Elbourne DR, Altman DG. (2012) CONSORT 2010. Statement: extension to cluster randomised trials for the CONSORT Group. *BMJ* 2012; Sep 4(345): e5661.

17. McRae AD, Weijer C, Binik A, White A, Grimshaw JM, *et al*. Who is the research subject in cluster randomized trials? *Trials* 2011; **12**: 183.

18. McRae AD, Weijer C, Binik A, Grimshaw JM, Boruch R, *et al*. When is informed

consent required in cluster randomized trials in health research? *Trials* 2011; **12**: 202.

19. Eldridge S, Kerry S, Torgerson DJ. Bias in identifying and recruiting participants in cluster randomised trials: what can be done? *BMJ* 2009; Oct **9**: 339.

20. Hahn S, Puffer S, Torgerson DJ, Watson J. Methodological bias in cluster randomised trials. *BMC Med Res Methodol* 2005; **5**: 10.

21. Eccles M, Grimshaw J, Steen N, Parkin D, Purves I, *et al.* (2000) The design and analysis of a randomized controlled trial to evaluate computerized decision support in primary care: the COGENT study. *Fam Pract* 2000; **17**: 180–6.

22. Grimshaw J, Campbell M, Eccles M, Steen N. Experimental and quasi-experimental designs for evaluating guideline implementation strategies. *Fam Pract* 2000; **17**: S11–S18.

23. Puffer S, Torgerson D, Watson J. Evidence for risk of bias in cluster randomised trials: review of recent trials published in three general medical journals. *BMJ* 2003; **327**(7418): 785–9.

24. Torgerson DJ. Contamination in trials: is cluster randomisation the answer? *BMJ* 2001; **322**: 355–7.

25. Gallo A, Weijer C, White A, Grimshaw JM, Boruch R, *et al.* What is the role and authority of gatekeepers in cluster randomized trials in health research? *Trials* 2012; **13**: 116.

26. Chaudhry SH, Brehaut JC, Grimshaw JM, Weijer C, Boruch R, Donner A, Eccles MPE, McRae AD, Saginur R, Skea ZC, Zwarenstein M, Taljaard M. Challenges in the research ethics review of cluster randomized trials: international survey of investigators. *Clinical Trials* 2013; **10**(2): 257–68.

27. Boruch R. Preface: better evaluation for evidence-based policy: place randomized trials in education, criminology, welfare, and health. In *Annals of the American Academy of Political and Social Science*, vol. **599**: Place randomized trials: experimental tests of public policy (May 2005, pp. 6–18). Newbury Park: Sage Publications, 2005.

28. Madon T, Hofman KJ, Kupfer L, Glass RI. Implementation science. *Science* 2007; **318**: 1728–9.

29. Goel V, Sawka CA, Thiel EC, Gort EH, O'Connor AM. Randomized trial of a patient decision aid for choice of surgical treatment for breast cancer. *Med Decis Making* 2001; **21**(1): 1–6.

30. Althabe F, Buekens P, Bergel E, Belizán JM, Campbell MK, Moss N, Hartwell T, Wright LL. Guidelines trial group: A behavioral intervention to improve obstetrical care. *N Engl J Med* 2008; **358**(18): 1929–40.

31. Eccles M, McColl E, Steen N, Rousseau N, Grimshaw J, Parkin D, Purves I. Effect of computerised evidence based guidelines on management of asthma and angina in adults in primary care: cluster randomised controlled trial. *BMJ* 2002; **325**: 941.

术　语

英文	中文
A basis for assessing gaps	评估差距的基础
A review process	综述过程
absorptive capacity	吸收能力
academic detailing	学术细节
ACCESSS	ACCESSS 整合检索库
accountability relations	责任关系
ACT（assertive community treatment）	主动式社区治疗
action	应用
action cycle	应用循环 / 作用周期
action gaps	应用差距
action research	应用研究
action stage	应用阶段
action steps	应用步骤
action-oriented health care	应用导向的健康照护
action-outcomes	应用结果
social cognitive theory	社会认知理论
active	积极 / 主动
activist learner 2	主动学习者
Actor-Partner Interdependence Model	主 - 客体互倚模型
adaptation theory	适应理论
ADAPTE collaboration	ADAPTE 协作
ADAPTE process	ADAPTE 程序
adapting	调整
adapting for local use	本土化
adapting knowledge to	调适知识
administrative databases	管理数据库

英文	中文
affective domain, of learning	情感领域
AGREE instrument	AGREE 工具
AGREE Next Steps initiative	AGREE 下一步创始计划
Alberta Context Tool(ACT)	阿尔伯塔背景测评工具
aligning to the stage of learning	调整学习的阶段
AMSTAR(Assessment of Multiple SysTemAtic Reviews)	多重系统综述评估(AMSTAR)
analysis error	分析误差
analyzing from studies	对研究文章的分析
androgogy	成人教育学 / 男科学
Appraisal of Guidelines Research and Evaluation (AGREE)	指南研究与评价工具(AGREE)
art of selecting	选择的艺术
as a sustainability factor	作为一个延续性因素
assessing bias	评估偏倚
assessing risk of bias	评估偏倚风险
assessment	评估
Attitudes Regarding Practice Guideline	对临床实践指南的态度
audit and feedback	审查与反馈
awareness-agreement-adoption—adherence model	认知 - 认同 - 采纳 - 依从模式
balance retraining	重建平衡
barriers	障碍因素
barriers and enablers to knowledge use	知识应用的障碍因素和促进因素
BARRIERS scale	障碍量表
Bayesian meta-analysis	贝叶斯 Meta 分析
Behavior Change Technique Matrix	行为改变技术矩阵
Behavior Change Wheel	行为改变轮
behavior reinforcement, in learning	行为强化,学习中
behavioral control	行为控制
behavioral intention	行为意图

英文	中文
behavioral response to	对……的行为反应
behaviorist approaches, to learning	行为主义方法,学习中
bias	偏倚
Brett's Nursing Practice Questionnaire	Brett 护理实践问卷
broad meanings of	广义上
business process re-engineering(BPR)	业务流程再造
Bzdel Resource Guide	Bzdel 资源指南
Campbell Collaboration	Campbell 协作网
Canadian Agency for Drugs and Technology Health	加拿大药品和技术卫生署
Canadian Health Services Research Foundation	加拿大卫生服务研究基金会
Canadian Institute for Health Information(CIHI)	加拿大卫生信息研究所
Canadian Institutes of Health Research(CIHR)	加拿大健康研究所
CAN-IMPLEMENT Resource	CAN-IMPLEMENT 资源
capabilities	能力
case examples	案例举例
case scenarios	案例情景
case study	个案研究
case study evaluation	个案研究评估
categories of	范畴 / 分类
CDSSs(computerized decision support systems)	计算机决策辅助系统(CDSS)
CE events	继续教育项目 / 继续教育事件
Centre for Reviews and Dissemination	评价与传播中心
Change cognitive psychology theories of	改变认知心理学理论
change management interventions	变革管理干预
chart audits	病例审查
choice of strategy	策略选择
classical theories of change	经典变革理论
clinical databases	临床数据库
clinical practice guideline development	临床实践指南制定
clinical practice guidelines	临床实践指南

英文	中文
Clinical Practice Guidelines Framework for Improvement	临床实践指南改进框架
cluster randomized trials	整群随机试验
CME events	继续医学教育项目 / 继续医学教育事件
Cochrane Central Register of Controlled Trials	Cochrane 临床对照试验中心注册数据库
Cochrane Collaboration	Cochrane 协作网
Cochrane Consumers and Communication Review Group	Cochrane 用户和交流审查小组
Cochrane Effective Practice and Organization of Care Group（EPOC）	Cochrane 有效实践和护理组织小组
Cochrane Review, of audit and feedback	Cochrane 评价、审查和反馈
codified knowledge improving performance	显性知识提高绩效
cognitive continuum theory	认知连续理论
cognitive dissonance theory	认知失调理论
cognitive factors related to KT interventions	知识转化干预措施相关的认知因素
cognitive psychology theories, of change	认知心理学理论
cognitivist approaches	认知方法
collaborative research	合作研究
common elements	共同要素
common sense approaches	常识方法
communities of practice	实践社区
community-based participatory research	以社区为基础的应用研究
competency	胜任力
competency assessments, of care providers	能力评估
complex adaptive systems theory	复杂适应系统理论
complex interventions framework for evaluating	复杂干预评估框架
compliance	依从性
component	组成
computerized reminders	计算机提醒

英文	中文
conceptual knowledge use	概念知识应用
conceptual models	概念模型
conceptualizing satisfactory	概念化满意
conducting	指挥
Consolidated Standards of Reporting Trials of Electronic and Mobile HEalth Applications and onLine TeleHealth(CONSORT-EHEALTH)	电子及移动健康应用和网络远程医疗报告试验的统一标准
constructivist approaches	建构主义方法
constructs	建构
Context Assessment Instrument(CAI)	情境评估工具
continuing education current and future trends	继续教育现状及发展趋势
continuing education/	继续教育
continuing medical education see CME(continuing medical education)	继续医学教育
continuing professional development	继续职业发展/专业进修
continuous quality improvement	持续质量改进
controlled before-after studies	自身前后对照研究
coordinated implementation model	协调实施模型
coproduction of knowledge	协同生产知识
critical analysis of	评判性分析
critical reasoning	评判性推理
customizing	定制
Database of Reviews of Effects(DARE)	效果评价数据库
Databases health-related research	健康相关研究数据库
deciding to use single or multicomponent	决定使用单一成分或多成分
decision making	决策
definition	定义
Delphi procedure	德尔菲法
description	描述
descriptive theories	描述性理论
design challenges	设计挑战

英文	中文
design choices	设计选择
designing and implementation of KT activity	知识转化活动的设计与实施
determinants	决定因素
developing quality indicators	制定质量指标
developing strategies to increase knowledge use	制定策略提高知识使用
development	发展
differentiating from outcomes	将结果区分开来
diffusion	传播
diffusion strategies	传播策略
diffusion theory	扩散理论
disseminating	传播
dissemination	传播
dissemination end-users	传播终端用户
Donabedian framework	Donabedian 框架
Donabedian's framework	Donabedian 框架
draft clinical practice guidelines	临床实践指南草案
Dreyfus model	德莱弗斯模型
dyadic methodology	二元方法论
early adopters	早期采纳者
economic evaluation	经济评价
Economic Evaluation Database	经济评估数据库
educational interventions	教育干预
educational outreach	教育延伸
educational theories	教育理论
effect on professional practice	对专业实践的影响
effecting KT	影响知识转化
effectiveness	有效性
electronic communication	电子通信
electronic medical records systems(EMRs)	电子医疗记录系统(EMRs)
EMBASE	荷兰医学文摘数据库

英文	中文
end-of-grant	项目成果
engage in behavior	参与行为
engagement in	参与
Enhancing the QUAlity and Transparency Of health Research（EQUATOR）	提高临床试验质量和透明度协作网（EQUATOR）
enhancing uptake in	增强吸收
entropic nature of	失常倾向
EPOC（Effective Practice and Organization of Care）	有效实践和护理组织
ethics considerations 3	伦理考虑
ethics in	伦理学
evaluating patient decision aids	评价患者决策辅助
evaluation strategy, for KT	评估策略
Evaluation Utilisation Scale	评价应用量表
Evidence Based Practice Attitude Scale（EBPAS）	循证实践态度量表
evidence for effectiveness	证据的有效性
Evidence identifying	证据识别
Evidence-Based Practice Centre（EPC）	循证实践中心
example of contestable	可争论的例子
exogenous knowledge	外源性知识
expertise	专业知识
explanatory designs	解释性设计
exploratory methods	探索性方法
expressed needs	表达出来的需求
external validity of intervention study designs	干预研究设计的外部效度
extracting data from individual	从个体提取数据
extrinsic sources of motivation, for learning	外在激励来源
facilitators	促进因素
factoring into intervention design	考虑到干预设计
factors maintaining	因素维持
failure	失败/失效
fee for service（FFS）	服务费

续表

英文	中文
feedback delivery of	递交反馈意见
felt needs	切身需要
filters	滤镜
financial incentive	财政奖励
financial sustainability factors	财政可持续性因素
finding	发现/调查的结果
first generation	第一代
flow diagram	流程图
forces for educational change	教育改变推动力
Fordism	福特制/福特主义
forest plot	森林图
formal definition of	正式定义
formatting	形成
framework for	框架
Framework for Trials of Complex Interventions	复杂干预试验框架
fundamentals	基础
funnel	漏斗
future research	未来研究方向
gaps	差距
general principles	总则
generalizable knowledge	一般知识
generalizable	可以广泛应用的
GIN(Guidelines International Network)	国际指南网
goals	目标
group sessions	小组会议
guideline adaptation with	调整指南
guideline development	制定指南
Guideline Implementability Assessment(GLIA)tool	指南可实施性评估工具
guideline(s)	指南
guideline-driven care, uptake, and adherence to	指南驱动的护理、领会及依从
H5N1 influenza case study	H5N1流感个案研究

续表

英文	中文
health care delivery	提供医疗服务
health care knowledge use in organizations and systems	在组织和系统层面健康照护知识应用
health care organizations knowledge use in	健康照护组织知识应用
health care provider level outcome measures	医务人员层面结果测量
health care themes	健康照护主题
health economics	卫生经济学
health professionals	医务人员
health professionals physiological feedback	医务人员生理反馈
health technology assessments	卫生技术评估
humanist approaches	人文主义方法
ICC（intracluster correlation coefficient）	组内相关系数
identified	认定
identifying	识别
IMPLEMENT trial	实施试点
implementability, of recommendations	可执行性，推荐
implementation	实施
implementation	实施
implementation science	应用科学
implications for practice	对实践的启示
improving participation of	促进参与
in health care decision making	健康照护决策
in science lifecycle	科学生命周期
incentive systems	激励制度
indicators	指标
indicators measuring for KT interventions	知识转化干预措施测量指标
information-seeking behavior	信息寻求行为
informed consent	知情同意
initiative decay	主动性衰减
initiatives	发起者
inquiry	检索／查询
Institute for Innovation and Improvement	创新与改进协会

续表

英文	中文
instrumental knowledge use	工具性知识应用
instrumental variable design	工具变量设计
integrated	整合的
integrated knowledge translation（IKT）	整合型知识转化
integrated knowledge translation（IKT）courses	整合型知识转化课程
integrated knowledge translation（IKT）knowledge gaps	整合型知识转化（IKT）知识差距
integrated KT approach	整合型知识转化方法
intentions	意图
interactivity	互动性, 交互性
Interdependence Theory	相互依存理论
internal validity	内部效度
International Classification of Diseases（ICD-10）	国际疾病分类（ICD-10）
International Patient Decision Aids Standards Collaboration（IPDAS）	国际患者决策辅助标准协助组织
interpersonal communication networks	人际交流网络
interpreting	解释
interprofessional learning	跨专业学习
interrupted learning process	中断的学习过程
interrupted time series	中断的时间序列
Intervention Mapping	干预措施筹划图
interventions	干预
interventions proficiency	干预水平
intrinsic motivation	内在动机
involving	涉及 / 包括
issues and concerns in	问题与关注的事项（注意事项）
It seemed like a good idea at the time（ISLAGIATT）principle	ISLAGIATT 原则
Joanna Briggs Institute	JBI 循证健康照护中心
Joint Commission on the Accreditation of Health Care Organisations [JCAHO]）	健康照护组织认证联合委员会
justice	公正

英文	中文
justification for	辩护
key concepts of	关键概念
knowledge	知识
knowledge application	知识应用
knowledge base	知识库
knowledge brokers	知识中间人 / 知识推广者
knowledge creation	知识创造
knowledge dissemination	知识传播
knowledge gaps	知识差距
knowledge implementation	知识实施
knowledge management(KM)	知识管理
knowledge production problem	产生知识中的问题
knowledge production, knowledge-to-action gap as	知识产生, 知识 - 应用差距
knowledge push and knowledge pull	知识推动
knowledge retention in	知识保持能力
knowledge synthesis	知识综合
knowledge to action	知识 - 应用
knowledge transfer	知识传送
knowledge transfer knowledge exchange, uptake and	知识传送, 知识交流, 知识采用
knowledge transfer problem	知识传送问题
knowledge translation(IKT)monitoring systems, for sustainability	整合知识转化持续性监测系统
Knowledge Translation Resource Clearinghouse of the Keenan Research Centre	基于指南研究中心知识转化资源交换
knowledge users	知识使用者
Knowledge, Attitudes and Practice(KAP)surveys	知识态度实践(KAP)问卷
knowledge-to-action	知识 - 应用
Knowledge-to-Action Ethics(KTA-E)framework	知识 - 应用伦理框架
knowledge-to-action framework	知识 - 应用框架
knowledge-to-action gaps	知识 - 应用差距
knowledge-to-action process	知识 - 应用过程

英文	中文
knowledge-to-practice gaps	知识 - 应用差距
KT(knowledge translation)	知识转化
KT(knowledge translation)interventions	知识转化干预措施
KT Clearinghouse Web site	知识转化库
KTA-E framework	知识 - 应用伦理框架
KTA-framework	知识 - 应用框架
KT-related	知识转化相关
Langley Model of Improvement	兰利改进模型
Latin American Caribbean Health Sciences Literature(LILACS)	拉美加勒比地区健康科学文献
learning and skill acquisition	学习和技能习得
learning domains	学习领域
learning experience	学习经验
learning processes	学习过程
learning styles	学习风格 / 学习方式
learning theories	学习理论
limitation	局限性
linear approaches knowledge synthesis	线性方法知识综合
linkage and exchange	结合与交流
LINKIN project	LINKIN 项目
linking to barriers	链接到(联系)障碍因素
linking to theory-based factors	链接到基于理论的因素
literature	文献
local context and	当地情况
local knowledge	本土知识
locating relevant	定位相关
maintenance stage,	维持阶段
mapping to barriers and facilitators	绘制障碍因素及促进因素
McMasterPlus: McMaster PLUS(Premium LiteratUre Service)	麦克马斯特优质文献服务数据库 (McMaster Plus)
measuring	监测

续表

英文	中文
measuring	测量
measuring adherence to	测量依从性
measuring clinical care against review criterion	针对审查标准测量临床护理
Medicare Provision and Analyses Review [MedPAR] Files）	医疗保险条款和分析审核
mentorship models	导师制模型
merging with KT research	与知识转化研究结合
meta-analysis	Meta 分析
meta-ethnography reviews	Meta 人种志研究
meta-narrative reviews	元叙事研究
methodologies evaluating effectiveness	评价有效性的方法学
methods	方法
methods and tools for assessment	评估方法和工具
methods for evaluating	评价方法
minimal	最低的 / 最小的
models or classifications of	模型或者…的分类
modes	模式
monitoring	监测
monitoring and evaluation of knowledge use	知识应用的监测与评估
motivation to learn	学习的动机
multiple methods	多方法
narrative synthesis	叙事整合
national	国家的
National Coordinating Centre for Methods and ToolsWeb site	国家方法和工具协调中心网站
National Guidelines Clearinghouse	美国国家指南交流中心
National Health Service（NHS）	英国国民医疗保健制度
needs assessments determining gaps	需求评估确定差距
network meta-analysis	网状 meta 分析
NICE（UK National Institute for Health and Clinical Evidence）	英国国家卫生与临床技术优化研究所

英文	中文
non-maleficence	不伤害原则
non-randomized designs（quasi experimental）	非随机设计（类试验）
non-randomized studies	非随机研究
normative beliefs	规范性信念
normative needs	规范性需求
normative theories	规范性理论
NorthStar	北极星
observational evaluations	观察评估
implementing knowledge	实施知识
practice	实践
review results	评价结果
online	在线
online CE courses	在线继续教育课程
online communities of practice	在线实践社区
Ontario Ministry of Health and Long-term Care	安大略卫生部和长期护理数据库
open interview methods	开放式访谈方法
operant conditioning theory	操作制约理论
operating at the middle level	在中级层面执行
opinion leadership	意见领袖
opportunity cost	机会成本
organization	组织机构
organization level	组织层面
organization（s）characteristics improving management of knowledge	提高知识管理的组织特征
organizational behavior	组织行为
organizational capabilities	组织能力
organizational change programs	组织变革程序
organizational interventions	组织干预措施
organizational or process level outcome measures	组织或过程层面结果测量
Organizational Readiness to Change Assessment （ORCA）	组织变革准备度评估

英文	中文
organizational theories	组织学理论
Ottawa Model of Research Use	渥太华研究应用模型
Ottawa Statement	渥太华声明
outcome(s)	结局
outline for searching	检索提纲
paradigms	范式
participatory methods	参与式方法
participatory research	参与式研究
passive	被动
Pathman model	Pathman 模型
patient decision aids	患者决策辅助
patient level outcome measures	患者层面结果测量
patient-direct KT interventions	直接针对患者的知识转化干预措施
patient-friendly	爱伤
patient-mediated KT interventions	患者为中介的知识转化干预措施
patients verbal persuasion	患者言语劝说
patient-targeted interventions	针对患者的干预
pay for performance(PFP)	绩效薪酬
Peer Review of Electronic Search Strategies (PRESS)checklist	电子检索策略同行评议清单
performance accomplishment	完成绩效
personal health records	个人健康档案
persuasive knowledge use	有说服力的知识应用
phases	阶段
physicians	内科医生
PICO framework	PICO 框架
PICOST framework	PICOST 框架
PIPOH framework	PIPOH 框架
placebo interventions	安慰剂干预
plan-do-study-act(PDSA)cycles	计划-执行-研究-应用(PDSA)循环

英文	中文
planned action theories	计划行动理论
planned change	计划变革
planning	计划 / 规划
planning models	计划模型
Point of Care Learning	床旁学习
population level, measuring gaps at	群体水平, 测量差距
portfolio-based learning	历程导向学习
power and context	权力和情境
practical considerations	实际考虑
practice enablers	实践促进者
practice gaps	实践差距
practice guidelines	实践指南
Practice Guidelines Evaluation and Adaptation Cycle	实践指南评估和调整循环
Practice Incentive Program(Australia)	实践激励制度(澳大利亚)
pragmatic designs	实用主义设计
preceptorship programs	导师制计划
precontemplation stage	未考虑阶段
predisposing elements	诱发因素
preparation stage	准备阶段
preparedness to change	准备变革
prescriptive theories	经验性理论
presenting results	呈现结果 / 展示结果
primary versus secondary	主要 vs 次要
PRISMA(Preferred Reporting Items for Systematic reviews and Meta-Analyses)	PRISMA(系统综述和 Meta 分析优先报告条目)
problem-based learning approaches	以问题为导向的学习方法
process	程序 / 过程 / 步骤
process domain	过程领域
process evaluation	过程评价

英文	中文
process indicators	过程指标
process, knowledge as	过程
production of knowledge	知识产生
professional autonomy	专业自主性
professional interventions	专业干预措施
professional practice	专业实践
Program in Policy Decision-Making	政策决策项目
Promoting Action on Research Implementation in Health Services（PARiHS）	健康服务领域研究成果应用的应用促进概念框架
promoting use of codified knowledge	促进显性知识的应用
propensity-matched cohort design	倾向性配对群体设计
PROSPERO	国际前瞻性系统评价注册数据库
psychological theories	心理学理论
psychomotor domain of learning	技能领域学习
PsycINFO	心理学文摘数据库
public interest	公共利益
push/pull theories	推/拉理论
putting knowledge into	将知识转化为
qualitative versus quantitative data	定性 vs 定量数据
Quality and Outcome Framework for Primary Care（UK）	英国初级健康照护质量与结果框架
Quality Enhancement Research Initiative（QUERI）series	质量改进研究计划（QUERI）系列
quality improvement（QI）	质量改进
quality improvement（QI）assessments	质量改进评估
quality indicators	质量指标
quality of care	护理质量
quality, defined by AGREE	质量，由……AGREE 规定
questions to consider when beginning	开始时考虑的问题
randomized controlled trials（RCTs）	随机对照试验
randomized trial designs	随机试验设计

英文	中文
randomized trials	随机试验
RDRB（Research and Development Resource Base）	研究开发资源库
readiness of knowledge	知识准备度
realist reviews	现实主义审查
reasoned behavior	合理的行为
reasons for existence	存在原因
receptive capacity	接受能力
receptive context	接受情境
regression to the mean	趋均数回归
reinforcing strategies	强化策略
related to informatics interventions	信息的干预措施
relative risk	相对危险度
reminder systems	提醒系统
requirement of research ethics	研究伦理的要求
research	研究
research ethics board（REB）	研究伦理委员会
research evidence	研究证据
research evidence on the effectiveness of	有效性的研究证据
research examining effectiveness of	研究分析有效性
Research Transfer Network of Alberta（RTNA）Web site	阿尔伯塔研究转化网络（RTNA）网站
research use	研究应用
Research Utilization Support and Help（RUSH）Web site	研究应用支持与帮助网站
resistors	阻碍者 / 阻碍
resources	资源
review criteria	审查标准
review reports	审查报表
review team	审查团队
reviewing and assessing health records	审查和评估健康档案

英文	中文
risk	风险
risk of bias	风险偏倚
role in predicting behaviors	预测行为方面的角色
role models	榜样
routinization	常规化
Rx for Change Database	变革数据库
safety	安全
salary or sessional payment	工资或会议报酬
sample size	样本量
scaling up	按比例增加
scenario	情境
scenario decision making	方案决策
science of spread	科学传播
search engines	检索引擎
search filters	检索过滤
searching for articles on	检索文献
searching for literature about	检索关于…的文献
searching grey	检索灰色文献
searching large	广泛检索
searching unpublished	检索未发表的
second generation	第二代
see also knowledge dissemination distance education techniques	知识传播远程教育技术
selecting	选择
selection process	选择方法 / 选择过程
self-directed learner	自我导向学习者
self-directed learning	自我导向学习
self-efficacy	自我效能
self-management	自我管理
self-monitoring	自我监督
self-regulation theory	自我调节理论

英文	中文
semi-structured interview methods	半结构式访谈法
sensitivity analyses	敏感度分析
service improvement models	服务改进模型
shared	共享
shared decision making	共同决策
short message service（SMS）	短信息服务
SIGLE（System for Information in Grey Literature in Europe）	欧洲灰色文献情报系统
Silicon Valley	硅谷
Simulation modeling	仿真建模
small group learning, in CE	小组学习
SMART goals	SMART 目标
Smartphone	智能手机
social analysis	社会分析
social cognitive theory	社会认知理论
social engagement	社交
social influence theory	社会影响理论
social learning approaches	社会学习方法
social processes	社会历程
Society for Healthcare Epidemiology of America	美国健康照护流行病学学会
specific types of interventions	特定类型的干预
staff domain	职工领域
stages of change, theories related to	变革的阶段
stakeholders	利益相关者
statistical synthesi	统计综合
status quo	现状
stepped-wedge study design	阶梯设计
steps in	介入 / 插手
strategic knowledge use	战略的知识应用
strategies for completing chart audits	完成图表审查的策略
strategies useful	有用的策略

英文	中文
strategy	策略
structural criteria	结构标准
structural indicators	结构指标
structured interview methods	结构式访谈法
structure-process-outcome framework	结构 - 过程 - 结果模型
studies analyzing data from	研究分析数据
study designs	研究设计
subjective needs assessment strategies	主观需求评估策略
subjective norms	主观标准
summaries of evidence	证据摘要
support training	支持培训
supporting constitution and circulation of knowledge	支持体制和知识传播
sustainability	可持续性
sustainability action plan	可持续性行动计划
sustainability of knowledge use	知识应用的可持续性
sustained impact, enhancing	持久的影响
sustaining	持续
symbolic knowledge use	象征性知识的使用
synthesis	整合
synthesizing evidence from	证据整合
system/society outcomes	系统 / 社会结局
systematic review team	系统综述团队
systematic reviews	系统综述
T2 knowledge translation	T2 知识转化
tagging specifications for guidelines	标记规范指南
tailored versus non tailored	调整的 vs 非调整的
tailoring interventions	调整措施
target audience	目标受众
target levels	目标水平
targets	目标

英文	中文
taxonomy	分类学,分类法
techniques	技术
technological diffusion	技术扩散
technology acceptance model（TAM）	技术接受模型
technology in health care	健康照护技术
technology transfer	技术转让
tele-care	远程护理
tensions	张力 / 拉力 / 紧张
termination stage	结束阶段
terms related to	有关 / 涉及…的术语
the knowledge-to-action cycle	知识 - 应用循环圈
the NHS sustainability model	NHS 持续性模型
the Predisposing, Reinforcing and Enabling Constructs in Educational Diagnosis and Evaluation（PRECEDE）model	PRECEDE 模型 / 格林模式（在教育、环境诊断和评价中应用先倾、促使及强化因素）
Theoretical Domains Framework	理论域框架
theories	理论
theories related to	与……有关的理论 / 有关……的理论
Theory of Planned Behavior（TPB）	计划行为理论
theory of think-pair-share interaction	思考 - 配对 - 共享互动理论
theory-based approaches	基于理论的方法
third generation	第三代
to knowledge use	知识应用
tools	工具
total quality management	全面质量管理
transformative learning	变革学习
trans-theoretical model of change	跨理论模型
Tri-Council Policy Statement（TCPS）	三大研究理事会政策宣言
TRIP-Turning Research into Practice	从研究到实践
tutorials	教程 / 专题报告
two-arm trials	双臂试验

续表

英文	中文
types of evidence	证据类型
UK Centre for Reviews and Dissemination	英国评价与传播中心
UK Foundation Trusts	英国信托基金会
UK Medical Research Council	英国医学研究委员会
uncontrolled before-after study	无对照前后比较研究
updating	更新
US Agency for Healthcare Research and Quality（AHRQ）	美国医疗保健研究与质量局
US National Center for the Dissemination of Disability Research	美国国家伤残研究传播中心
using clinical practice guidelines	应用临床实践指南
using linkage and exchange activities to effect	使用联合交流活动来影响
using patient decisions aids	使用患者决策辅助工具
using to overcome barriers to change	克服变革的障碍因素
values-based systems	价值导向的系统
variation	变化/变异
vertical scaling up	垂直按比例增加
vertical social connections	垂直社会关系
vestibular rehabilitation	前庭康复治疗
Veterans Administration	退伍军人管理局
Veterans Affairs Ischemic Heart Disease Quality Enhancement Research Initiative	退伍军人事务缺血性心脏病质量加强研究倡议
wiki	维基百科
Workgroup for Intervention Development and Evaluation Research（WIDER）	干预措施制定和评价研究工作组
World Health Organization	世界卫生组织
York University	约克大学